整形外科手術
イラストレイテッド

# 骨盤・股関節の手術


専門編集◉内藤正俊 福岡大学

総 編 集◉戸山芳昭 慶應義塾大学
編集委員◉井樋栄二 東北大学／黒坂昌弘 神戸大学／高橋和久 千葉大学


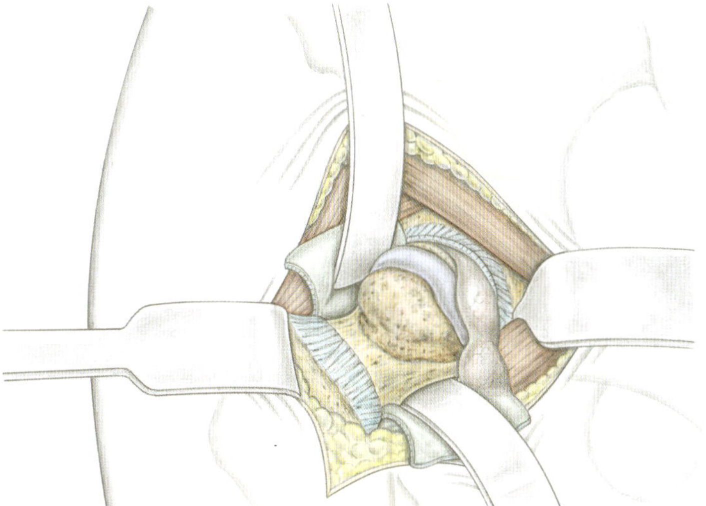

Illustrated Handbook of Orthopaedic Surgery


中山書店

# 刊行にあたって

わが国は世界一の長寿国であるが，この高齢社会においては「健康寿命延伸」がより強く求められている．そのためには癌や心臓病，脳血管障害など生命に直接かかわる疾患群への対策とともに，運動器疾患への取り組みが急務である．厚生労働省による国民生活基礎調査からも明らかなように，国民の自覚症状の上位を腰痛や肩こり，関節痛などの運動器障害が占め，要支援・要介護の原因にも大きく関与している．これらの運動器疾患は高齢化とともに増加の一途を辿ることは間違いなく，整形外科医の果たす役割，責任は極めて大きい．

一方，近年とくに医療界では国民への安全・安心な医療の提供が医療側に強く求められている．とくに外科系医師にとっては，安全･安心な医療の提供とは「手術手技･技術」そのものと言っても過言ではなく，患者さんから信頼され，より安全，確実な手術を提供するためには自らの努力と良き指導者，そして豊富な経験と向上心が必要である．これに加えて，必ず手元に置くべきものは解剖書と実践に役立つ手術書である．とくに運動器を扱う整形外科の手術は，脊髄･末梢神経疾患では腫瘍の摘出や除圧，神経の移植手技など繊細で高度の手術技術が，骨・関節疾患では個々の症例に応じた各種機能再建術や人工関節手術手技が，また脊椎疾患では除圧術や変形の矯正・固定術，さらにインストゥルメンテーション手術手技などが求められ，その進入法や手術法も多岐にわたる．

そこで今回，運動器の各分野で多くの手術経験を有し，現在も第一線で活躍中のわが国トップレベルの整形外科医に執筆を依頼し，整形外科手術の基本から部位別に各種手術法をすべて網羅した《整形外科手術イラストレイテッド》（全10冊）を刊行することとなった．本書は整形外科手術の教科書としてバイブル的存在に成りうる内容を有しており，実際に手術室に持ち込んで，本書を傍らに置いて参考にしながらナビゲーションしてくれる整形外科手術書となっている．本書には，使用する手術機器の使い方から手術体位，そして手技のコツや留意すべき点，落とし穴などが鮮明なイラストを用いて分かりやすく丁寧に説明されている．整形外科の専門医や認定医，指導医，そして整形外科を目指している研修医や専修医，また，手術室の看護スタッフや臨床助手の方々にも大いに役立つ手術書である．

本書が安全・安心，確実な整形外科手術への一助となり，整形外科を志す若手医師の教育と手術手技向上に繋がれば幸いである．

2010年8月

総編集　戸山芳昭
慶應義塾常任理事
慶應義塾大学医学部整形外科教授

# 序

我が国では高齢者が驚くべき勢いで増えています．1950年，4.9％であった高齢化率が100年後の2050年には8倍を超える39.4％に達すると推計されています．平均寿命も延びており，1950年では男性58.0歳，女性61.5歳でしたが，2050年の予測は男性83.6歳，女性90.3歳となっています．20歳から64歳までの現役世代と高齢者の比の推移は，1950年では10対1であったのが2005年に3対1となり，2050年には1.2対1になる見込みです．高齢者1人を10人の現役世代で支えた約60年前の「胴上げ」型社会から7年前に「騎馬戦」型社会に移行し，40年後には「肩車」型社会となります．運動器の機能を維持することが今後ますます重要になります．

股関節は自立した生活に不可欠な歩行と直結し，高齢者に特有な変形性関節症の代表的な部位です．変形性股関節症の原因のほとんどは臼蓋形成不全ですが，最近ではfemoroacetabular impingementが起因として着目されています．手術的治療は関節温存手術と人工関節置換術に大別されます．変形性変化が軽度な場合，骨盤や大腿骨の骨切りによる関節温存手術により股関節機能が維持されます．主に高齢者に行われる人工股関節置換術は除痛効果に優れており，術後早期の歩行が可能です．しかし，長期使用で弛む合併症があり，急速な普及とともに高度な技術が必要である再置換術も増えています．最近では進入法や手技にさまざまな工夫が加えられ，ナビゲーションも導入されています．侵襲が少ない股関節鏡視下手術も普及し始めています．

整形外科専門医には運動器の疾患に関する該博な知識だけでなく，確かな技量と豊富な診療実績が求められています．そのためには優れた治療成績をあげている手術手技を修得することが必須です．本書では，整形外科専門医が熟達すべき骨盤・股関節での代表的な手術について，我が国の第一人者の方々に実践的なテクニックを動画も交えながらとても分かりやすく解説していただきました．天寿を全うするまで健康で自立した生活を維持するための機能の再建手術に必携の書となっています．どの手術も瞬時に飲み込めるように図解されていますので緊急手術の際に役立つだけでなく，他の医療従事者への教育，患者への説明などにも活用していただければと思います．

最後に，本巻に貴重な原稿をお寄せいただいた執筆者の方々に深甚なる謝意を捧げます．

2012年11月

専門編集　内藤正俊
福岡大学副学長

整形外科手術イラストレイテッド

# 骨盤・股関節の手術

## CONTENTS

## I 進入法

### 股関節へのアプローチ


**前方進入法** MOVIE …… 老沼和弘 2

❶前方進入法で用いる主なレトラクター ❷手術体位と皮切 ❸大腿筋膜張筋の筋膜を切開する ❹外側大腿回旋動脈を結紮する ❺前方関節包の展開と切除を行う ❻大腿骨頚部骨切りと骨頭摘出を行う ❼臼蓋を展開する ❽股関節を過伸展させる ❾坐骨大腿靱帯（後方関節包）の大腿骨付着部を切離する ❿大腿骨髄腔を処理し，閉創する

**前外側進入法** MOVIE …… 平川和男 10

❶手術体位と皮切 ❷大腿筋膜を切開し，関節包に達する ❸関節包を切開（あるいは切除）し，大腿骨頭を脱臼させ，切除する ❹レトラクターをかけて，臼蓋を展開する ❺大腿骨を後下方へ引き，臼蓋操作を行う ❻下肢を伸展・外旋位として大腿骨操作を行う ❼創内洗浄を行い，閉創する

**側方進入法** MOVIE …… 樋口富士男 16

❶手術体位と皮切 ❷大殿筋・腸脛靱帯層を切開する ❸中殿筋と外側広筋層を切離する ❹小殿筋層の展開と処理を行う ❺大腿骨頭を脱臼させる ❻寛骨臼を展開する ❼大腿骨の展開と処理を行う ❽整復と安定性の試験を行う ❾閉創する ❿外旋拘縮，内転拘縮の処理を行う

**後方進入法** …… 中村 茂 23

❶手術体位 ❷皮切と大殿筋剥離を行う ❸短外旋筋群と関節包の処置を行う ❹関節を後方へ脱臼させる ❺関節包を修復する ❻閉創する


### 骨盤骨折でのアプローチ


**寛骨臼複合骨折に対する前方・後方合併アプローチ** MOVIE …… 澤口 毅 28

ilioinguinal アプローチ …… 29

❶手術体位 ❷皮切 ❸腸骨筋を剥離し，外腹斜筋腱膜を切開する ❹大腿動静脈を挙上して腸恥筋膜の切開を行う ❺腸腰筋と大腿神経，大腿動静脈を挙上して前柱を展開する ❻閉創する

Kocher-Langenbeck アプローチ …… 33

❼手術体位 ❽皮切 ❾大殿筋を分離する ❿短外旋筋群を切離する ⓫後壁，後柱を展開する ⓬関節内を展開する ⓭閉創する

## 股関節への関節鏡視下アプローチ

**股関節鏡視下手術** …… 杉山 肇 38

❶麻酔および手術体位 ❷関節を穿刺し，関節内に潅流液を注入する ❸外側ポータルを作製する ❹前方ポータルを作製する ❺前外側ポータルを作製する ❻第 4 ポータルを作製する


# II 手術法


## 骨盤骨切り術

**寛骨臼移動術** MOVIE …… 中島康晴，岩本幸英 46

❶手術体位と皮切 ❷筋膜を露出して Y 字状に切開する ❸関節包の前方・後方および臼蓋を展開する ❹大転子を骨切りし，骨切り部を展開する ❺骨切り線をマーキングする ❻腸骨～坐骨の骨切りを行う ❼恥骨の骨切りを行う ❽骨片を移動・回転し，固定する

**寛骨臼回転骨切り術（RAO）** MOVIE …… 伊藤英也，高取吉雄 54

❶手術体位と皮切 ❷大腿筋膜を展開する ❸腸骨前方を展開する ❹大腿直筋を切離し，腸骨筋を剥離する ❺恥骨を展開する ❻後方部を展開する ❼骨切り線を設定する ❽恥骨，腸骨，坐骨の骨切りを行う ❾寛骨臼を回転させ，固定する ❿閉創する

**前方進入による寛骨臼回転骨切り術（CPO）** MOVIE …… 中村好成，内藤正俊 62

❶手術体位と皮切 ❷前方アプローチにより進入する ❸骨盤内壁を展開する ❹骨切りのための骨溝を作製する ❺ quadrilateral space の骨切りを行う ❻坐骨，腸骨，恥骨を骨切りする ❼寛骨臼の回転と固定を行う ❽閉創する

**Chiari 骨盤骨切り術** …… 大川孝浩 70

❶手術体位と皮切 ❷大腿筋膜張筋を切開し，大転子を切離する ❸臼蓋部分を展開する ❹骨切り高位と切り上げ角を確認する ❺ドーム状に骨盤骨切りを行う ❻大腿骨の骨切りを行い，大転子を再固定する ❼閉創して，経皮的に移動骨盤を固定する

**臼蓋棚形成術（Spitzy 変法）** MOVIE …… 西坂文章，福田寛二 77

❶手術体位と皮切 ❷腸骨稜から中殿筋，大腿筋膜張筋付着部を剥離し，大腿筋膜張筋筋膜を切開する ❸中殿筋，大腿筋膜張筋を腸骨外板から剥離し大腿直筋反回頭を露出する ❹臼蓋縁の高位を決定する ❺移植骨を採取する ❻横溝を作製し，腸骨外板を垂直骨切りする ❼臼蓋棚形成と骨移植を行う ❽中殿筋，大腿筋膜張筋付着部を腸骨稜へ縫合し，修復する

## 大腿骨骨切り術


### 大腿骨転子間弯曲内反骨切り術 MOVIE ……… 安永裕司，山崎琢磨，越智光夫 83

❶術前計画を立てる ❷手術体位と皮切 ❸大転子後方を展開する ❹転子間稜を展開する ❺骨切り線を決定する ❻骨切り線のマーキング ❼骨切りを行う ❽小殿筋腱を切離する ❾骨頭の内反移動後に仮固定する ❿内固定を行い，創閉鎖

### 大腿骨外反屈曲骨切り術 ……… 糸満盛憲 89

❶術前計画を立てる ❷手術体位とX線透視による動態撮影 ❸大腿骨骨切り部を展開し，大腿骨近位部を展開する ❹大転子の骨切りを行う ❺プレート定位器（chisel）を挿入する ❻定位器をhip plateに交換し，大腿骨の三次元骨切りと腸腰筋解離を行う ❼骨切り部の整復とプレート固定を行う ❽大転子外側移動を行う ❾閉創する

### 大腿骨転子部外反骨切り術（杉岡式） MOVIE ……… 中島康晴，岩本幸英 99

❶手術体位と皮切 ❷後方から小転子を露出し，転子間稜を展開する ❸大転子を切骨し，骨切り部を展開する ❹骨切り線をマーキングする ❺骨切りする ❻固定する ❼大転子を締結・固定する ❽必要に応じて臼蓋形成を追加する

### 大腿骨頭回転骨切り術 MOVIE ……… 山本卓明，岩本幸英 105

❶手術体位 ❷皮切および展開 ❸小転子中枢側を十分に露出する ❹短外旋筋群を切離し，後方関節包を展開する ❺大転子を外側広筋をつけたまま骨切りする ❻外閉鎖筋を完全に切離する ❼関節包の輪状切開を行う ❽術前予測に沿った正確な骨切り線を決定し，骨切りする ❾中枢骨片を回転し，固定する ❿大転子を固定し，閉創する


## femoroacetabular impingementの手術


### 外科的脱臼術 ……… 帖佐悦男 111

❶手術体位とマーキング ❷皮切とアプローチ ❸大腿骨骨切りを行う（原法：trochanteric flip approachの使用／変法：modified transgluteal approach〈Dall法〉の使用） ❹関節包を剥離，展開し，Z状に切開する ❺股関節を脱臼させ，寛骨臼を展開する ❻関節内を処置する（pincer type FAIの関節内処置／cam type FAIの関節内処置） ❼関節包を縫合する ❽大転子を固定し，閉創する

### 骨軟骨形成術 MOVIE ……… 井上正弘 120

❶手術体位と皮切 ❷皮下組織を展開する ❸関節包を展開する ❹股関節前面を展開する ❺大腿骨頭～頚部を展開する ❻骨軟骨隆起を切除する ❼大腿骨頭～頚部を形成する ❽閉創する

## 初回人工関節置換術


**セメントレス人工股関節置換術** ……馬渡正明，北島　将　126

❶手術体位と皮切　❷股関節後方から展開する　❸頚部を骨切りし，臼蓋を展開する　❹臼蓋側にカップを設置する　❺大腿骨髄腔にステムを設置する　❻骨頭ボールを装着する　❼閉創する

転子下骨切り術併用 THA ……　129

強直股関節に対する THA ……　131

高度頚部短縮股関節に対する THA ……　132

骨切り術後に対する THA ……　133

**セメント人工股関節置換術** MOVIE ……藤田　裕　135

❶股臼を展開し，骨母床の準備を行う　❷股臼側セメンティングを行う　❸大腿骨側の進入口の作製とリーミング・ラスピング，試験整復を行う　❹骨栓の打ち込み，洗浄，乾燥化を行う　❺大腿骨側セメンティングを行う


## 人工関節再置換術


**大腿骨側の無菌性弛みに対する人工股関節再置換術** ……兼氏　歩，松本忠美　148

❶手術体位と皮切　❷軟部組織を展開する　❸インプラントを探す　❹抜去の障害となる骨やセメントを除去する　❺インプラントを抜去する　❻髄腔内を掻爬する

cementless long stem ……　152

❼ガイドピン挿入とリーミングを行う　❽インプラントを挿入する

impaction bone grafting ……　154

❼ボーンプラグを挿入する　❽ impaction bone grafting を行う　❾インプラントをセメント固定する

**大腿骨側の同種骨を利用した人工股関節再置換術** ……安藤謙一　157

❶手術体位　❷皮切　❸同種骨を形成する　❹近位部欠損に対する再建　❺骨幹部欠損に対する再建　❻広範囲欠損に対する同種遠位大腿骨を用いる再建　❼広範囲欠損に対する同種近位大腿骨を用いる再建

**臼蓋側の無菌性弛みに対する人工股関節再置換術：ラージソケット** MOVIE ……伊藤　浩，松野丈夫　165

❶手術体位　❷皮切　❸臼蓋を展開する　❹コンポーネントを抜去する（セメント使用ソケットの抜去／セメント非使用ソケットの抜去）　❺臼蓋骨欠損の状態を確認して，臼蓋をリーミングする　❻臼蓋コンポーネントを設置する　❼洗浄してドレーンを留置し，閉創する

**股臼側の無菌性弛みに対する**
**人工股関節再置換術：KT プレート** MOVIE ……………………………… 田中千晶　174

❶術前計画を立てる　❷手術体位　❸進入展開法　❹プレートトライアルを設置する　❺同種骨を形成し，移植する　❻ KT プレートを固定する　❼カップをセメント固定する

**感染した人工股関節に対する再置換術** ………………………………… 増田武志　181

❶後側方アプローチにより股関節および大腿骨骨幹部までを展開する　❷臼蓋側コンポーネントを抜去する　❸大腿骨側を処置する　❹ Cement Spacer を挿入する　❺再置換術を行う

**人工股関節周囲骨折に対する再建術**…………… 近藤宰司，黒木良克，草場　敦　187

❶手術体位　❷皮切と展開　❸骨折部を固定する（大腿骨骨折の固定／大転子骨折の固定／寛骨臼骨折の固定）

**人工股関節置換術後の頻回脱臼に対する手術法**……………… 川那辺圭一　196

❶手術体位とアプローチ　❷脱臼が起こる肢位を確認する　❸ソケットの仮整復を行う　❹ソケットを固定し，インピンジメントを確認する　❺再脱臼の有無を確認する　❻縫合する

## コンピュータ支援股関節手術

**ナビゲーションを用いた人工股関節全置換術** ……………………… 菅野伸彦　201

❶術前計画：骨盤および大腿骨の座標を設定する　❷術前計画：ステムの選択と設置を行う　❸術前計画：カップの選択と設置を行う　❹体位を固定し，ナビゲーション機器を配置する　❺トラッカーを固定する　❻レジストレーションを行う　❼大腿骨側ナビゲーションで確認しながら骨頭を切除する　❽骨盤側ナビゲーションで確認しながらリーミングを行う　❾トライアルパーツでの計測を行う

索引 ……………………………………………………………………………………… 211

# DVD CONTENTS


## 股関節へのアプローチ

| | | |
|---|---|---|
| Movie 1 | 前方進入法（direct anterior approach） | 老沼和弘 |
| Movie 2 | 前外側進入法<br>Watson-Jones 法による MIS アプローチ | 平川和男 |
| Movie 3 | 側方進入法 | 樋口富士男 |

## 骨盤骨折でのアプローチ

| | | |
|---|---|---|
| Movie 4 | 寛骨臼骨折に対する ilioinguinal approach | 澤口　毅 |

## 骨盤骨切り術

| | | |
|---|---|---|
| Movie 5 | 寛骨臼移動術 | 中島康晴，岩本幸英 |
| Movie 6 | 寛骨臼回転骨切り術（RAO） | 伊藤英也，高取吉雄 |
| Movie 7 | 前方進入による寛骨臼回転骨切り術（CPO） | 中村好成，内藤正俊 |
| Movie 8 | 臼蓋棚形成術（Spitzy 変法） | 西坂文章，福田寛二 |

## 大腿骨骨切り術

| | | |
|---|---|---|
| Movie 9 | 大腿骨転子間弯曲内反骨切り術 | 安永裕司，山崎琢磨，越智光夫 |
| Movie 10 | 大腿骨転子部外反骨切り術（杉岡式） | 中島康晴，岩本幸英 |
| Movie 11 | 大腿骨頭回転骨切り術 | 山本卓明，岩本幸英 |

## femoroacetabular impingement の手術

| | | |
|---|---|---|
| Movie 12 | 骨軟骨形成術 | 井上正弘 |

## 初回人工関節置換術

| | | |
|---|---|---|
| Movie 13 | セメント人工股関節置換術 | 藤田　裕 |

## 人工関節再置換術

| | | |
|---|---|---|
| Movie 14 | 臼蓋側の無菌性弛みに対する人工股関節再置換術<br>：ラージソケット | 伊藤　浩，松野丈夫 |
| Movie 15 | 股臼側の無菌性弛みに対する人工股関節再置換術<br>：KT プレート | 田中千晶 |


## 付属 DVD-VIDEO について

1. 本書に付属する DVD は DVD-VIDEO です．ご覧になるには，DVD-VIDEO に対応する再生機器をご使用ください．DVD-VIDEO に対応するパソコンでもソフトウェア環境などにより，まれに再生できない場合がございますが，弊社での動作保証はいたしかねますので，あらかじめご了承ください．
2. 本 DVD-VIDEO に記録された動画像の著作権は各著者が保有しています．またこれらの著作物の翻訳，複写，転載，データベースへの取り込みおよび送信・放映に関する許諾権は，小社が保有しています．本 DVD-VIDEO の著作物の無断複製を禁じます．
3. 本 DVD-VIDEO は『整形外科手術イラストレイテッド　骨盤・股関節の手術』に付属するものです．DVD-VIDEO 単独での販売はいたしません．
4. 本 DVD-VIDEO の使用，あるいは使用不能によって生じた損害に対しての保証はいたしません．
5. 本 DVD-VIDEO の図書館での利用は館内閲覧に限るものとします．
6. 本 DVD-VIDEO をパソコンで再生される場合，以下の環境を推奨します．

**Windows**

DVD-ROM ドライブを搭載し，かつ DVD-VIDEO 再生ソフトウェアがインストールされた PC
OS：Microsoft Windows XP・VISTA・7
CPU：1GHz 以上のプロセッサー
メモリ：512MB 以上

**Macintosh**

DVD-ROM ドライブを搭載し，かつ DVD-VIDEO 再生ソフトウェアがインストールされた Mac
OS：Mac OS 10 以降
CPU：INTEL または PowerPC G4 以上
メモリ：512MB 以上

整形外科手術イラストレイテッド

# 骨盤・股関節の手術

## 執筆者一覧（執筆順）


老沼和弘
船橋整形外科病院

平川和男
湘南鎌倉人工関節センター

樋口富士男
久留米大学医学部附属医療センター

中村　茂
帝京大学

澤口　毅
富山市立富山市民病院

杉山　肇
神奈川リハビリテーション病院

中島康晴
九州大学

岩本幸英
九州大学

伊藤英也
東京大学

高取吉雄
東京大学

中村好成
福岡大学

内藤正俊
福岡大学

大川孝浩
久留米大学医学部附属医療センター

西坂文章
近畿大学

福田寛二
近畿大学

安永裕司
広島大学

山崎琢磨
広島大学

越智光夫
広島大学

糸満盛憲
労働者健康福祉機構九州労災病院

山本卓明
九州大学

帖佐悦男
宮崎大学

井上正弘
我汝会えにわ病院

馬渡正明
佐賀大学

北島　将
佐賀大学

藤田　裕
社会福祉法人 京都社会事業財団 京都桂病院

兼氏　歩
金沢医科大学

松本忠美
金沢医科大学

安藤謙一
はちや整形外科病院

伊藤　浩
旭川医科大学

松野丈夫
旭川医科大学

田中千晶
京都市立病院

増田武志
我汝会えにわ病院

近藤宰司
海老名総合病院人工関節・リウマチセンター

黒木良克
海老名総合病院人工関節・リウマチセンター

草場　敦
海老名総合病院人工関節・リウマチセンター

川那辺圭一
神戸市立医療センター中央市民病院

菅野伸彦
大阪大学

# I 進入法

股関節へのアプローチ

# 前方進入法

MOVIE

## アプローチの概要

- 前方進入法（direct anterior approach）は，Smith-Petersen approach の遠位部分を利用したもので，股関節唯一の神経支配界面からの進入であり，股関節周囲筋を切離せずに人工股関節の設置が可能な進入法である[1, 2]．
- その長所は，人工股関節全置換術後の早期歩行能力の獲得，脱臼予防，正確なカップの設置である[3-6]．
- 浅層は大腿筋膜張筋–縫工筋間を，深層は大腿直筋–中殿筋間を鈍的に分けて股関節に進入する．
- 外側大腿皮神経の保護のために，大腿筋膜張筋の筋膜を切開して進入する．
- 坐骨大腿靱帯（後方関節包）の大腿骨付着部を切離することによって大腿骨近位部が前方挙上され，大腿骨側への展開は容易となる．

### 適応

- 人工股関節全置換術，人工骨頭置換術．
- 骨欠損の少ない人工股関節再置換術．
- 切開排膿，石灰沈着摘出術，滑膜切除，股関節内遊離体摘出術．
- 腫瘍や人工股関節の弛みなどで大腿骨近位部の骨破壊の顕著なものや，寛骨臼後方の再建術が必要なものは適応とならない．

### アプローチのポイント

①体位と皮切：体位は仰臥位とし，皮切は上前腸骨棘の遠位外側に 6～10 cm とする．
②大腿筋膜張筋の筋膜を切開する．
③外側大腿回旋動脈を結紮する．
④股関節前方関節包の展開と切除を行う．
⑤大腿骨頚部骨切りと骨頭摘出を行う．
⑥臼蓋を展開する．
⑦股関節を過伸展させる．
⑧坐骨大腿靱帯（後方関節包）の大腿骨付着部を切離する．
⑨大腿骨髄腔を処理し，閉創する．

## アプローチの実際

### 1…前方進入法で用いる主なレトラクター

- [1] に示すレトラクターを使用する．上から①，②，③，④，⑤，⑥の順に用いる．

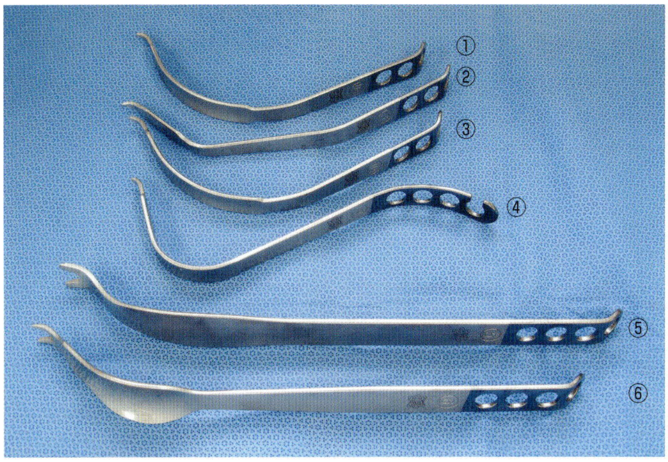


[1] 使用するレトラクター

### 2…手術体位と皮切

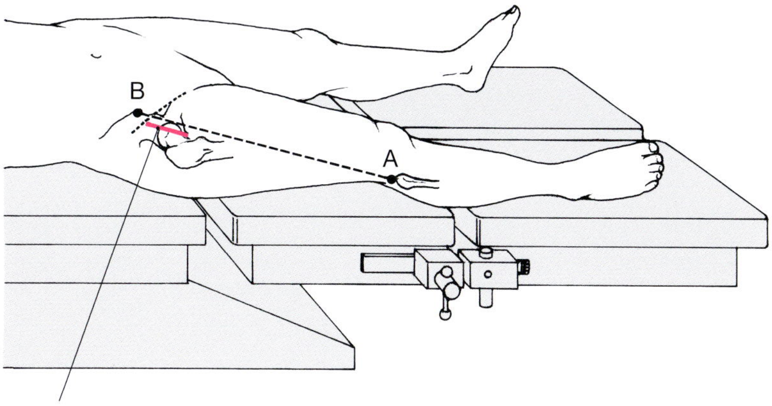


▶ポイント

**皮神経を損傷しない皮切のおき方**

- 外側大腿皮神経の損傷を避けるため，皮切を筋間より外側にとる．
- 肥満がなければ，筋間や大腿筋膜張筋の筋腹は十分触知可能である．

- 股関節を伸展できる手術台が必要となる．
- 体位は仰臥位とし，大転子部と手術台の伸展軸とを一致させる．
- 非手術側下肢は，大腿骨操作時に手術側股関節を軽度内転させるため，軽度外転位にしておく．
- 皮切は腓骨頭（A）と上前腸骨棘（B）を結ぶ線（筋間に一致）に平行に 2〜3 横指外側（大腿筋膜張筋の筋腹の中央）とし，皮切の近位端は，転子溝の延長線との交点で，これより遠位に 6〜10 cm とする．

## ❸…大腿筋膜張筋の筋膜を切開する

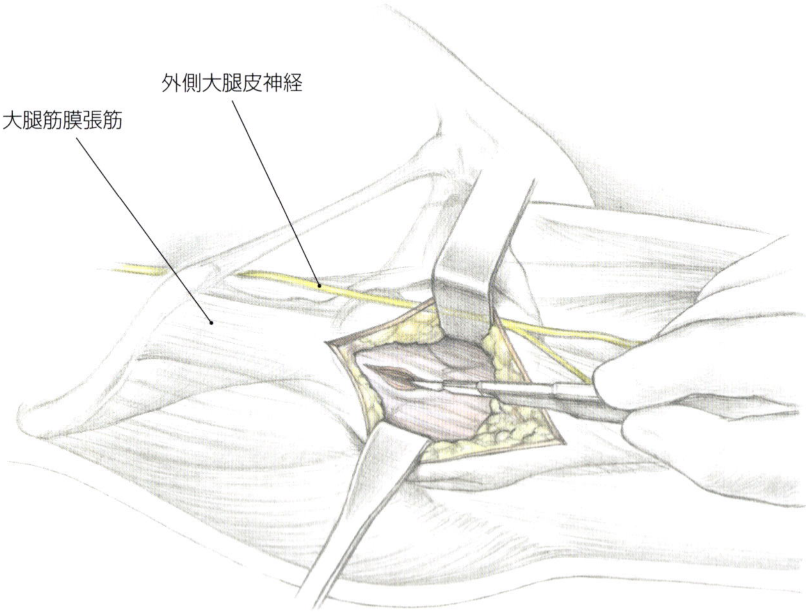


- 外側大腿皮神経の走行する筋間中隔には脂肪層があるので，ここから1〜2 cmほど外側の大腿筋膜張筋の筋膜を筋線維方向に切開する．
- 切開した筋膜の内側縁を摂子でつまみ上げ，指で大腿筋膜張筋の筋腹を外側へよけ股関節包前方へ進入する．

## ❹…外側大腿回旋動脈を結紮する

**▶ポイント**

**外側大腿回旋動脈を必ず確認する**

- 外側大腿回旋動脈の走行には破格があるが，ほぼ確実に存在する血管であり，これが確認できない場合，誤った位置に進入している可能性が高い．

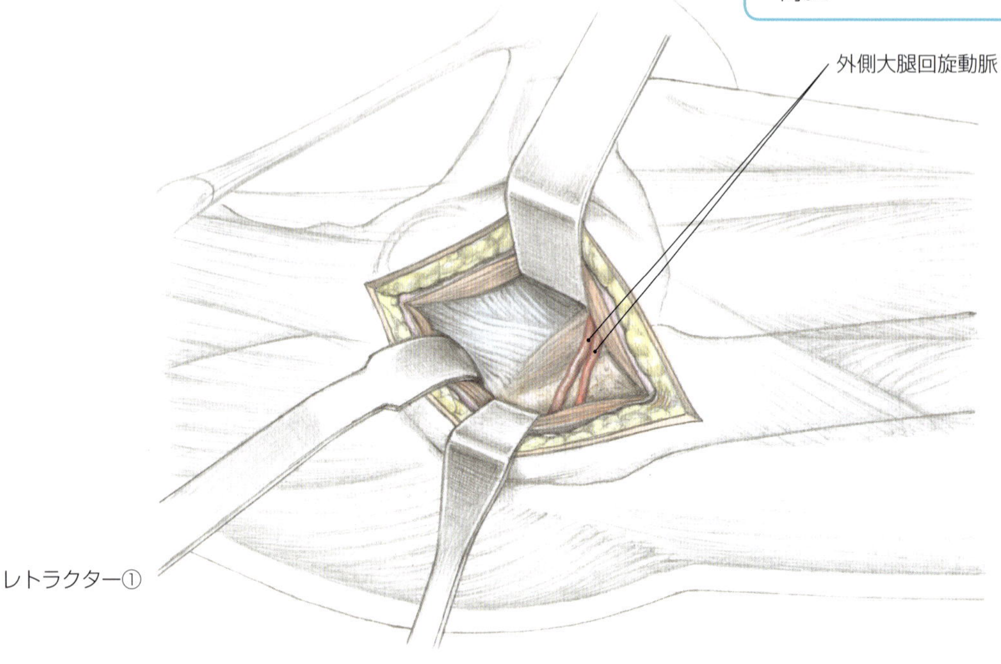


- 骨頭を包む前方の股関節包全体が指で触知可能であり，股関節包の上外側に沿って，レトラクター①を挿入し，中殿筋を上方へよける．
- 大腿筋膜張筋を外側へよけると，薄い筋膜の下を走行する数本の血管（外側大腿回旋動脈）があり，これらを結紮し，切離する．

## ❺…前方関節包の展開と切除を行う

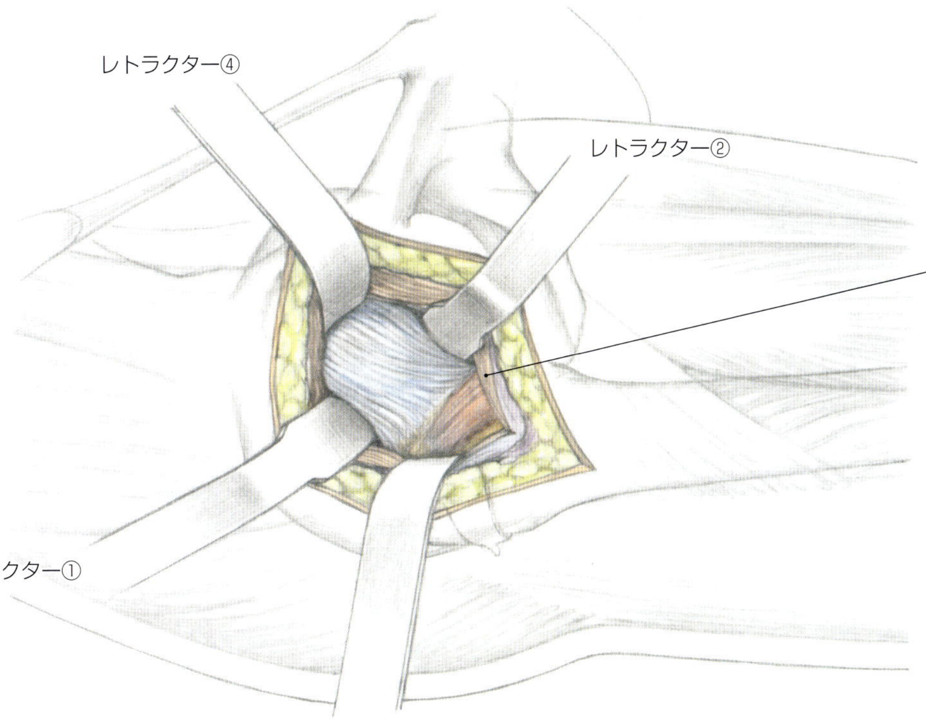


**▶ポイント**

**レトラクター④の挿入**

- レトラクター④の先端が臼蓋前壁を離れると，大腿神経，大腿動静脈を損傷する危険があるので，挿入には細心の注意が必要である．

- 大腿直筋の外側縁に沿って，関節包との境界部分を剥離し，レトラクター②を股関節包の内下方にかけ，大腿直筋を内側によける．
- 大転子外側にレトラクター③をかけ大腿筋膜張筋を外側へよける．
- 骨頭の遠位 1/3 程度のレベルで，大腿直筋と関節包をコブラスパで剥離していくと，コブラスパが抵抗なく挿入できる箇所があり，レトラクター④を臼蓋前壁に沿って大腿骨頚部軸に平行に挿入し，大腿直筋を前内方へよける．
- 以上 4 本（①②③④）のレトラクターで股関節前方が展開可能となる．前方関節包，関節唇，前方の骨棘を切除し股関節内へ進入する．

## ❻…大腿骨頚部骨切りと骨頭摘出を行う

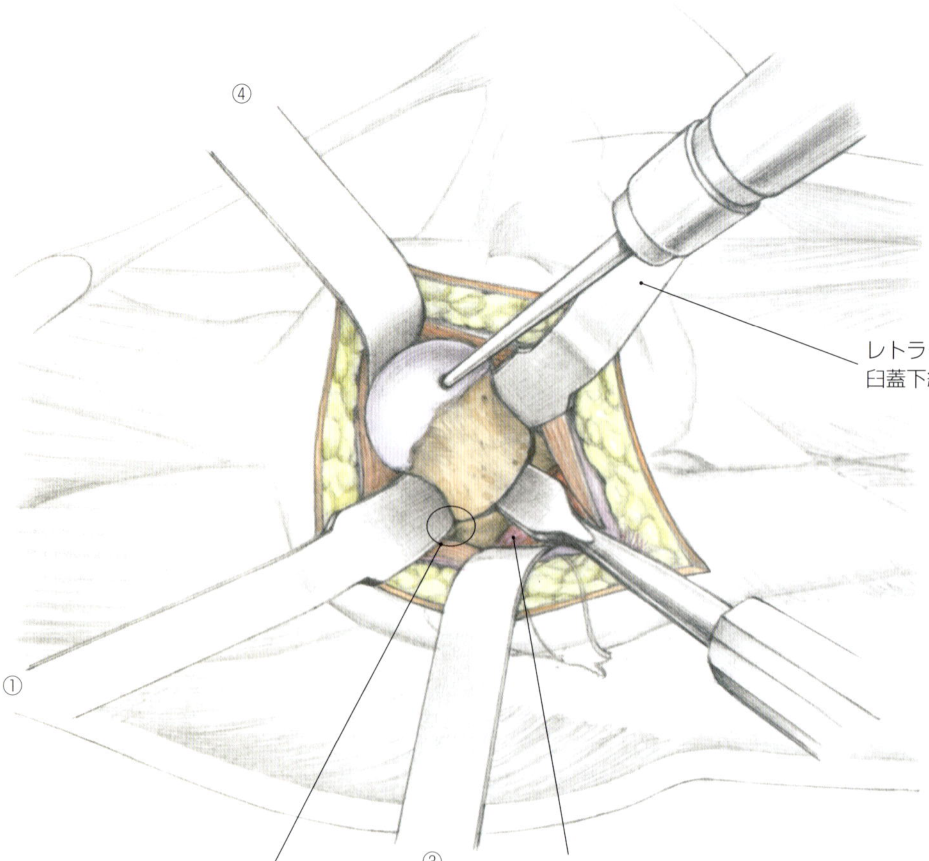


**▶ 手技のコツ**

**骨切りレベルは高めに**

- 骨切りは術前計画より高めで行うと，骨頭の摘出が容易である．骨切りレベルが低すぎると，骨頭の摘出が困難であるばかりでなく大転子骨折の原因となる．

- 前方進入から最もわかりやすい骨切りレベルの指標は，大腿骨頚基部の上縁である．また，転子間稜に付着する中間広筋・内側広筋起始部も軟部組織であるが良い指標となる．
- 頚部骨切り後，レトラクター②を，臼蓋下縁へかけ直し，骨頭を摘出する．ノミを骨切り部に挿入して骨頭を前方へ亜脱臼させ，骨頭前方に創外固定用のハーフピンなどを刺入して骨頭を前方へ引き抜くことで容易に摘出できる．

## ❼…臼蓋を展開する

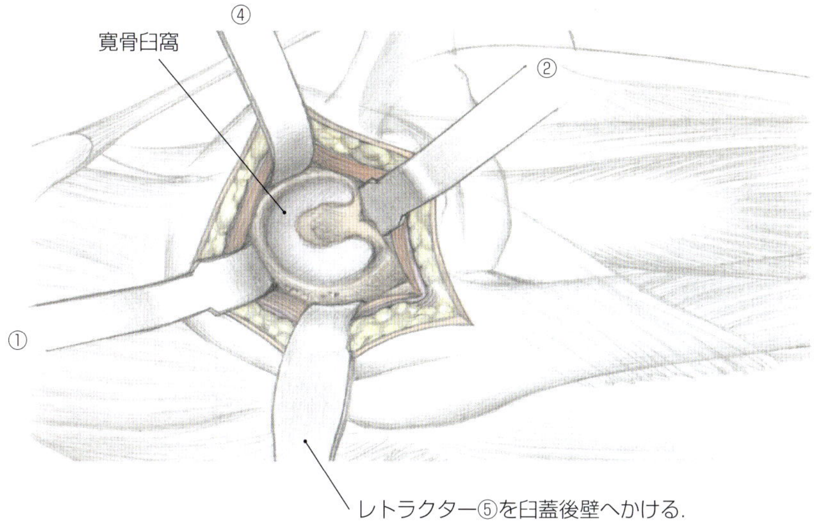


**▶手技のコツ**

**臼蓋の全周性の展開**

- 上方関節包切除は，臼蓋展開を良好にさせるだけでなく，大腿骨操作の際の大転子外側へのレトラクター⑥の挿入を容易にさせる.
- 臼蓋後下方に骨棘のある症例では，後下方にもレトラクターを挿入すると骨棘切除が容易となる.

- 臼蓋上方の関節包を完全に切除し，レトラクター③を抜いて，レトラクター⑤を臼蓋後壁にかけ，大腿骨近位部を後方へよけ臼蓋を展開する．以上4本（①②④⑤）のレトラクターで臼蓋側が全周性に展開可能である.
- 骨性臼蓋縁をはっきりさせるために，上方から後方にかけての関節唇を切除する.

## ❽…股関節を過伸展させる

- 手術台を伸展させ，股関節を20°程度の過伸展位にする.
- 患肢を軽度内転・外旋位とする.

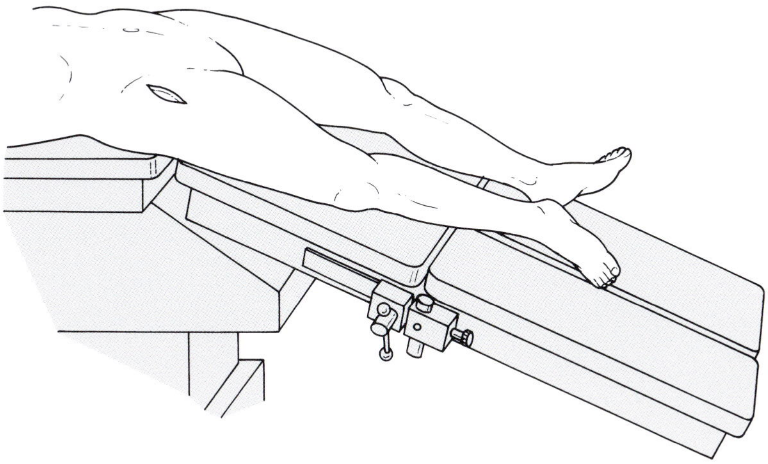

**▶ポイント**

**非手術側下肢の長時間の過伸展に注意**

- 手術側下肢は脱臼短縮しているので，過伸展位でも大腿神経・動静脈に牽引力は働かないが，非手術側の大腿神経・動静脈には牽引力が働くため，過伸展位が長時間に及ぶ場合は，非手術側下肢を架台に載せるなどの工夫が必要である.

## ❾…坐骨大腿靱帯（後方関節包）の大腿骨付着部を切離する

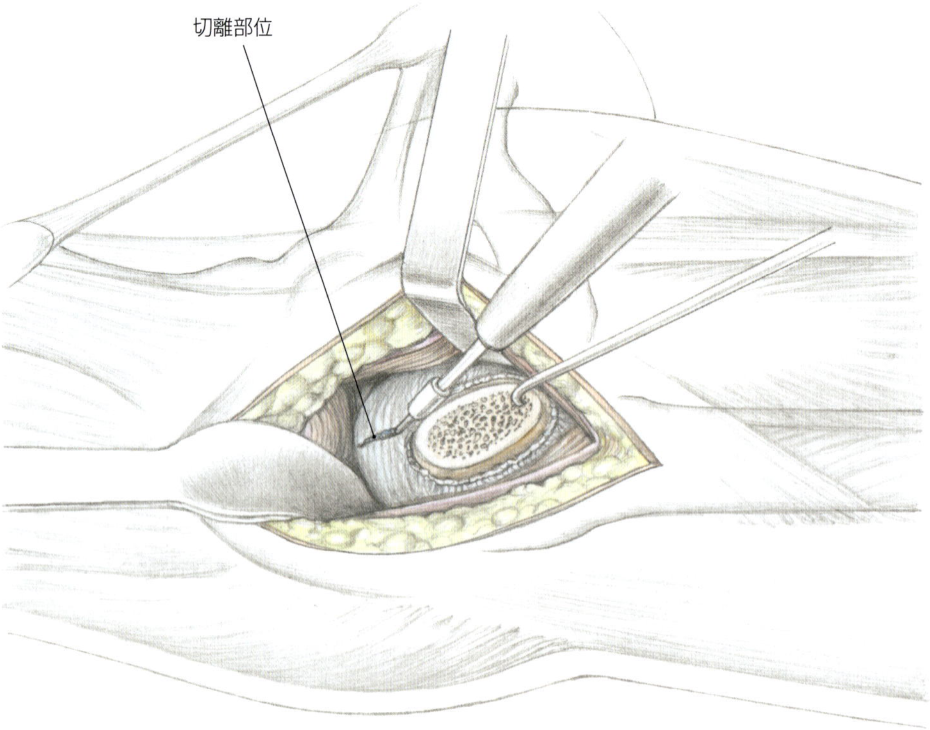
切離部位
レトラクター⑥
を大転子外側へ
かける.

▶ポイント

**後方関節包の徒手的剥離**

- 後方関節包が十分に切離されると，股関節を外旋させると大腿骨は容易に外旋 90° 以上になる．逆に，外旋制限が残存している場合は，徒手的に過外旋させると残存した後方関節包が剥離し，前方移動が得られることが多い．

- レトラクター⑥を大転子外側へかけ，中小殿筋を後方へよける．このレトラクター⑥の適切な挿入位置は後方関節包と中小殿筋のあいだで，その先端が大転子外側にしっかりかかるようにする．上方関節包が遺残しているとレトラクター挿入が困難となるので，前述したように上方関節包の十分な切除が必要である．
- 後方関節包切離部位は，転子窩を通る大腿骨軸に平行な線上で大転子の上縁から転子窩の直上までである．転子窩に付着する内閉鎖筋腱は温存する．骨切り部に単鈍鉤をかけ，前方に単鈍鉤を引き上げながら，大転子内側の皮質骨にメスが当たるまでしっかり切離していくと，必要最小限の切離で大腿骨の前方挙上が完了する．

## ⑩…大腿骨髄腔を処理し，閉創する

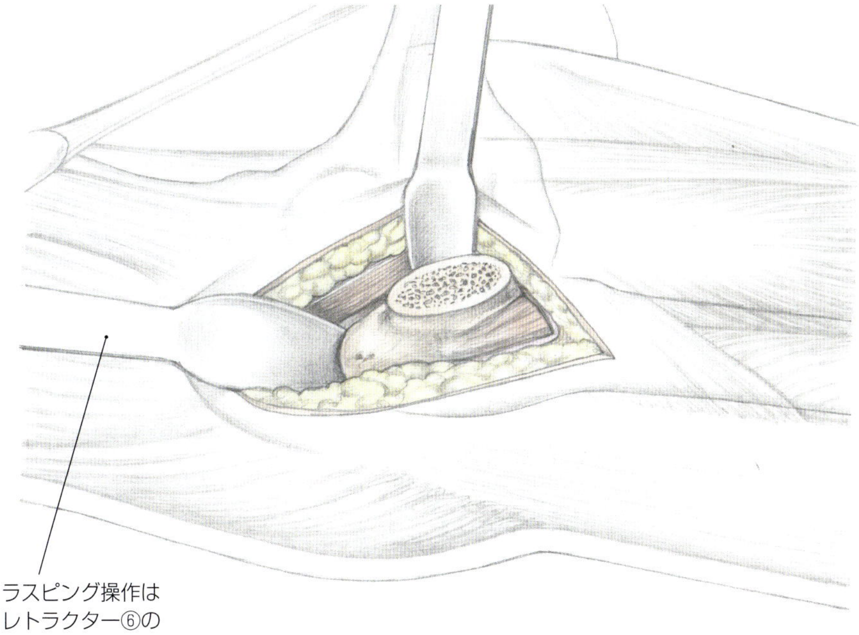
ラスピング操作は
レトラクター⑥の
前方で行う.

▶ポイント

**レトラクター⑥は大腿骨軸に一致させる**

- レトラクター⑥は，大腿骨近位部の前方挙上を保持すると同時に周囲の軟部組織の保護に役立つため，ラスピング操作で周囲の軟部組織を傷めないよう，大腿骨軸とレトラクター⑥が直線になるよう助手は股関節肢位を調節する.

- レトラクター⑥の前方で大腿骨髄腔のラスピング操作を行う.
- 深層組織の縫合は大腿筋膜張筋の筋膜のみであるが，外側大腿皮神経を巻き込まないよう注意する.

## まとめ

- 前方進入法は，すべての股関節周囲筋を温存するため，手術操作時の空間は他の進入法に比較すると広くはない．しかし，手技に習熟すれば人工股関節の設置には十分な空間である.
- 術後のさまざまな利点のためには，習熟曲線を越えるに値する進入法と考える.

（老沼和弘）

### ■文献

1. 老沼和弘ほか．Direct anterior approach による人工股関節置換術．MB Orthop 2006；19(7)：1–6.
2. Oinuma K, et al. Total hip arthroplasty by a minimally invasive direct anterior approach. Oper Orthop Traumatol 2007；19：310–26.
3. Siguier T, et al. Mini-incision anterior approach does not increase dislocation rate: A study of 1037 total hip replacements. Clin Orthop Relat Res 2004；426：164–73.
4. Nakata K, et al. A clinical comparative study of the direct anterior with mini-posterior approach: Two consecutive series. J Arthroplasty 2009；24：698–704.
5. Berend KR, et al. Enhanced early outcomes with anterior supine intermuscular approach in primary total hip arthroplasty. J Bone Joint Surg Am 2009；91：107–20.
6. 老沼和弘，白土英明．前方進入法を用いた人工股関節置換術の術後脱臼の検討．日整会誌 2010；84(2)：203–6.

股関節へのアプローチ

# 前外側進入法

MOVIE

## アプローチの概要

- 前外側進入法の一つである Watson-Jones 法による minimally invasive surgery（MIS）アプローチは，開発者である Heintz Rottinger の命名により OCM（Orthopädie Chirurgen München）法と呼ぶことにするが，基本的には側臥位で行い，中殿筋と大腿筋膜張筋との筋間より入るアプローチである．
- 日本人は欧米人と比較して体格が小さく，大転子から上前腸骨棘までの距離が短いため，皮膚切開位置をオリジナルの方法から一部変更した．
- 手術中に筋腱の拘縮が強く，展開に難渋する場合には皮膚切開を延長することで，mini-one antero-lateral アプローチ，あるいは Hardinge アプローチに変更することが可能であることが大きな利点である．

### 適応

- 臼蓋形成不全による二次性変形性股関節症（Crowe IV 型は除く），大腿骨頭壊死，臼蓋底突出のない関節リウマチ，外傷性の変形性股関節症などが良い適応である．
- 拘縮が強く極端な症例が多い日本では，最初の 100 例程度は無理せずに Crowe I, II 型にとどめることが望ましい．
- 教育システムの一環として，本アプローチを行うために cadaver training を受けることが望ましい．すなわち，見よう見まねで行う手術法ではないことを明記しておく．

### アプローチのポイント

①体位：側臥位とし，骨盤固定器を用いて強固に固定する．
②皮切：上前腸骨棘から腸骨稜に沿って 4～5 cm 後方の点と大転子前縁を結ぶ線を引き，8～10 cm の切開とする．
③大腿筋膜を皮膚切開と同方向に切開し，中殿筋と大腿筋膜張筋とのあいだを分け，関節包に達する．
④関節包を切開し，下肢全体を伸展・外旋・内転位として，前方脱臼させる．
⑤骨頭が容易に脱臼する場合は通常どおりの骨切りが可能であるが，通常は骨頭を 2 段階に分けて切除し，臼蓋を展開する．
⑥特殊なレトラクターを用いて大腿骨を後下方へ引き，中殿筋を愛護的に保護しながら臼蓋操作を行う．
⑦下肢全体を伸展・外旋・内転位として大腿骨操作を行う．
⑧創内を洗浄し，閉創する．

## アプローチの実際

### ❶…手術体位と皮切

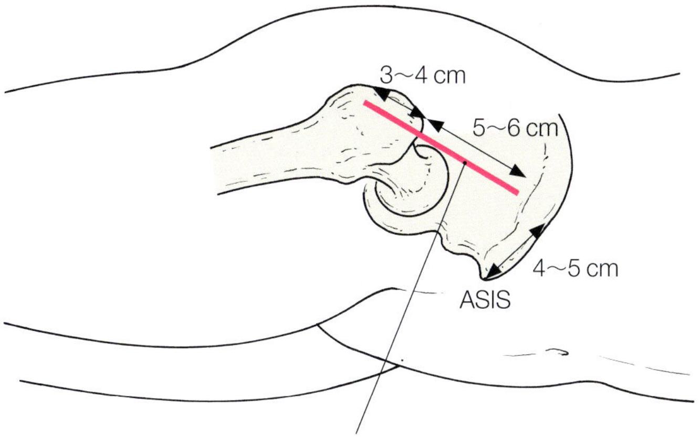


大腿骨，腸骨稜を皮膚ペンにてトレースし，ASIS から約 5 cm のところと，大転子前縁 1/3 のところを結び，転子部で 3 cm と 5 cm で分ける.

- 術側下肢を伸展・外旋・内転位として大腿骨操作を行うため，ベッドは下肢部分が半分はずれるような形のもの（側臥位にて，患肢を後方に降ろすようにするため）が望ましい.
- 体位は側臥位とし，とくに骨盤後方の固定は強固に行う．下肢を伸展・外旋位に保持する際に骨盤が前傾する傾向になり，臼蓋コンポーネント設置の際に前捻角が大きく設置される傾向になりやすいためである.
- 皮切は上前腸骨棘（ASIS）から腸骨稜に沿って 4～5 cm 程度のところと，大転子前縁 1/3 程度のところを結び，大転子前上縁から 3～4 cm 大腿骨側，5～6 cm 骨盤側に線分をとり，計 8 cm 程度の皮膚切開を行う（ただし，最初の 20 例程度は 10 cm あるいはそれ以上とることが望ましい）.

### ❷…大腿筋膜を切開し，関節包に達する

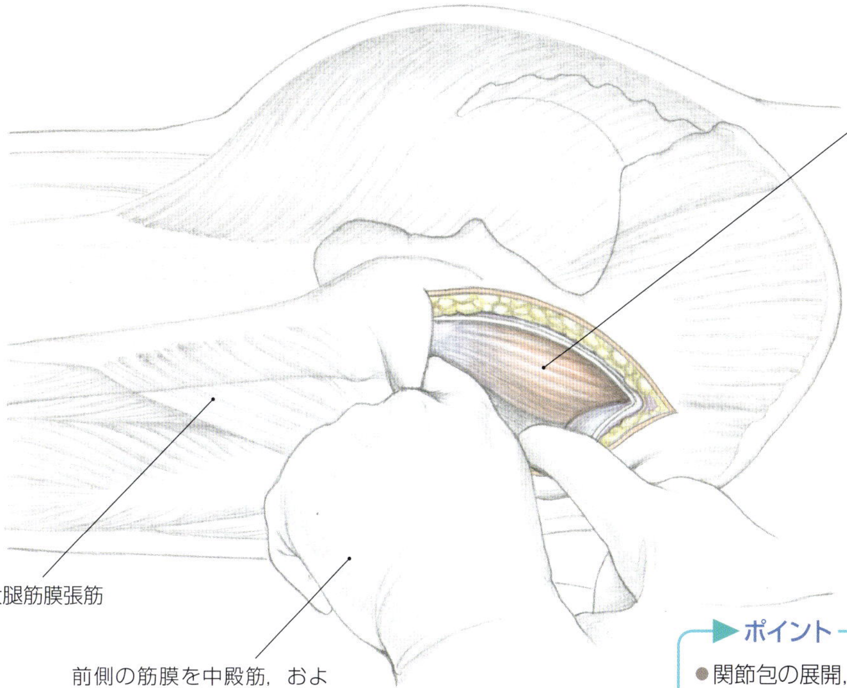


前側の筋膜を中殿筋，および大腿筋膜張筋からしっかりと鈍的に剥離し，筋間を分ける.

**▶ポイント**
- 関節包の展開，頚部骨切りの際には外側広筋を目安にすると比較的わかりやすい.

- 大腿筋膜を皮膚切開と同方向に切開し，中殿筋と大腿筋膜張筋との筋間を分ける．筋間が判別しにくい場合には，大転子側から鈍的に剥離するのがよい.

## ❸…関節包を切開（あるいは切除）し，大腿骨頭を脱臼させ，切除する

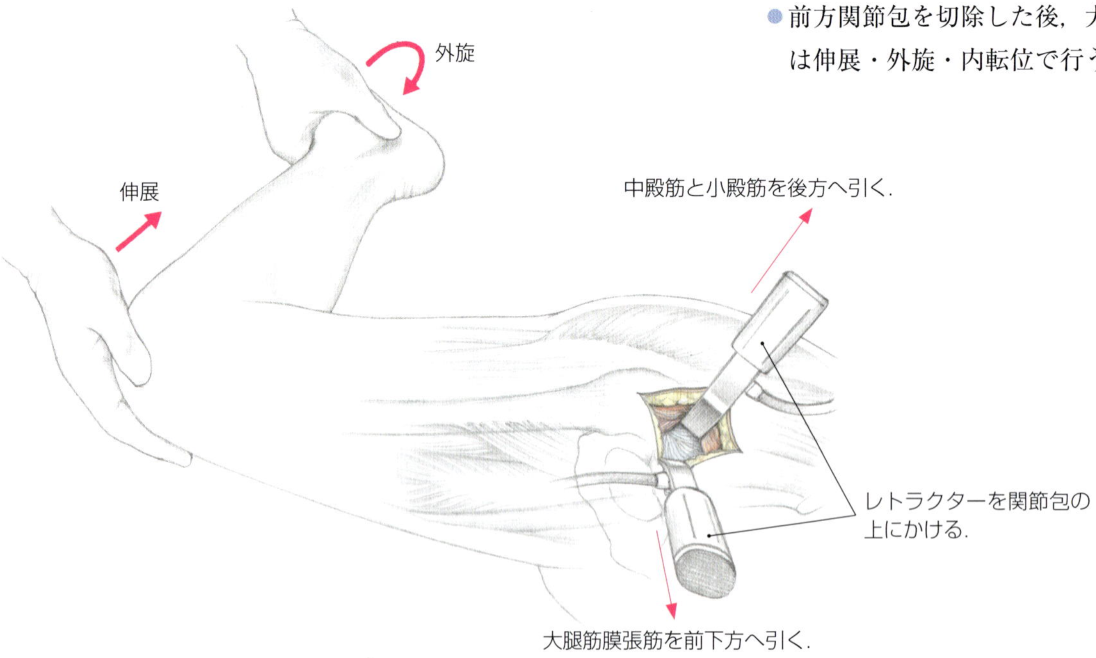


- 前方関節包を切除した後，大腿骨頭の脱臼は伸展・外旋・内転位で行う．

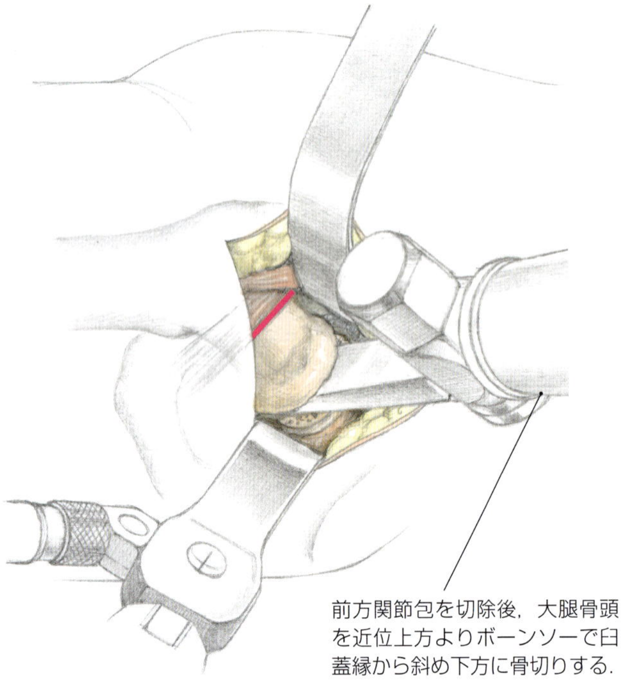


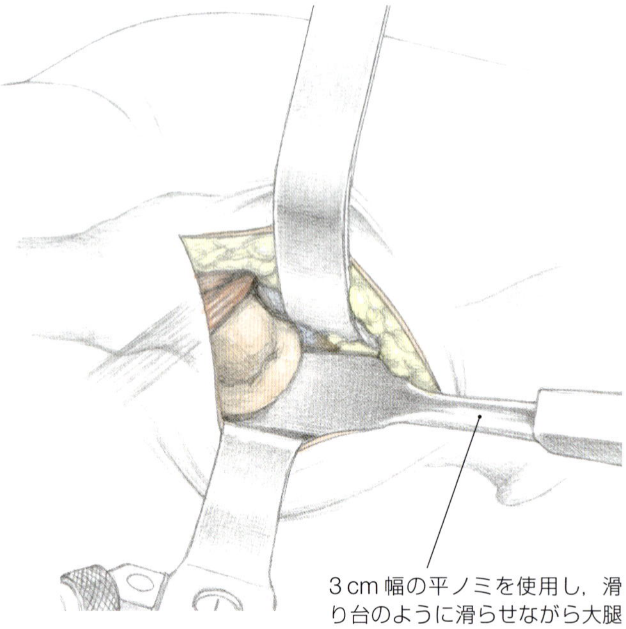

3 cm 幅の平ノミを使用し，滑
り台のように滑らせながら大腿
骨遠位側を脱臼させるような形
とする.


- 拘縮が強い場合などは無理に脱臼させず，骨頭を 2 段階に分けて切除する．まず，大腿骨頭を近位上方よりボーンソーで臼蓋縁から斜め下方に骨切りをしておく．
- 次に 3 cm 程度の幅の平ノミにて骨切り部を分離させた後，伸展・外旋を強制させるような肢位にすると，大腿骨遠位側が容易にノミの表面を滑るように脱臼する．脱臼状態にさせた後，目的の骨切りを行うとよい．この際，片歯のレシプロケーターソーがあると，頚部外側の大腿骨軸に沿う骨切りを安全に行うことができる．
- 大腿骨頚部が外側に浮上したら，術前作図通りに最終の頚部骨切りを行う．最初は小転子部分を触知することはできないため，転子部と頚部からの距離を術前に十分確認しておくことが重要である．最終の頚部骨切り後に，臼蓋内に残った骨頭部分を除去する．

## 4…レトラクターをかけて，臼蓋を展開する

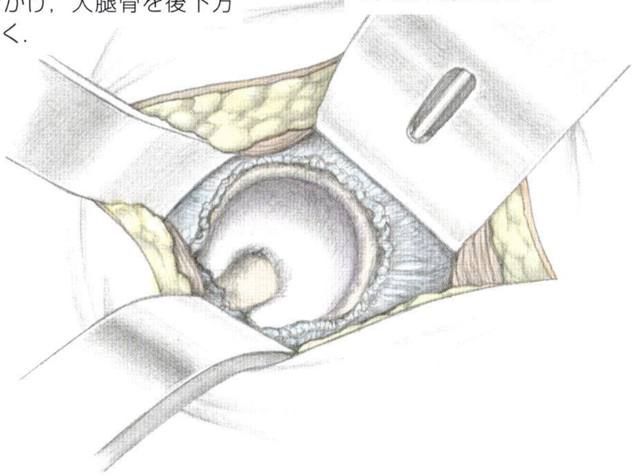

①臼蓋後下縁にレトラクターをかけ，大腿骨を後下方へ引く．
③最後に幅の広いレトラクターを中殿筋の走行に沿って臼蓋上縁にかける．
②臼蓋前下縁へもう１本のレトラクターをかける．


- １番目のレトラクターは臼蓋後下縁にかけ，大腿骨を後下方へ引く．この際，下肢は軽度の伸展＋外旋位で保持させる．
- ２本目のレトラクターは臼蓋前下縁にかけるが，前下方の関節包が肥厚し，硬く突っ張っている場合が多いため，この際には関節包直上にやむをえずかけることもある．
- ３本目は臼蓋上縁に中殿筋の走行に沿ってかける．レトラクターをかけ終わると臼蓋が展開できる．

**▶ポイント**

**十分な臼蓋の展開を得る**

- 臼蓋全周にわたり，軟部組織を剥離，切除しないと展開がきつく，視野も悪い．このため，筆者らは関節唇のみならず，関節包も後方以外，ほぼ全周にわたり切除している．

**▶手技のコツ**

**レトラクターは必ず骨上にかける**

- 臼蓋展開に重要なのはレトラクターのかけ方である．どのレトラクターも必ず骨上にかけることが重要であり，軟部組織内にかけることは避ける．

**▶ポイント**

**リーミング，コンポーネント挿入時の注意**

- 皮膚と大腿骨に邪魔され，臼蓋リーミングと臼蓋コンポーネント設置の際には外転角が大きくなりやすく，前捻が大きくなりやすいので注意が必要である．

## 5…大腿骨を後下方へ引き，臼蓋操作を行う

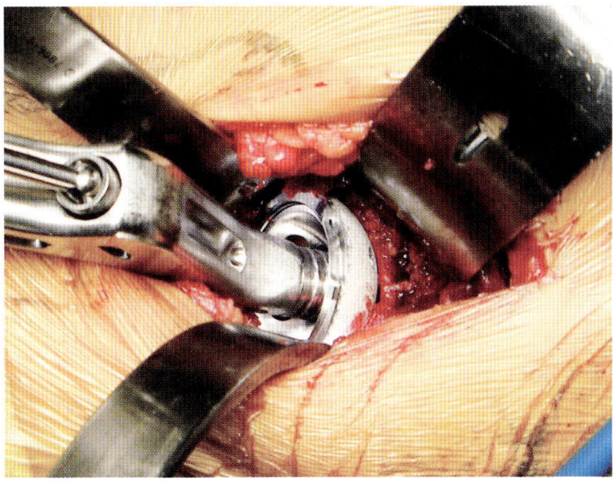

**[1] 臼蓋操作**
リーミングおよび，カップのインプランテーションも臼蓋展開時と同様のレトラクターのかけ方で行う．

- 臼蓋リーミングを行い，臼蓋コンポーネントを設置する[1]．
- 臼蓋コンポーネント挿入の際，非常に窮屈で，入りにくい場合には，前下方のレトラクターをはずして挿入した後に再度かけ直すとよい．

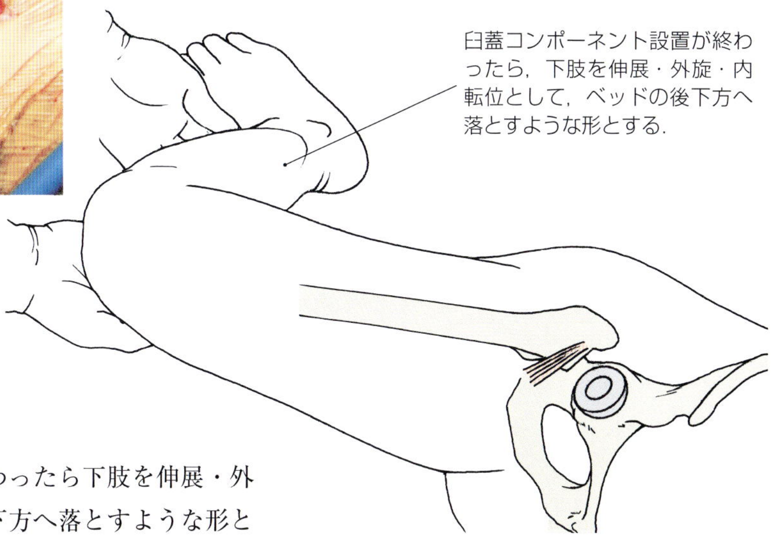

臼蓋コンポーネント設置が終わったら，下肢を伸展・外旋・内転位として，ベッドの後下方へ落とすような形とする．


- 臼蓋コンポーネントの設置が終わったら下肢を伸展・外旋・内転位として，ベッドの後下方へ落とすような形とする．

## ❻…下肢を伸展・外旋位として大腿骨操作を行う

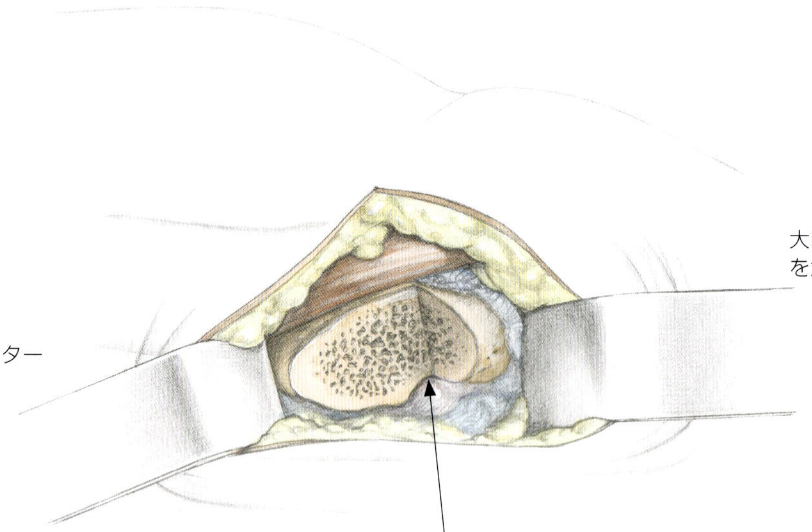

大転子外側にレトラクターをかける.
頚部内側にもレトラクターをかける.
梨状筋窩


**▶ポイント**

**下肢が外旋しにくい場合**

- piriformis fossa 周囲の関節包を骨から一部剥離すると良い展開が得られる．この際，外旋筋群，外転筋群の付着部を損傷しないように注意する[1)].

- 大腿骨を展開し，大転子外側と頚部内側にレトラクターをかける．
- ステム操作の前に，梨状筋窩（piriformis fossa）周囲の関節包を十分に骨から剥離し，外旋が容易にできるようにしておく．あくまでも創の中での大腿骨操作となるので，無理に上方に引き上げたりしない．
- 梨状筋窩が刺入点である．このため，十分に梨状筋窩を展開しておくことが重要である．リーミング，ラスピングの際に皮膚が擦過傷にならないように，Küntscher 釘手術の際に用いる皮膚のプロテクターを用いてもよい．

## ❼…創内洗浄を行い，閉創する

- ラスピングが終了したらこの段階でトライアルを行い，股関節の安定性を確認してステムなど本物をすべて挿入する．
- 十分な創内洗浄を行った後に縫合となる．関節包を切除したため，縫合は大腿筋膜，および皮下，皮膚の順序で行えばよい．皮下を丁寧に縫着し，皮膚はテープまたは皮膚用のボンドで固定し，ステープルなどは用いない．筆者らは翌朝までドレーン留置をしている．

## まとめ

- 本法は，筋腱剥離をほとんど行わず，当日ないし翌日からの筋力トレーニングが可能であり，とくに最初の6か月の回復スピードには目覚ましいものがあり，早期退院，早期社会復帰にたいへん有用である．その反面，視野が限られ，器械も通常のものとは異なるため，インプラント挿入が不正確にならないよう細心の注意が必要である．本法での多くの手術経験をもつ者に指導を受けることが望ましい．とくに後側方アプローチを中心に行ってきた術者は，前側方アプローチに慣れた後に習得することが望ましいと考えている．

（平川和男）


### 文献

1. Ito Y, et al. Anatomic mapping of short external rotators shows the limit of their preservation during total hip arthroplasty. Clin Orthop 2012；470：1690–5.
2. Bertin KC, Rottinger H. Antero-lateral mini-incision hip replacement surgery；A modified Watson-Jones approach. Clin Orthop 2004；429：248–55.
3. 平川和男ほか．Antero-lateral approach による MIS-THA の実際と臨床成績．関節外科 2007；26：46–52.

股関節へのアプローチ

# 側方進入法

MOVIE

## アプローチの概要

- 人工股関節置換術を開発し，その長期成績を1972年に発表したSir John Charnley[1)] と同じイギリスのWrightington病院に勤務していたKevin Hardinge[2)] が，1982年に最初に発表したdirect lateral approachという初回人工股関節置換術の進入法である．
- Hardingeの原法は，Charnleyの大転子切離外側進入と同様に仰臥位で行うが，大転子を切離しない点に大きな特徴がある．Charnleyの大転子切離外側進入法は，展開が広くセメントやインプラントの設置が正確にできるうえに外転筋群を損傷しないが，大転子偽関節といった大転子トラブルがあり，その対処は困難である．仰臥位で行う利点は，インプラントの設置が正確にでき，脚長差の調整が容易にできることである．
- Hardingeは，中殿筋と外側広筋が解剖学的および機能的に連続していることに着目し，大転子を骨切りせずに外側広筋の腹側と中殿筋を連続させたまま大転子から解離し股関節に進入する方法を考案した．しかし，術後の外転筋機能不全が指摘され，その原因は中殿筋の縫合不全と考えられた．その後，この縫合不全を回避する目的でさまざまな変法が紹介され[3-6)]，側臥位で手術したり，中殿筋の切離を原法より腹側で行うようになったため，変法では前側方進入に近くなった．
- さらに解剖学的研究で，中殿筋と小殿筋は腸骨の起始部のみならず大転子に付着する位置，股関節前面での走行の違いが明らかとなった[7)]．また，この進入法で上殿神経の損傷を起こせば中・小殿筋機能不全を起こすこと[8)] が判明したので，大転子先端から4 cm中枢側を走る上殿神経の損傷を回避するためには，中殿筋の切開を短くすることが必要であることがわかった．
- これらのことをふまえ，筆者は小切開による前側方進入でセメントレス人工股関節置換術の方法を確立し，2003年にこの方法は低侵襲であると報告した[9)]．この進入法は，後療法が容易で，術後脱臼の合併が少ないのが特徴である．ここでは筆者が行っている側臥位での側方進入法について紹介する．

### 適応

- 亜脱臼までの初回の人工股関節置換術．
- 脱臼位や高位脱臼でも2 cm以内の脚延長を行う症例．
- 術後脱臼が危惧される症例．

### アプローチのポイント

①体位：側臥位に患者を固定する．
②皮切：大転子基部から数cm延長した外側縦切開から始める．

③大殿筋・大腿筋膜張筋・腸脛靱帯をＹ字状に切開する[10].
④中殿筋と外側広筋を連続させたまま切離する.
⑤小殿筋を大転子付着部で切離し，股関節包を切除する.
⑥大腿骨頭を前方へ脱臼させる.
⑦寛骨臼を展開し，寛骨臼コンポーネントを設置する.
⑧大腿骨を展開し，大腿骨コンポーネントを設置する.
⑨整復して，脱臼誘発試験を行う.
⑩小殿筋を大転子付着部で縫合，中殿筋と外側広筋を連続させたまま縫合し，大殿筋・大腿筋膜張筋・腸脛靱帯を縫合する[10].
⑪皮下組織，皮膚縫合を行う.
⑫外旋拘縮がある場合は，整復後に短外旋筋群の解離を行う．内転拘縮が残存した場合は，閉創後に経皮的内転筋筋切り術を実施する.

## アプローチの実際

### ❶…手術体位と皮切

- 側臥位とする.
- 外側縦切開を，大転子基部から大転子先端を通り数 cm 近位側へ加える．数 cm とは骨頭が脱臼できる程度である．皮下脂肪の厚い肥満例や筋肉質の男性例でははじめから皮膚切開を長くするが，術中必要に応じて延長できるので短めに始めてよい.

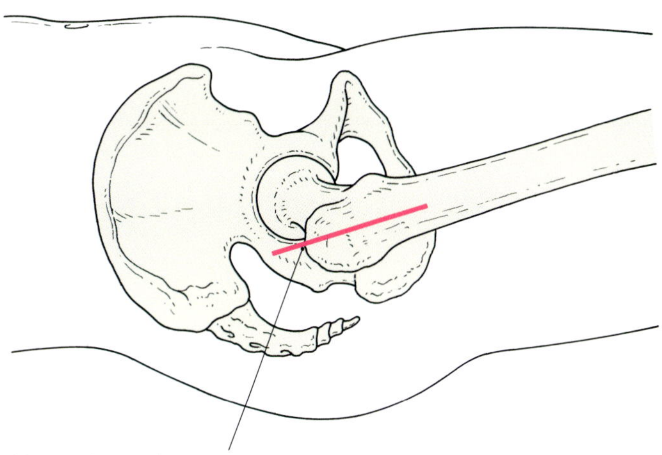

皮切は，大転子基部から大転子上を走り，骨頭の頂点と思われるあたりまで延ばした切開から始め，術中操作の必要性に応じて長さを延長する.

## ❷…大殿筋・腸脛靱帯層を切開する

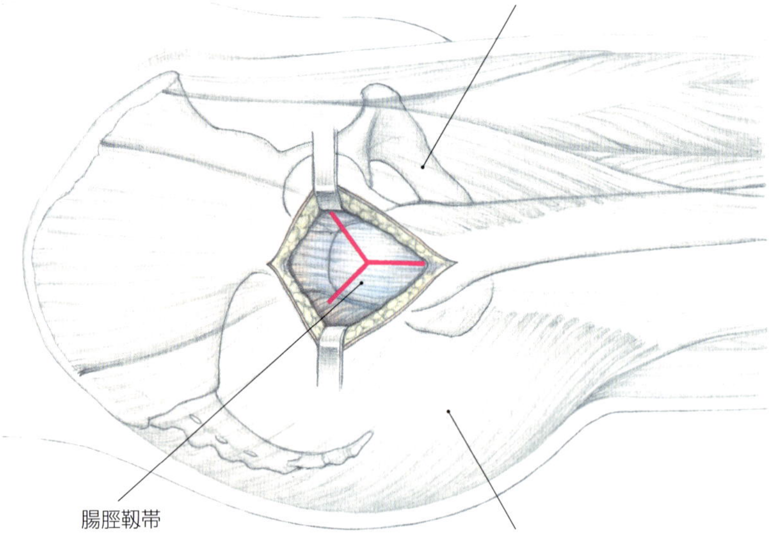
大腿筋膜張筋
腸脛靱帯
大殿筋

- 大転子の背側に大殿筋，大転子上に腸脛靱帯，大転子の腹側に大腿筋膜張筋がある．皮膚切開後，皮下組織をよけると腸脛靱帯が中心に見られるので，後方進入と同様に皮膚切開よりやや長めに切開を入れた後，大転子先端レベルで前方へ切開を加えY字状にする[10]．

## ❸…中殿筋と外側広筋層を切離する

- 外側広筋の大転子起始部の筋膜を1 cmほど縦切し，そこにエレバトリウムを挿入する．エレバトリウムの弯曲部分が大転子前方に入ったところでエレバトリウムを90°翻転させ，外側広筋の腹側筋と大転子前方の結合組織を持ち上げ，持ち上げた外側広筋の筋膜に絹糸をつけ目印とする．
- エレバトリウムの下にできた空間にメスの刃を深く入れ，遠位側から大転子の前縁に沿ってメスの刃腹で大転子前方の結合組織を大転子中央あたりまで厚く切離する．このことによって，大転子側に強い結合組織が残り，閉創のときの縫い代となる．
- 次に大転子先端を触れ，少し外転して中殿筋の緊張を取った後，指を中殿筋の筋腹に挿入すると指先に小殿筋の筋膜を触れる．その位置にエレバトリウムを挿入し中殿筋の腹側を持ち上げ，筋腹に絹糸を目印としてつける．
- 再びエレバトリウムを90°回転して中殿筋の腹側を持ち上げ，今度は中枢側から持ち上げると外側広筋側からの層と同じ層で中殿筋と外側広筋が連続したまま前方に解離される．

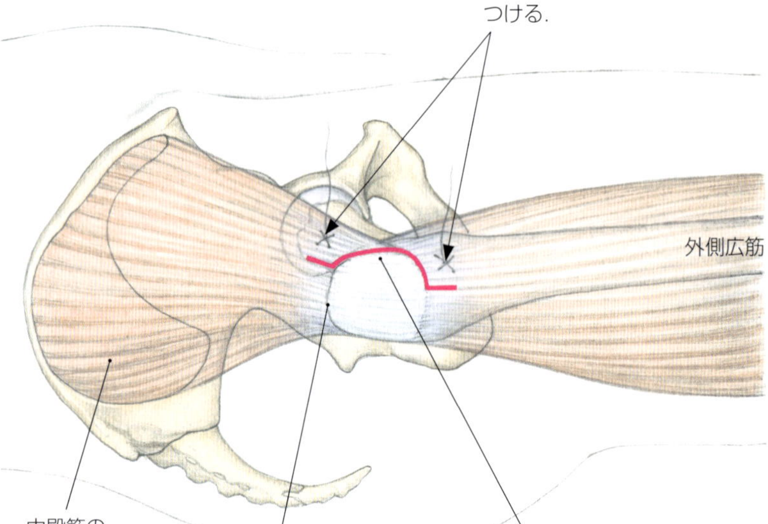
目印と閉創のときに用いる非吸収糸の部位を示す．この糸の先には短いモスキートコッヘルをつける．
外側広筋
中殿筋の起始部
中殿筋の大転子付着部
大転子基部の外側広筋の起始部に短い小切開を加え大転子の前縁に沿って中枢側に延長する．次に大転子先端に小切開を加え大転子前縁に沿って遠位側に延長すると，両者は結ばれ中殿筋と外側広筋が連続したまま大転子前方から解離される．

## ❹…小殿筋層の展開と処理を行う

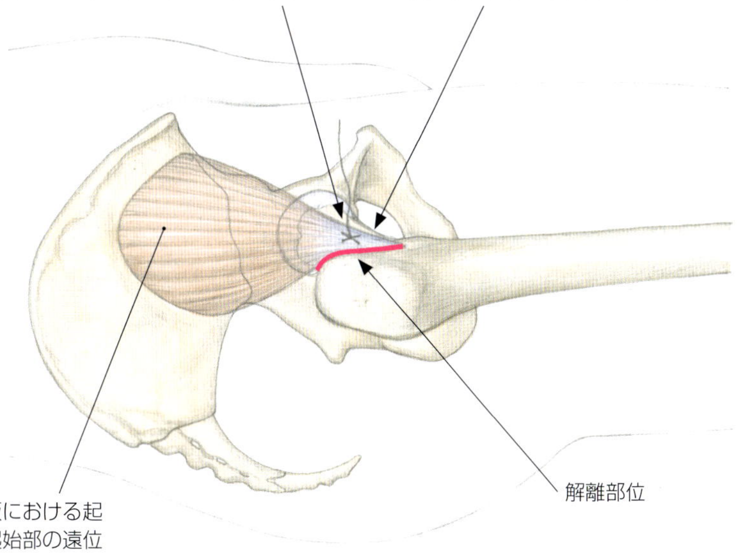

この部位に非吸収糸をつけておくと閉創のときに層を間違えることがない．この糸の先には柄の長いモスキートコッヘルをつける．
大転子の付着部は大転子の前壁である．その位置は骨頭の前外方にあり，股関節の安定性に大きく関与している．
解離部位
小殿筋の腸骨外板における起始部で中殿筋の起始部の遠位に位置する．その範囲は中殿筋と同等で股関節に近く作用力は大きい．


- 中殿筋の下層に小殿筋がみられる．ここで小殿筋の筋腹上に曲がりの細いホーマン鉤を骨頭中枢部に入れ，中殿筋を中枢側によけると小殿筋が展開される．小殿筋は大転子の腹側に強い腱となって付着するので，これにも糸をつけて付着部から解離する．すると後は関節包の層となる．
- 曲がりの細いホーマン鉤を小殿筋と関節包のあいだに滑り込ませ，小殿筋を中枢側によけると股関節外側の関節包が展開される．ここで，膝の下に前から枕を入れ股関節を外旋させると，大腿骨頸部前方の関節包が視野に入ってくるので，これを止血しながら切除する．
- 臼蓋に病変のある二次性変形性股関節症では，骨棘などで寛骨臼が変形しているので，術後のインピンジメントを避ける目的で関節包は切除する．

## ❺…大腿骨頭を脱臼させる

- 二次性変形性股関節症では大腿骨頭の脱臼は外旋・屈曲・内転で容易だが，一次性変形性股関節症や臼底突出症の例では脱臼が困難なことがある．その場合は，臼蓋外側の余剰骨を一部切除したり，頸部の骨切りや骨切除をした後で骨頭を摘出する．
- ここで無理をして脱臼させようとすると，高齢者や関節リウマチなど骨萎縮がある例では大腿骨骨幹部骨折をきたすことがあるので慎重に取り扱う．

## ❻…寛骨臼を展開する

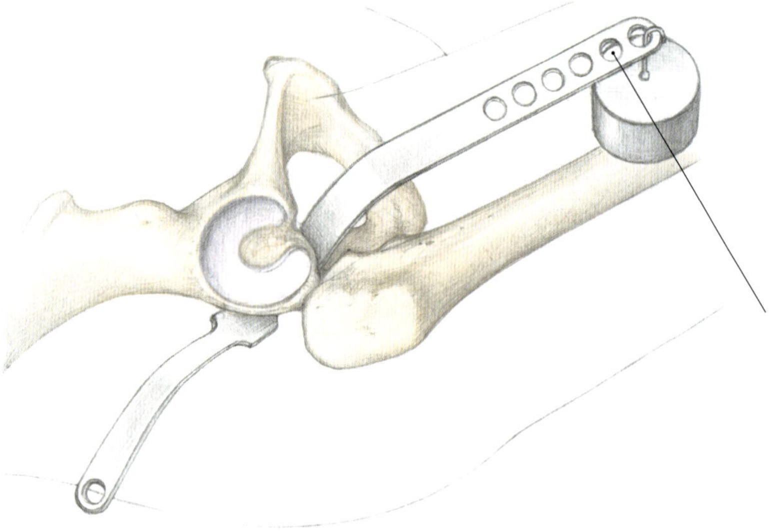

閉鎖孔にかけたホーマン鉤には錘をつけて保持すると楽である.


- 臼蓋を展開するためには，大腿骨を手術台に戻し中間位とする.
- 下肢を軽く外旋・屈曲位で牽引すると，寛骨臼が見えてくる．後方の術者側より見ている助手が臼蓋部にかけた鋭の小のホーマン鉤と閉鎖孔にかけた長い弯曲したホーマン鉤で寛骨臼を展開する．この時点で長く細く曲がったホーマン鉤を閉鎖孔にかけ，大腿骨を遠位方向に引き下げると寛骨臼が展開される．この引き下げ維持には力が必要なので錘を用いると便利である．この牽引は骨盤に回旋力が加わらないので，骨盤の傾きが変わらず寛骨臼コンポーネントの前傾，後傾の設置が正確にできる.

## ❼…大腿骨の展開と処理を行う

- 下肢を手術台の腹側に下ろして外旋させ，助手が自分の両膝で患者の膝から下腿を挟み真下に固定する.
- 患者の後方に立っている術者には大腿骨の前面が真上に固定される．その後，望みの前捻角でラスピングできるので，ステムの回旋設置が正確にできる.

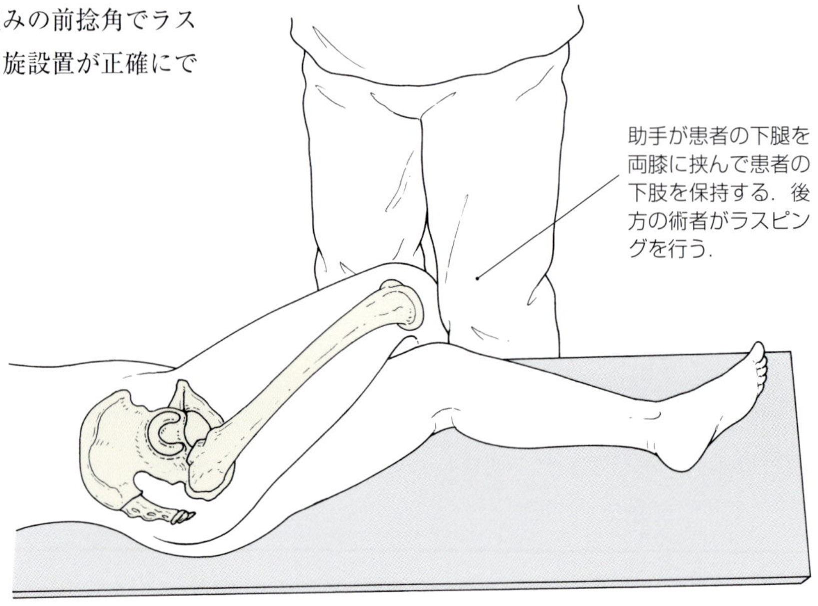

助手が患者の下腿を両膝に挟んで患者の下肢を保持する．後方の術者がラスピングを行う.

## 8…整復と安定性の試験を行う

- 下肢を手術台に戻して牽引すると整復される．
- 整復後の安定性は，片方の指で骨頭を触診しながら反対側の手で下肢を外旋させても骨頭が寛骨臼コンポーネント内にあれば安定していると判断できる．

## 9…閉創する

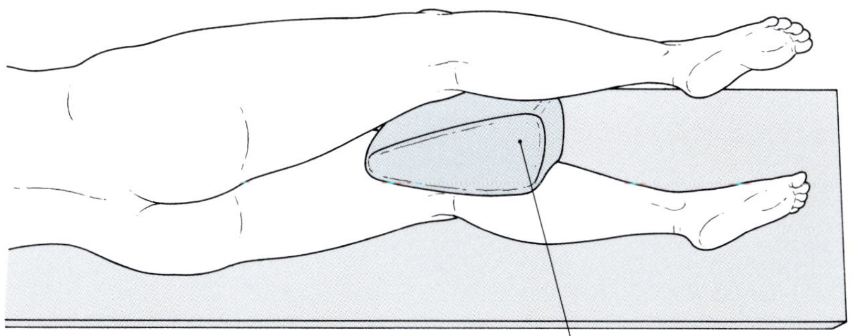

患側の下肢を15～30°臥位外転位に保持する三角枕を患側の膝下に入れる．


- 下肢を約15～30°外転した位置で外転筋群を縫合する．

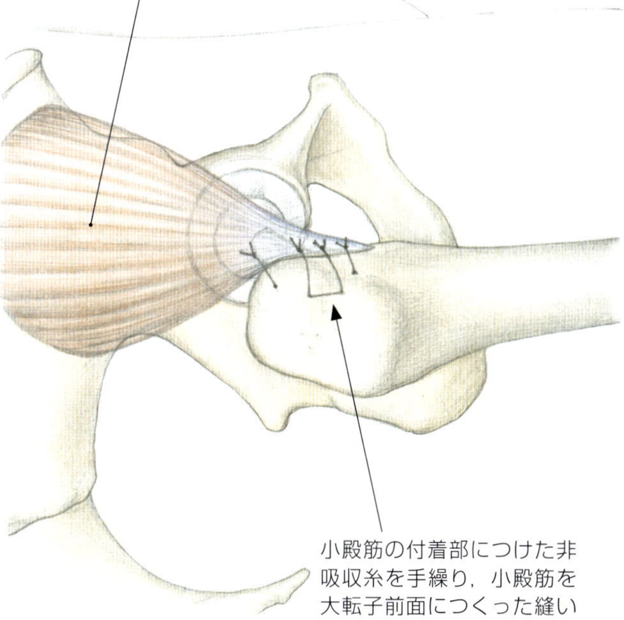

小殿筋
小殿筋の付着部につけた非吸収糸を手繰り，小殿筋を大転子前面につくった縫い代に横マットレスで結ぶ．追加的に2～3針吸収糸で縫合する．


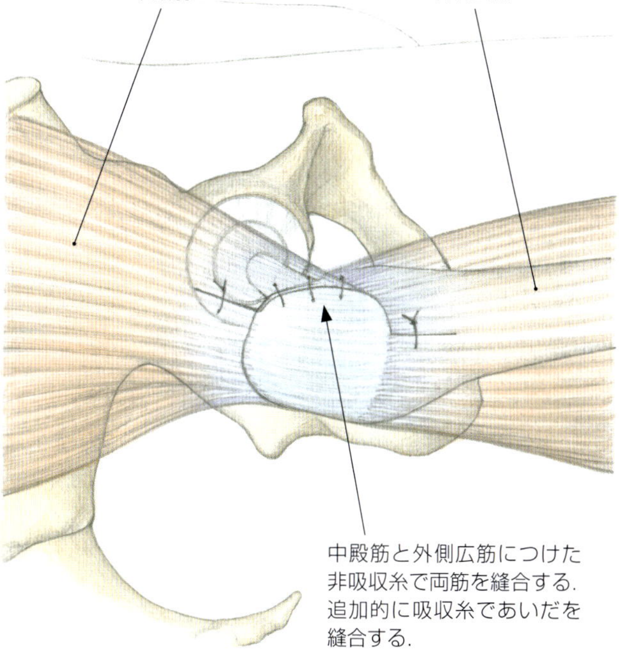

中殿筋
外側広筋
中殿筋と外側広筋につけた非吸収糸で両筋を縫合する．追加的に吸収糸であいだを縫合する．


- まず小殿筋の腱性付着部を適当な緊張の状態で大転子前方の縫い代に縫合するが，最初は目印に残した絹糸を横マットレスで縫合する．その後，周囲の腱性部分を周辺の縫い代に吸収糸で縫合する．
- 次に，中殿筋と外側広筋の層の縫合に移るが，両筋とも目印をつけているので解剖学的修復が可能である．中殿筋–外側広筋間の疎な結合組織の修復は両端の外側広筋と中殿筋の修復の後に行うと容易に確実なものとなる．これらの修復の後は，屈曲と外旋と外転を同時に大きく行う脱臼肢位以外であれば，縫合部の離開を起こさないことを確認できる．この肢位は軟部組織の修復が完成する術後1週までは禁止する．

- 大殿筋・腸脛靱帯・大腿筋膜張筋の層は，人工関節設置によって変わった脚長に応じてV-Yフラップの原理（V-Y前進法）で大腿筋膜の緊張を調節しながら縫合する．

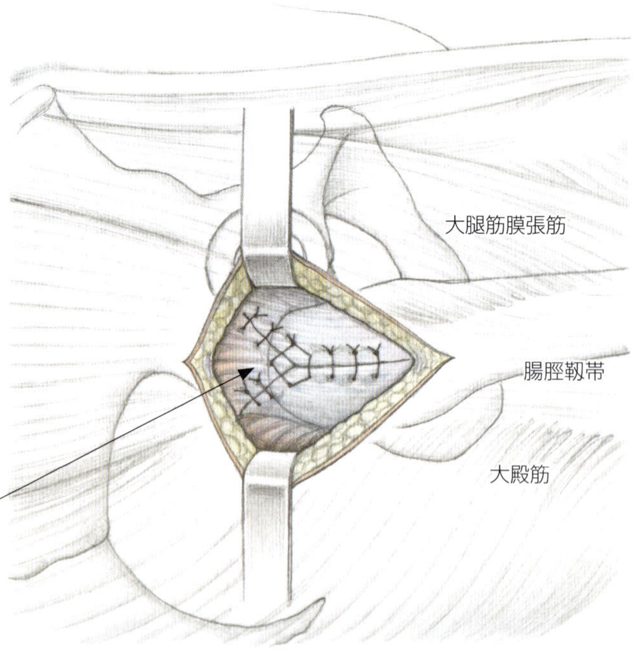
大腿筋膜張筋
腸脛靱帯
大殿筋
大殿筋・腸脛靱帯・大腿筋膜張筋の層をV-Y前進法で適当な緊張状態に筋膜を吸収糸で縫合する．

## ⑩…外旋拘縮，内転拘縮の処理を行う

- 整復した後，内旋が中間位までできない場合は，大転子の後方の短外旋筋のうち拘縮の強いものから1，2本解離すると改善される．
- 内転拘縮が残存した場合には，閉創後，仰臥位にして経皮的内転筋腱切り術を追加する．

## まとめ

- 側方進入を側臥位で行う方法を紹介した．
- 側方進入は，術後脱臼が少なく高齢者でも後療法の負担が少ない．
- 進入時に縫合のことを考えながら切開する．

（樋口富士男）

### ■文献

1. Charnley J. The long-term results of low-friction arthroplasty of the hip performed as a primary intervention. J Bone Joint Surg Br 1972；54：61–76.
2. Hardinge K. The direct lateral approach to the hip. J Bone Joint Surg Br 1982；64：17–9.
3. Dall D. Exposure of the hip by anterior osteotomy of the greater trochanter：A modified anterolateral approach. J Bone Joint Surg Br 1986；68：382–6.
4. Frndak PA, et al. Translateral surgical approach to the hip. The abductor muscle “split”. Clin Orthop 1993；295：135–41.
5. Learmonth ID, Allen PE. The omega lateral approach to the hip. J Bone Joint Surg Br 1996；78：559–61.
6. Mulliken BD, et al. A modified direct lateral approach in total hip arthroplasty. J Arthroplasty 1998；13：737–47.
7. Nazarian S, et al. Anatomic basis of the transgluteal approach to the hip. Surg Radiol Anat 1987；9：27–35.
8. Ramesh M, et al. Damage to the superior gluteal nerve after the Hardinge approach to the hip. J Bone Joint Surg Br 1996；78：903–6.
9. Higuchi F, et al. Minimally invasive uncemented total hip arthroplasty through an anterolateral approach with a shorter skin incision. J Orthop Sci 2003；8：812–7.
10. Krackow KA, et al. Clinical experience with a triradiate exposure of the hip for difficult total hip arthroplasty. J Arthroplasty 1988；3：267–78.

股関節へのアプローチ

# 後方進入法

## アプローチの概要

- 後方進入法を1874年に最初に報告したのはvon Langenbeck[1)]であり，その応用であるKocher-Langenbeck後方進入法は，寛骨臼後壁あるいは後柱骨折に有用な進入法として教科書に記載されている．
- 1950年にGibson[2)]がカップ関節形成術（cup arthroplasty）への後方進入法を報告したが，その原法では骨頭を前上方に脱臼させていた．
- 現在のように骨頭を後方へ脱臼させる方法は，1954年にMarcyとFletcher[3)]が後外側進入法（modified Gibson法）として報告し，広く人工股関節全置換術に用いられてきた．また，Moore[4)]の後方進入法は人工骨頭挿入術への標準的な進入法になった．
- これらの文献や教科書では後外側進入と後方進入は混同して用いられてきたが，大殿筋の前縁から進入するのを後外側進入，大殿筋の筋線維を分けて進入するのを後方進入とするのが適切と考える．本項では大殿筋の筋線維を分けて進入する後方進入法について解説する．

### 適応

- 大腿骨頚部骨折に対する人工骨頭置換術，変形性股関節症や大腿骨頭壊死症に対する人工股関節全置換術，外傷性股関節脱臼骨折に対する整復内固定術などが適応となる．

### アプローチのポイント

①体位：手術は側臥位で行う．人工股関節全置換術では骨盤の保持が重要である．専用の固定器を用いて前方は両側上前腸骨棘，後方は仙骨の合計3点でしっかりと固定する．

②皮切：大転子の後上縁を通り，無名結節中央に向かう直線の皮膚切開を加える．長さは12 cmあれば，ほとんどの場合十分である．このうち，大転子後上縁から近位部の長さを5 cmとする．

③大腿骨付着部で関節包と短外旋筋群（梨状筋，上下双子筋，内閉鎖筋）をまとめて切開する．ただし，関節内を展開しないときは短外旋筋群だけを切開する．

④下肢を内旋して関節を後方へ脱臼させる．大腿骨頚部骨折では頚部の骨折部をボーンソーで骨切りして適切な頚部長としてから，骨頭を摘出する．頚部骨折のない場合は，頚部を骨切りして骨頭を摘出し，専用の臼蓋レトラクターをかけて寛骨臼を展開する．

⑤関節包と短外旋筋群をまとめて大転子にプルアウト法にて縫着する．

⑥閉創する．

## アプローチの実際

### ❶…手術体位

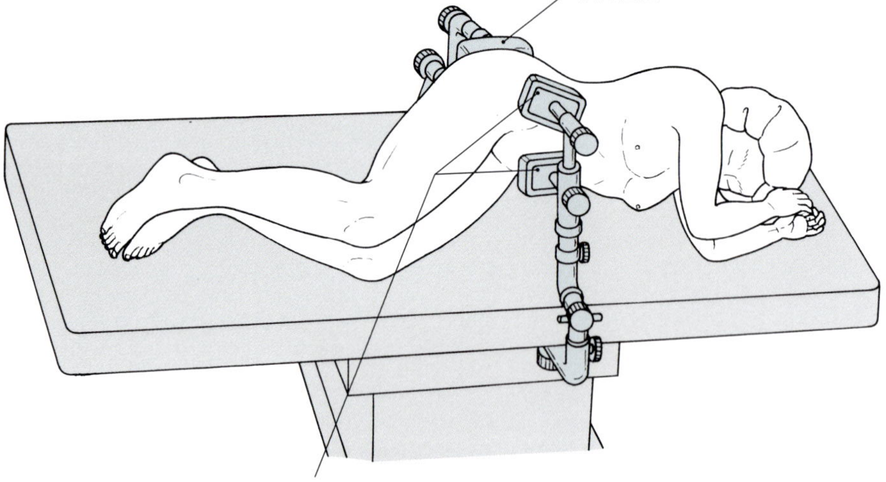


- 体位は側臥位である．
- 人工股関節全置換術では，骨盤の前額面が手術台に垂直になるように保持し，手術操作による骨盤の動きを最小にすることが必要である．この目的のためには，両側上前腸骨棘と仙骨の3点で骨盤を強固に固定する装置を用いる必要がある．

### ❷…皮切と大殿筋剥離を行う

- 大転子の後上縁を通り，無名結節中央に向かう直線の皮膚切開を加える．
- 遠位部で筋膜に2cmくらいの小切開を加え，そこから近位へ向けて大殿筋と筋膜とのあいだにエレバを挿入する．
- エレバ上の筋膜をメスで切開し，大殿筋は線維方向に鈍的に分ける．

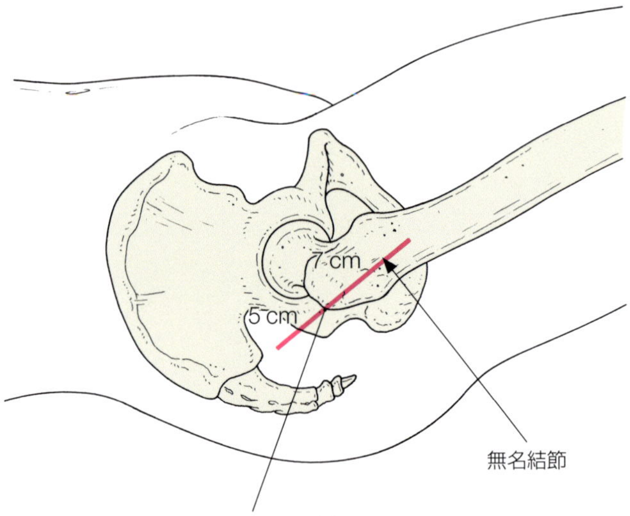

## ❸…短外旋筋群と関節包の処置を行う

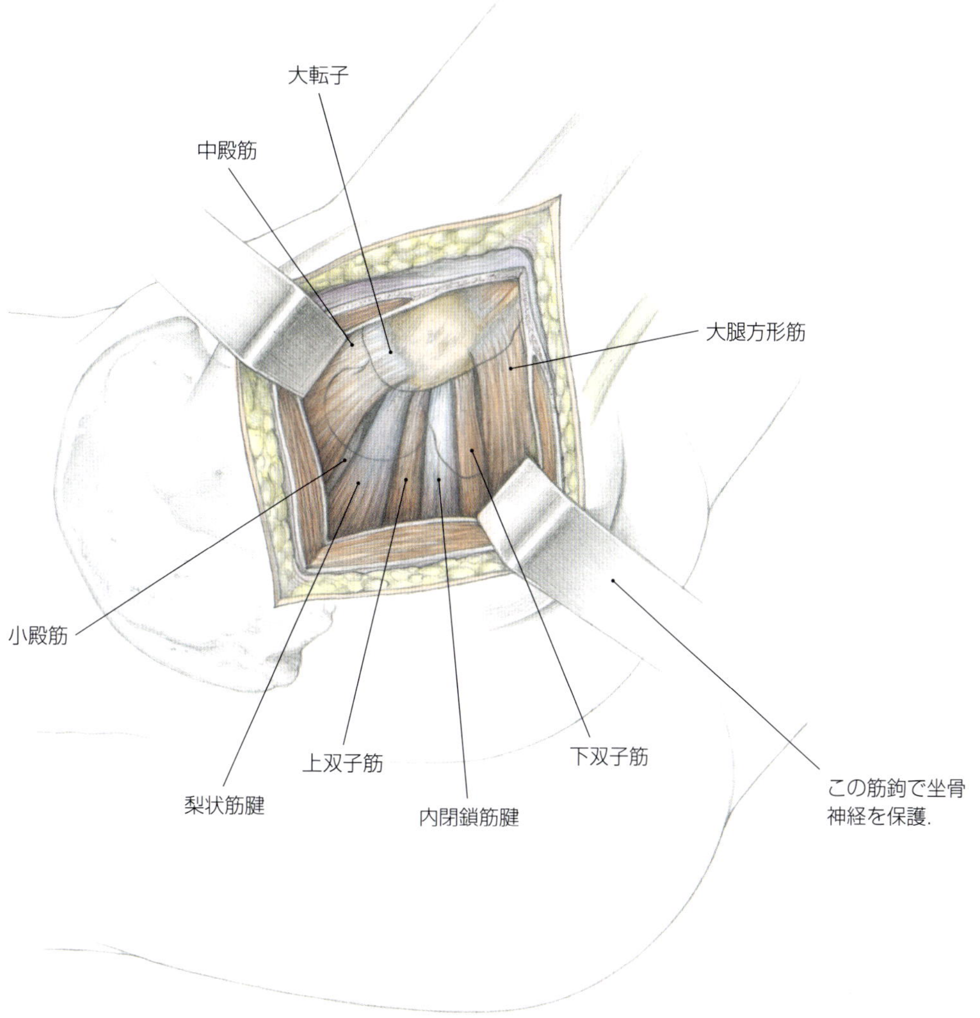


- 下肢を屈曲・内旋位として，梨状筋を触れてその位置を確認する.
- 梨状筋と小殿筋とのあいだを電気メスで分けてから，ラスパで小殿筋と関節包とのあいだを剥離する．小殿筋と関節包とのあいだにダブル・ベントのホーマン鉤をかける.
- 関節包の上方部分を大転子から臼蓋縁に向かって切開し，関節を展開する．さらに，大腿骨付着部で関節包と短外旋筋群（梨状筋，上下双子筋，内閉鎖筋）をまとめてL字型に切開する．必要に応じて外閉鎖筋は切開するが大腿方形筋は温存する.
- 関節を開けずに寛骨臼後壁を観察したい場合は，短外旋筋群だけを付着部から2 cm くらい離れた部位で切開し，関節包は残す.

## ❹…関節を後方へ脱臼させる

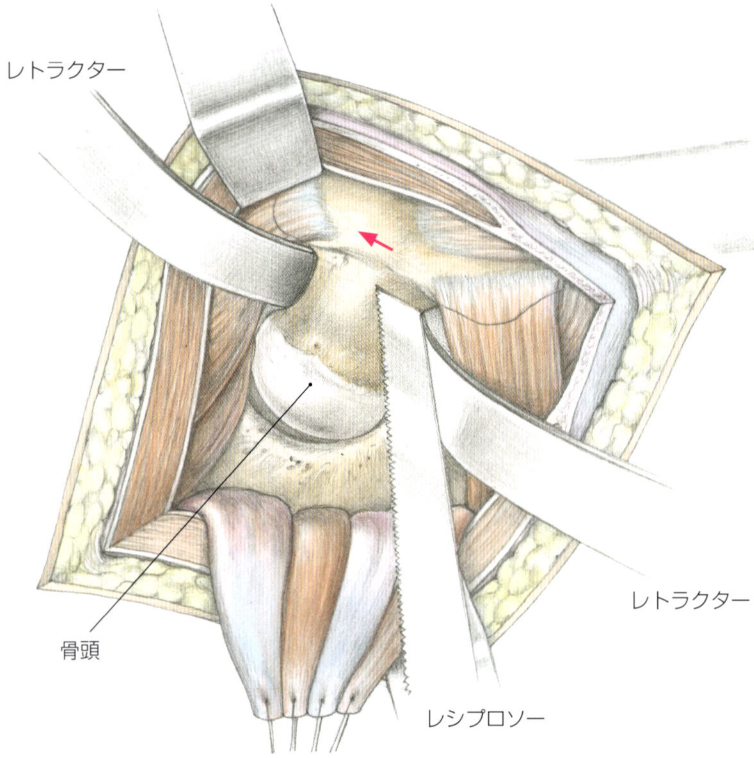


- 関節包と骨頭との癒着を剥離し，下肢を内旋して関節を後方へ脱臼させる．
- 大腿骨頚部骨折では骨頭は関節内に残り頚部の骨折部が見えるので，ボーンソーで頚部を骨切りして適切な長さにしてから骨頭を摘出する．
- 頚部骨折のない場合は，骨頭が脱臼してくるので頚部を骨切りして骨頭を摘出し寛骨臼を展開する．

## ❺…関節包を修復する

- インプラント挿入あるいは関節内の手術が終了したら，関節包と短外旋筋群を大転子にプルアウト法にて縫着する．
- この修復は，人工骨頭置換術，人工股関節全置換術で術後脱臼を予防するうえで重要である．

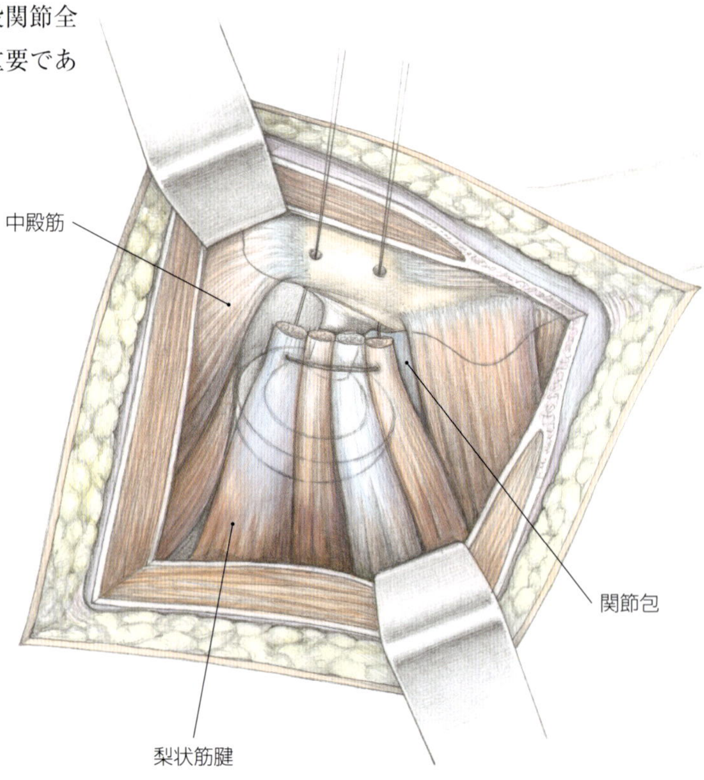

## ❻…閉創する

- 筋膜，皮下，皮膚を閉じる．

## まとめ

- 後方進入法は，ほとんどの整形外科医が人工骨頭置換術の際に経験があると思われる．
- 応用範囲の広い進入法であり，確実に習得する必要がある．

（中村　茂）

### ■文献

1. von Langenbeck B. Ueber die Schussverletzungen des Hüftgelenks. Archi Klin Chir 1874；16：263-339.
2. Gibson A. Posterior exposure of the hip joint. J Bone Joint Surg Br 1950；32：183-6.
3. Marcy GH, Fletcher RS. Modification of the posterolateral approach to the hip for insertion of the femoral-head prosthesis. J Bone Joint Surg Am 1954；36：142-3.
4. Moore AT. The self-locking metal hip prosthesis. J Bone Joint Surg Am 1957；39：811-27.

骨盤骨折でのアプローチ

# 寛骨臼複合骨折に対する前方・後方合併アプローチ

MOVIE

## アプローチの概要

- 寛骨臼骨折に対する基本的アプローチとしては，前方からのilioinguinalアプローチと後方からのKocher-Langenbeckアプローチの2つがあり[1)]，多くの骨折はこのいずれかのアプローチにより整復固定が可能である．しかし，複合骨折では両アプローチを併用する必要がある場合も少なくない．
- 他の拡大アプローチに比較して，両アプローチを併用する利点は，整復固定に十分な視野の得られること，外転筋の損傷が少なく，異所性骨化が少ないことである．欠点は，体位変換が必要なこと，同時展開が行いにくいこと，手術時間が長くなることである[2)]．
- 2つのアプローチを併用する場合，通常ilioinguinalアプローチを行い，閉創した後にKocher-Langenbeckアプローチを行う．その際には，前柱を固定したスクリューが，Kocher-Langenbeckアプローチでの後柱の整復を妨げない長さにしておくことが重要である．なお両方を同時に展開することも可能であるが，それぞれのアプローチの体位が不十分になる，出血量が増加しやすい，清潔度を保ちにくい，などの点から勧められない．

### 適応

- Letournel分類の横骨折，横＋後壁骨折，T字状骨折，前方＋後方半横骨折，両柱骨折で，単独アプローチでの整復固定が困難な症例が適応である．
- 手術は受傷後数日～1週間以内に行うと整復が得やすい．3週以上経過すると肉芽や仮骨形成のため整復が難しくなる．

### アプローチのポイント

#### ilioinguinalアプローチ[1, 3)]

①体位：全身麻酔下に，仰臥位とし，術中に下肢を自由に動かせるようにしておく．膝下に枕を入れ，股関節，膝関節ともに屈曲する．

②皮切：腸骨稜前方2/3を通り，上前腸骨棘を経て恥骨結合上方約2横指に至る切開を行う．

③腸骨筋を剥離し，外腹斜筋腱膜を切開する．

④大腿動静脈を挙上して腸恥筋膜の切開を行う．

⑤腸腰筋と大腿神経，大腿動静脈を挙上して前柱を展開する．

⑥閉創する．

#### Kocher-Langenbeckアプローチ[1, 4, 5)]

⑦体位：ilioinguinalアプローチから体位を側臥位もしくは腹臥位に変換して，術中に下肢を自由に動かせるようにしておく．

⑧皮切：上後腸骨棘と大転子の約 2/3 より大転子やや前方を通り，大腿骨骨幹部に平行に大腿部近位 1/3 までの皮切を行う．
⑨大殿筋を分離する．
⑩短外旋筋群を切離する．
⑪後壁，後柱を展開する．
⑫関節内を展開する．
⑬閉創する．

## アプローチの実際

- ilioinguinal アプローチを行い，閉創した後に Kocher-Langenbeck アプローチを行う．

### ilioinguinal アプローチ

## ❶…手術体位

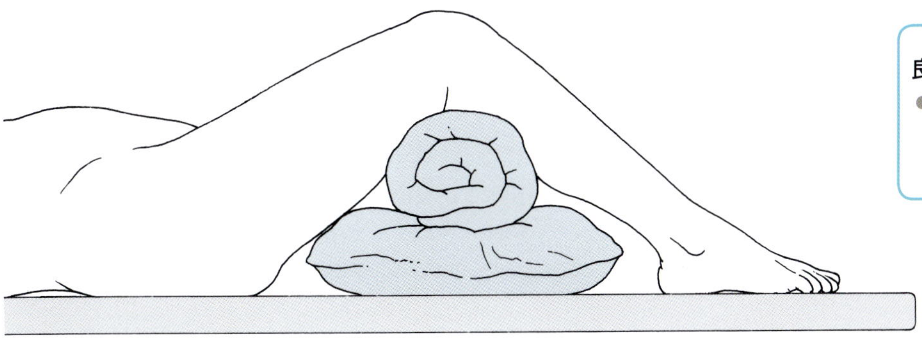

▶ポイント
**良い視野を得る肢位**
- 股関節を屈曲外旋位にすると腸腰筋の緊張がとれ，良い視野が得られる．

- 全身麻酔下に仰臥位で患側下肢から外陰部，体幹は心窩部まで前後面とも正中を越えて消毒し，下肢は消毒したストッキネットで覆い，術中に下肢を自由に動かせるようにしておく．膝下に枕を入れ，股関節，膝関節ともに屈曲する．
- 術中の牽引は大転子部の小切開から Schanz ピンを刺入して行う．

## ❷…皮切

- 腸骨稜前方 2/3 を通り，上前腸骨棘を経て，恥骨結合上方約 2 横指に至る切開を行う．

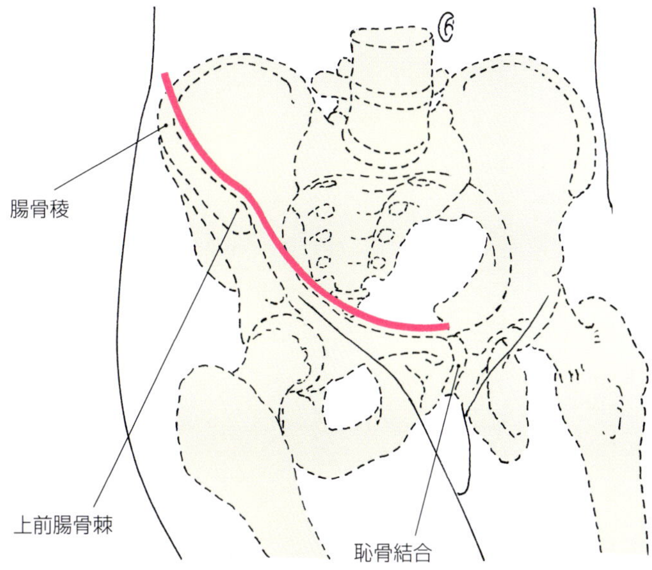

# ❸…腸骨筋を剥離し，外腹斜筋腱膜を切開する

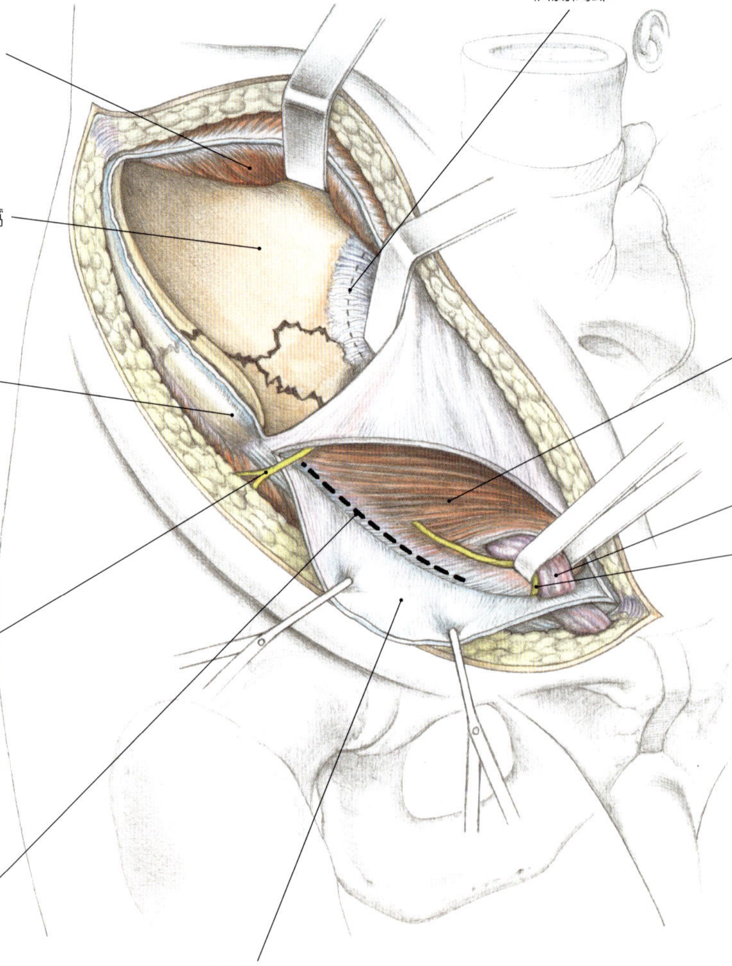


**▶ポイント**

**精索と円靱帯**

- 内側部では男性が精索，女性では円靱帯があり，精索は一見，脂肪組織と間違いやすいので注意する.

**▶手技のコツ**

**conjoint tendon の切離**

- conjoint tendon の鼡径靱帯からの切離は，後の修復を容易にするため腱性部分を 2〜3 mm 筋肉側につけて切離することが大切である.

- 腸骨から腸骨筋と腹筋群を一塊として剥離し，内側へよける．筋剥離は腸骨稜の頂点を越えて十分後方まで行う必要がある．これが不十分であると腹筋群を内側によけにくく十分な展開が得られない.
- 腸骨窩から腸骨筋を剥離する．その際，仙腸関節の前方約 1 横指で腸腰動脈の分枝が腸骨に侵入しているので骨蝋で止血する．これにより，後方は仙腸関節から内側は弓状線に至る腸骨窩の展開が得られる.
- 腸骨窩にボスミン加生理食塩水に浸した柄付きガーゼを充填し，前方の展開に移る.
- 鼡径部内側で，男性では精索，女性では円靱帯を同定してペンローズドレーンをかける．精索は脂肪組織と間違いやすいので注意する.
- 上前腸骨棘内側で外側大腿皮神経を分離した後，外腹斜筋腱膜を上前腸骨棘から正中まで皮切と同様に切開する．外腹斜筋腱膜は内側では浅鼡径輪の上方で切開して鼡径管を損傷しないようにする.
- 外腹斜筋腱膜の下方部分を下方に翻転し，内腹斜筋と下層の腹横筋が合わさって鼡径靱帯に付着する conjoint tendon 部分で切離する.

# ❹…大腿動静脈を挙上して腸恥筋膜の切開を行う

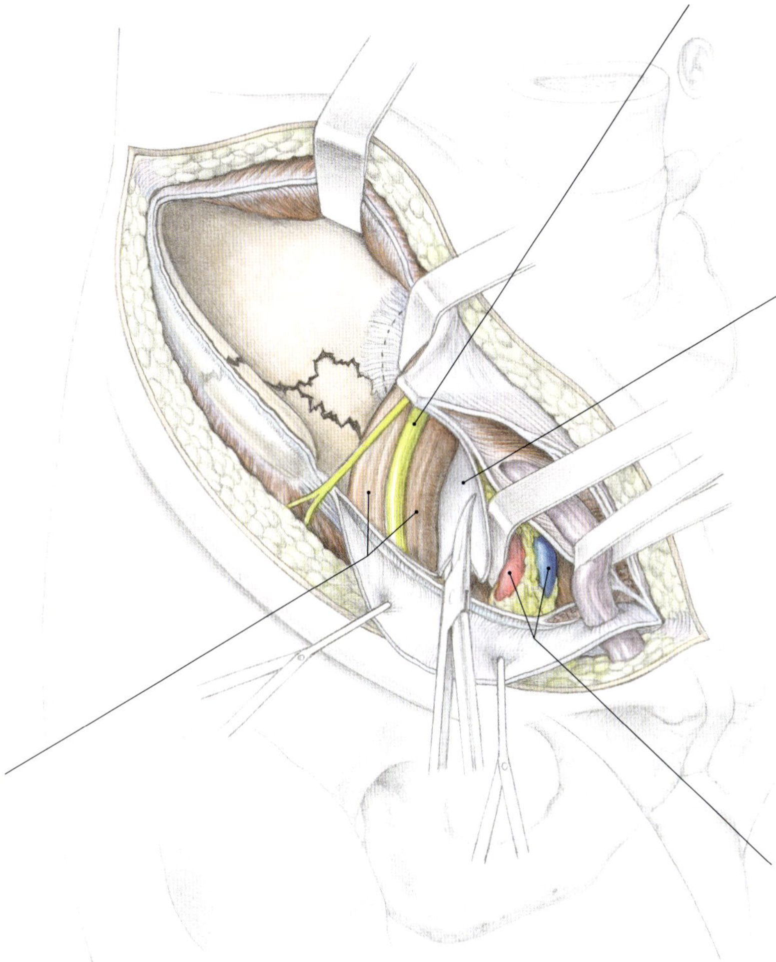


**▶ 手技のコツ**

**大腿動静脈の挙上**

- 大腿動静脈にペンローズドレーンをかける際には，周囲のリンパ組織を一塊として挙上し，直接血管を露出しないことが術後の下肢浮腫を避けるコツである.

- conjoint tendon を鼡径靱帯から切離すると，下層に筋膜で包まれた腸腰筋が出てくる．腸腰筋表面内側で大腿神経を確認する.
- 腸恥筋膜の腸恥隆起付着部を同定し，その内側で大腿動静脈を同定してペンローズドレーンをかけ挙上する．この際，大腿動脈の後方に閉鎖動脈との交通枝である死冠（corona mortis）があれば結紮止血する.
- 腸恥筋膜を小骨盤腔方向に切開する.

**▶ ポイント**

**鼡径部の局所解剖の留意点**

- 腸腰筋の筋膜である腸恥筋膜（iliopectineal fascia）は，腸恥隆起に付着して筋裂孔（腸腰筋と大腿神経を含む）と血管裂孔（大腿動静脈を含む）を分けている.

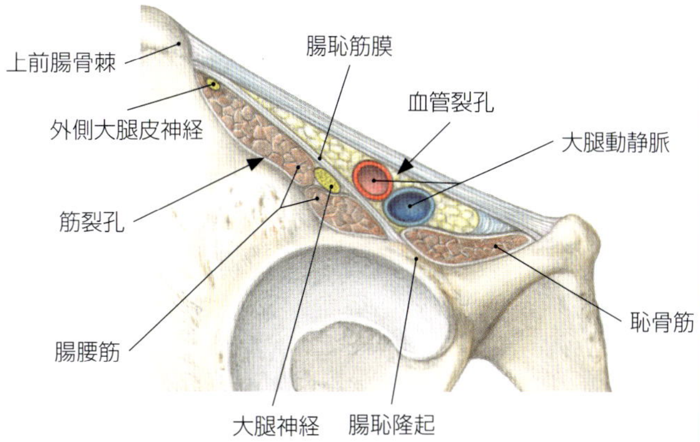

## 5…腸腰筋と大腿神経，大腿動静脈を挙上して前柱を展開する

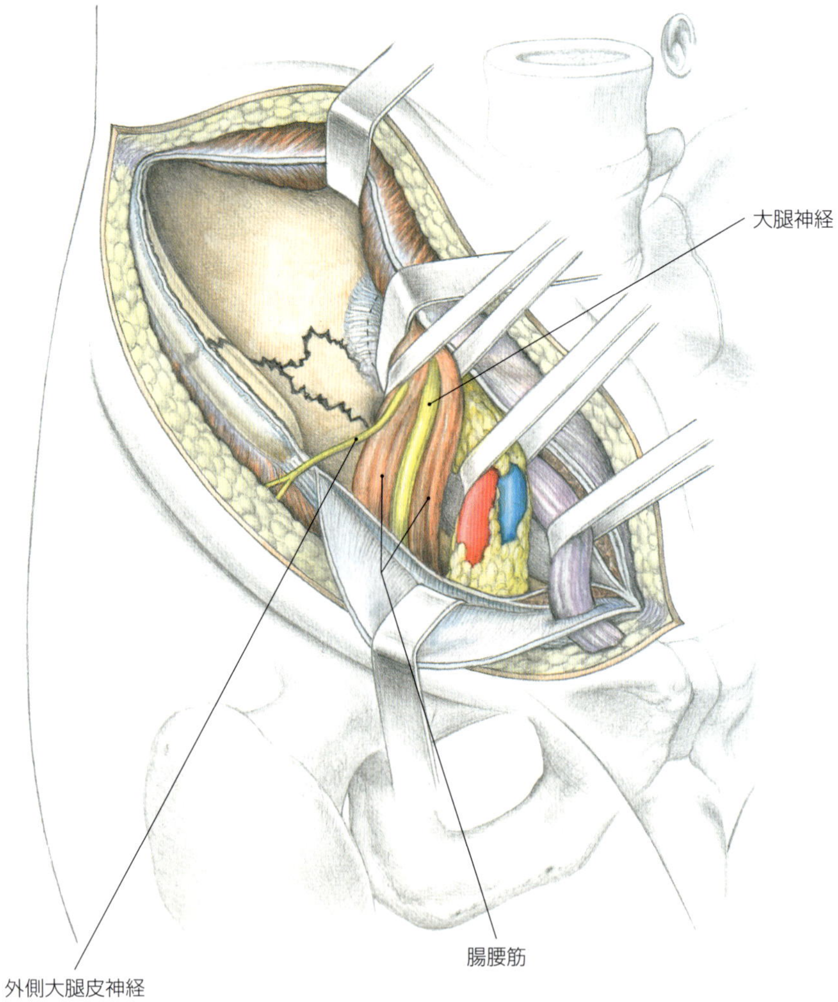


- 腸腰筋を腸骨から剥離して，大腿神経，外側大腿皮神経とともにペンローズドレーンをかけて挙上する．
- 精索または円靱帯を挙上して conjoint tendon の切離を，浅鼡径輪下方を経て内側まで行い，恥骨後方部を展開する．
- これにより仙腸関節から腸骨窩，腸恥隆起，恥骨上枝から恥骨結合までの前柱が展開できる．
- 坐骨内面より内閉鎖筋を剥離すると，quadrilateral surface の展開が得られる **[1]**．
- 腸腰筋の内側への展開の保持には腸ベラを用いるとよい．

**▶ポイント**

**整復の確認**

- 整復は X 線イメージで確認する．その際には正面と obturator oblique および iliac oblique view を透視する．

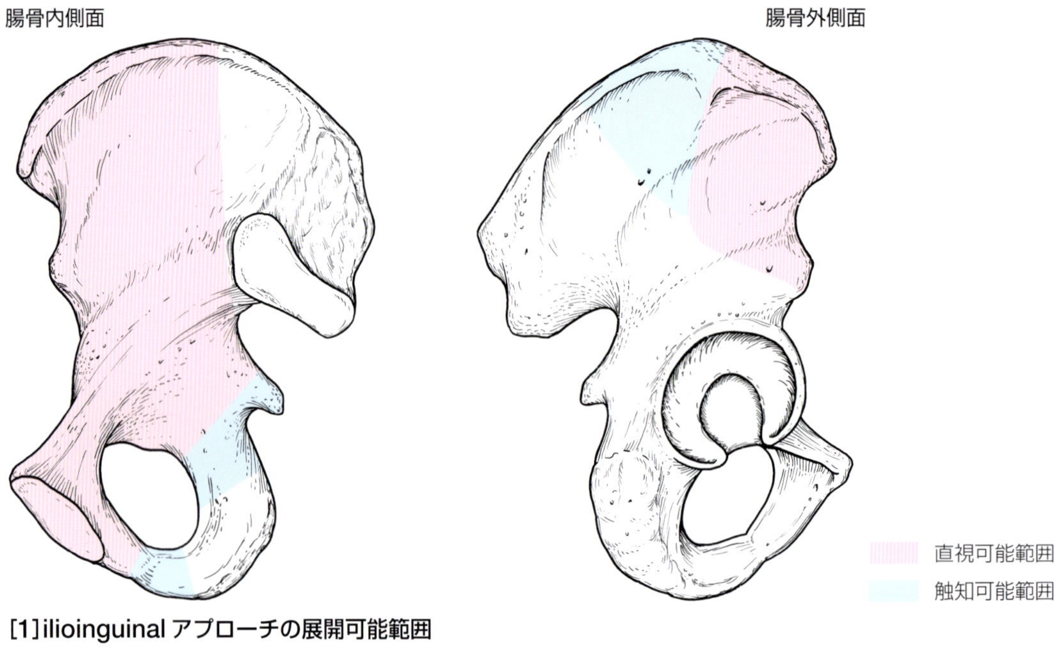


**[1] ilioinguinal アプローチの展開可能範囲**

## 6…閉創する

- 十分に洗浄したのち，腸腰筋，大腿動静脈，精索にかけたペンローズドレーンを除去し，大腿動脈の拍動を確認したのち，吸引ドレーンを腸骨窩，恥骨後方，皮下に留置する．
- conjoint tendon を鼡径靱帯に縫合し，外腹斜筋腱膜を縫合したのち，腸骨稜部で腹筋群を殿筋筋膜に縫合し，皮下および皮膚を縫合する．

# Kocher-Langenbeck アプローチ

## 7…手術体位

- ilioinguinal アプローチから体位を側臥位もしくは腹臥位に変換して，患側下肢全体を消毒してストッキネットで覆い，術中に下肢を自由に動かせるようにしておく．
- 後柱の整復には，腹臥位のほうが下肢の重さが牽引力として働くため有利である．大転子切離を追加する必要がある場合には側臥位で行う．

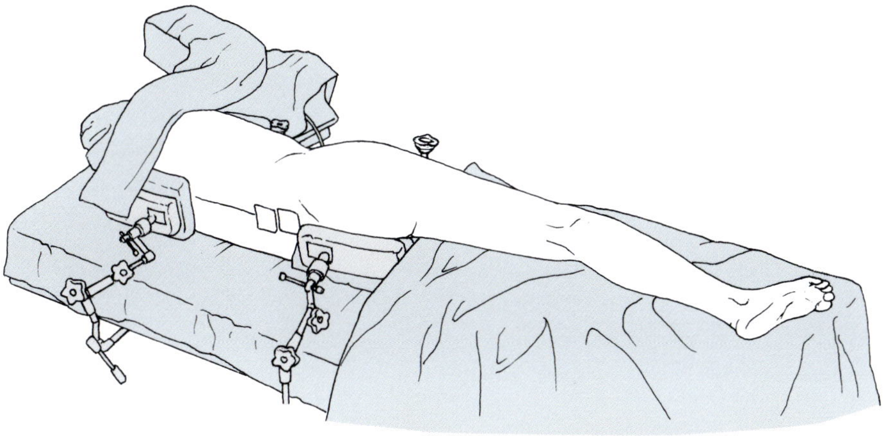

**▶ポイント**

**坐骨神経の損傷予防**
- 術中を通して股関節伸展位，膝関節屈曲位を保つことで，坐骨神経の緊張を減じ，神経損傷を予防する．
- 腹臥位の場合は足をメイヨー台に載せて膝屈曲位を保つ．

## 8…皮切

- 上後腸骨棘と大転子の約 2/3 より大転子やや前方を通り，大腿骨骨幹部に平行に大腿部近位 1/3 までの皮切を行う．

**▶ポイント**

**大きな皮切**
- 十分な展開を得るため，人工関節における後方アプローチに比べて皮切は大きくなる．

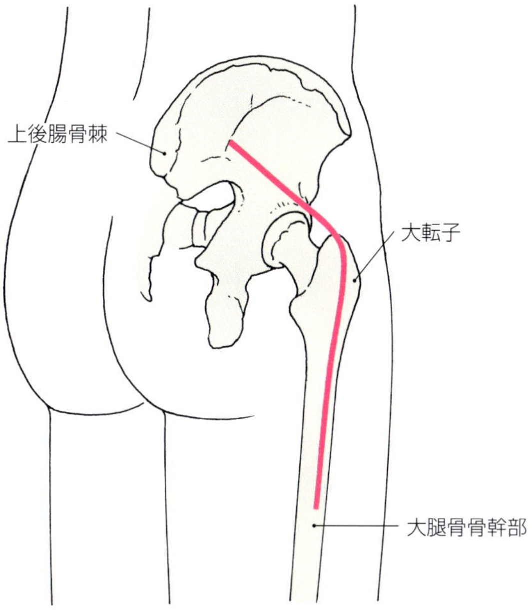

## ❾…大殿筋を分離する

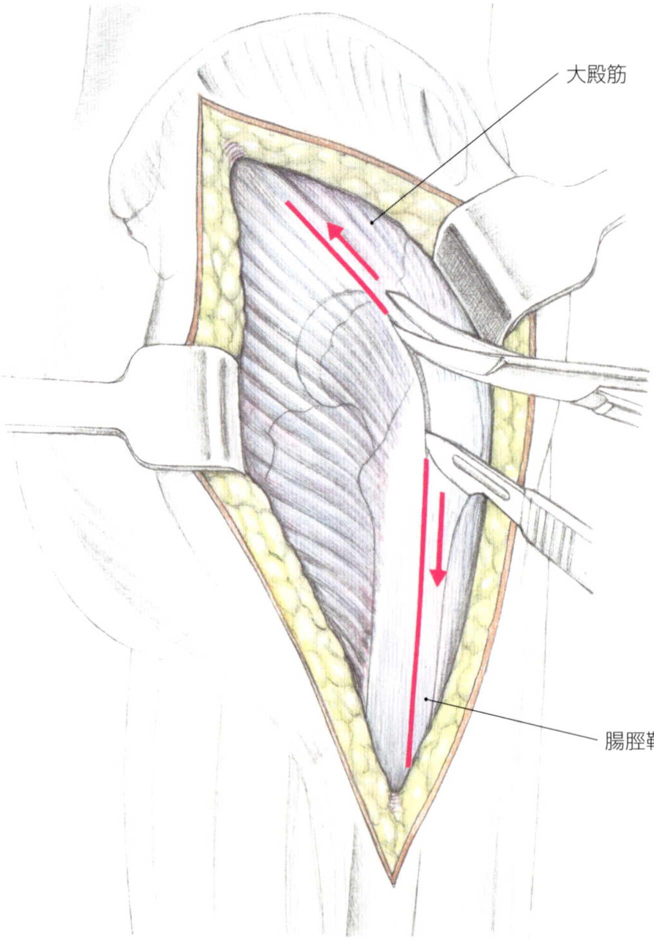


- 大腿筋膜を切開し，大殿筋を線維方向に近位へ最初の神経血管束が見えるまで分離する．

**▶ピットフォール**

**大殿筋分離の範囲**

- 上後腸骨棘と大転子のあいだ約 2/3 より近位への大殿筋の分離は，下殿動静脈と神経を損傷する．

## ❿…短外旋筋群を切離する

- 坐骨神経を同定し，梨状筋，上下双子筋，内閉鎖筋を大転子付着部より約 1.5 cm 近位で糸をかけて切離する．
- 大殿筋の大腿骨付着部の近位を部分的に切離することにより，大きい展開が得られる．

**▶ポイント**

**骨頭の栄養血管を温存**

- 人工関節手術における短外旋筋群の切離と異なり，骨頭栄養血管を温存するため短外旋筋群の大転子からの切離は十分距離をとる必要がある．

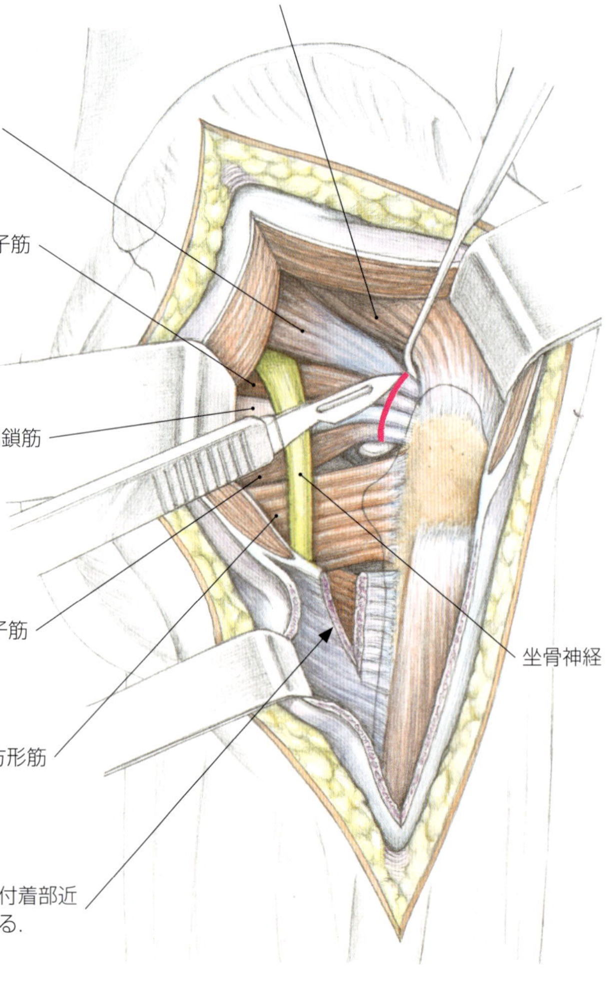

## ⑪…後壁，後柱を展開する

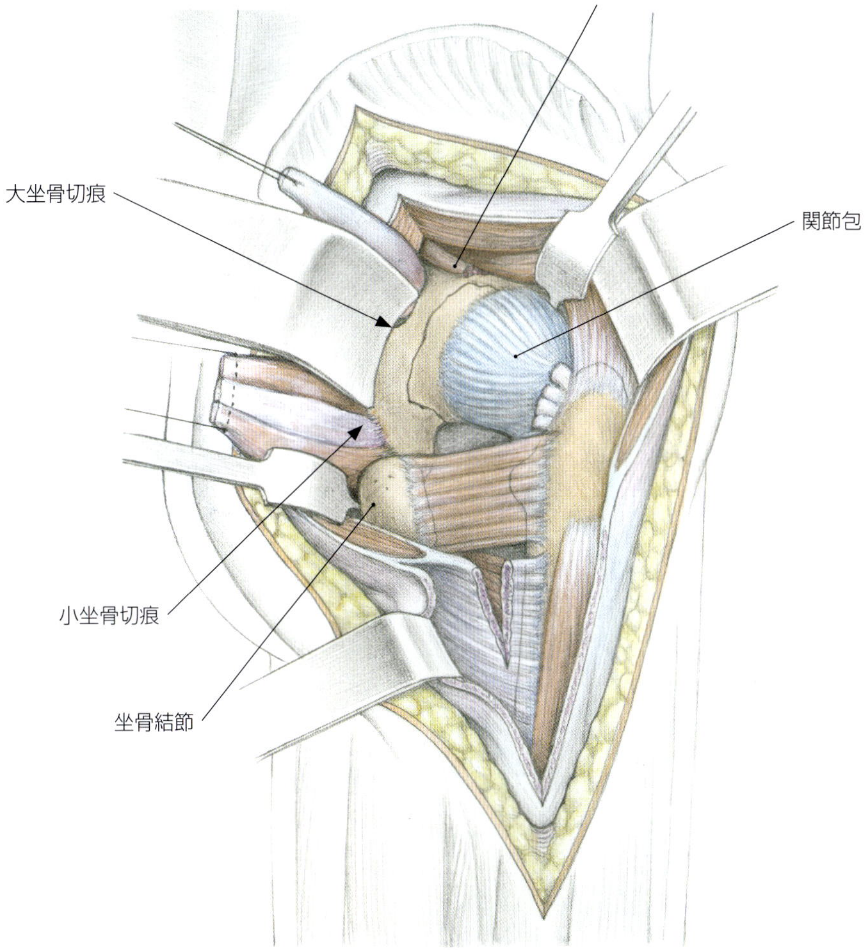


- 小殿筋を骨盤から剥離する．これにより臼蓋後上方の展開が得られる．
- 短外旋筋群を後方へ翻転し，大坐骨切痕，後壁から坐骨結節基部までを展開する［2］．

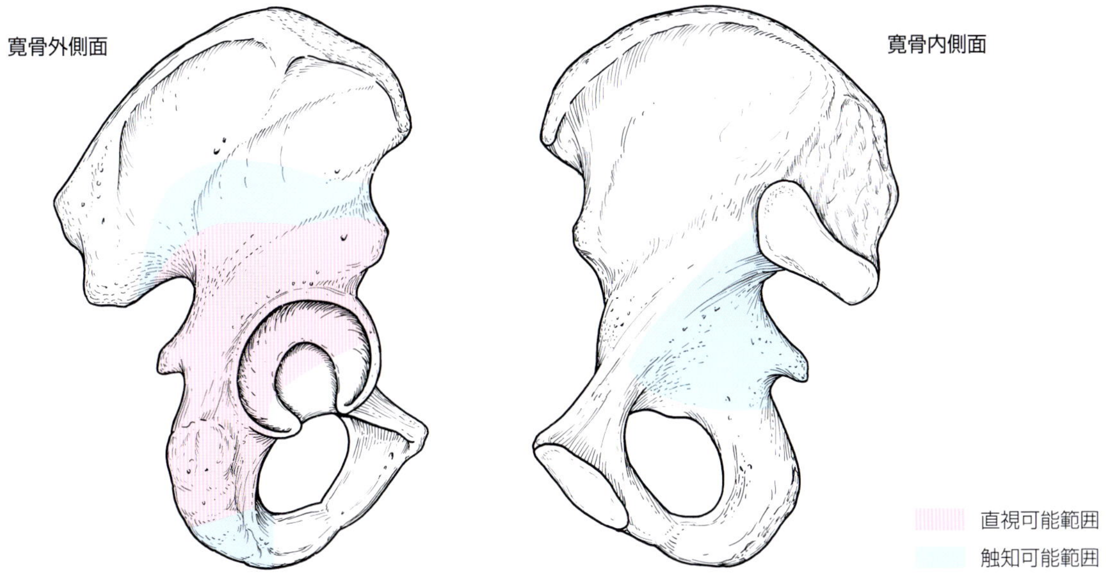


[2] Kocher-Langenbeck アプローチの展開可能範囲

## ⑫…関節内を展開する

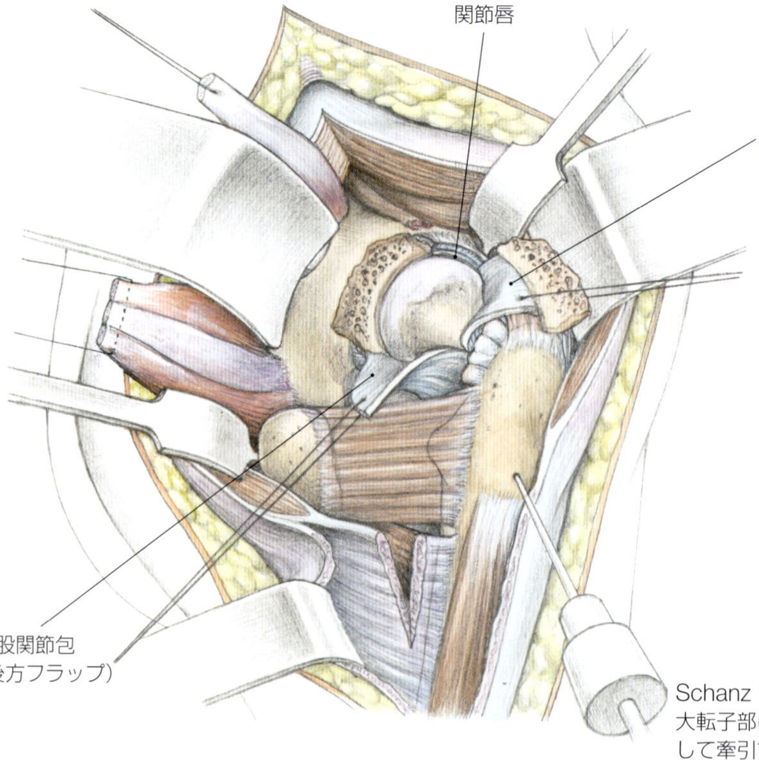


- 関節包を関節唇の 0.5 cm 外側で切開して関節内を展開する.
- 後壁骨片がある場合には，関節包をつけたまま翻転して骨片への血行を温存する.
- 術中の牽引は大転子部に Schanz ピンを刺入して行う.
- 必要に応じて大転子を切離することにより，臼蓋上方の良好な展開を得ることができる.

## ⑬…閉創する

- 吸引ドレーンを留置し，大殿筋切離部，短外旋筋群を再縫着し，大殿筋および大腿筋膜を縫合して皮下および皮膚を縫合する.

### 後療法

- 術翌日より CPM による他動運動を開始する.
- 術後 1 週間で座位，車椅子，2 週で足底接地歩行とフレームによる関節可動域訓練を行う.
- 6 週で徐々に荷重量を増加し，10～12 週で全荷重とする.

## まとめ

- iliolinguinal アプローチにより仙腸関節から恥骨結合まで，さらに坐骨内面である quadrilateral surface までの前柱の広い展開が得られる．
- Kocher-Langenbeck アプローチにより臼蓋上方から大坐骨切痕，後壁，坐骨結節基部に至る後柱の広い展開が得られる．
- 寛骨臼骨折の手術で重要なことは，解剖を熟知し，種々の整復手技に精通しておくことである．
- 愛護的に組織を扱い，血管や神経損傷などの合併症に注意することが不可欠である．

（澤口　毅）

■文献

1. Letournel E, Judet R. Surgical approach to the acetabulum. In：Fractures of the acetabulum. 2nd ed. Berlin：Springer-Verlag；1993. p.363–97.
2. 澤口　毅ほか．寛骨臼複合骨折に対する前方，後方合併アプローチと経大転子アプローチの比較．骨折 1996；18：362–7.
3. 澤口　毅．Ilioinguinal approach．越智光夫，糸満盛憲編．最新整形外科学大系 8．手術進入法―下肢．東京：中山書店；2009. p.76–84.
4. 白濱正博．Posterior approach．越智光夫，糸満盛憲編．最新整形外科学大系 8．手術進入法―下肢．東京：中山書店；2009. p.112–7.
5. Kocher-Langenbeck approach. In：AO Surgery Reference. AO foundation home page (https://aotrauma.aofoundation.org).

股関節への関節鏡視下アプローチ

# 股関節鏡視下手術

## アプローチの概要

- 股関節へのアプローチは，その構造から外側から前方にかけて行われる．関節は，体表から深い位置にあり，多くの筋肉や靱帯に囲まれるため，そのアプローチは簡単ではない．
- 牽引手術台を用いて透視下に関節唇を避けながら関節を穿刺し，陰圧を解除して，関節が開大したところで外套管を挿入してポータルを作製する．

### 適応

- 股関節鏡は，変形性股関節症をはじめ関節唇断裂（femoroacetabular impingement〈FAI〉を含む），関節遊離体，化膿性股関節炎，そして原因不明の股関節痛などほとんどの股関節疾患に適応がある．従来は，診断目的を中心に行われていたが，21 世紀に入り水中で使用可能な電気凝固メスが開発されてからは，これらに対する鏡視下手術が積極的に行われるようになっている．

### ポータルの種類

- 基本的なポータルは，外側，前外側，前方の 3 ポータルである（井手式）．さらに大腿骨頸部へのアプローチとして第 4 ポータル（前外側ポータルの 4～5 cm 末梢）を使用する．

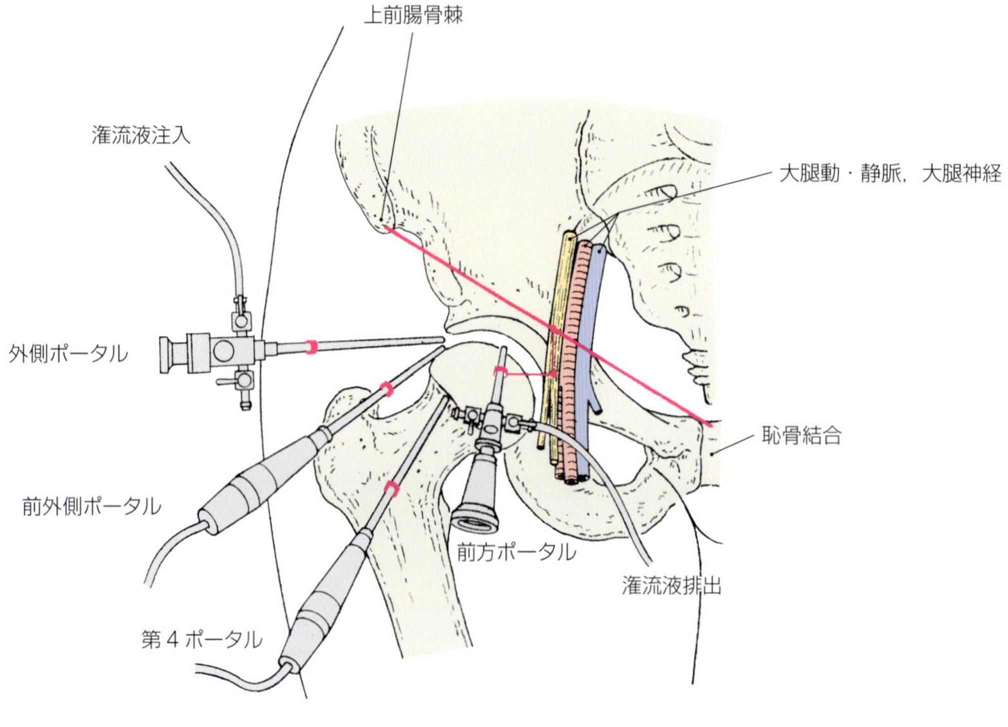

### アプローチのポイント

①麻酔および体位：全身麻酔あるいは腰椎麻酔下に仰臥位で牽引手術台を用いる．股関節は10°屈曲，10°外転，内外旋は中間位とする．
②透視下に関節を穿刺し，関節内に潅流液を注入する．
③外側ポータルを作製する．
④前方ポータルを作製する．
⑤前外側ポータルを作製する．
⑥第4ポータルを作製する．

## ポータル作製の実際

- ポータルは，外側→前方→前外側の順に作製してゆく．

## 1…麻酔および手術体位

- 全身麻酔あるいは腰椎麻酔下に仰臥位で牽引手術台を用い，股関節は10°屈曲，10°外転，内外旋は中間位として，20〜40 kgで牽引する．
- このときの牽引力の目安は，膝関節が用手的に軽度屈曲可能となる程度である．

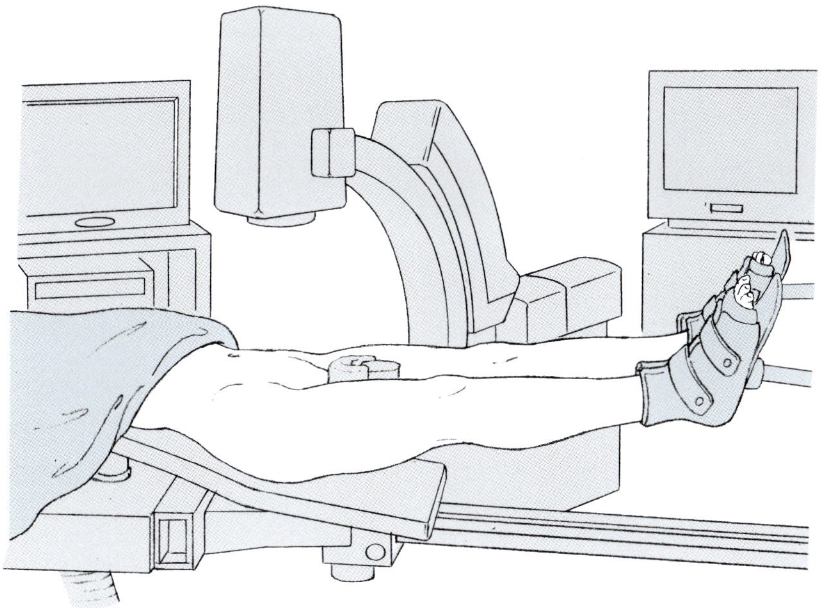

## 2…関節を穿刺し，関節内に潅流液を注入する

- 大転子直上 1 cm から透視下に 21 G のスパイナル針（90～100 mm）で関節を穿刺，関節内に潅流液を約 30 mL 注入する．
- 通常，潅流液の注入後に股関節の関節裂隙が透視下に 1 cm 程度開大するのが確認できる．

> **▶ 手技のコツ**
>
> **関節裂隙の開大**
>
> - 牽引により関節裂隙が開大しない場合でも，関節を穿刺して関節内の陰圧が解除され，イメージ下に関節裂隙を開大することができる．

- 穿刺は，イメージ下に 21 G のスパイナル針を刺入して関節腔を確認した後，ガイドワイヤーが挿入可能な 16 G，17 G の金属カニューラを刺入，ガイドワイヤーをガイドにして関節軟骨や関節唇を損傷しないよう注意しながら外套管を挿入する．

> **▶ 手技のコツ**
>
> **ガイドシステムの使用**
>
> - 関節唇を損傷しないように外套管を挿入するには，ガイドシステム［1］を使用するとより容易である．

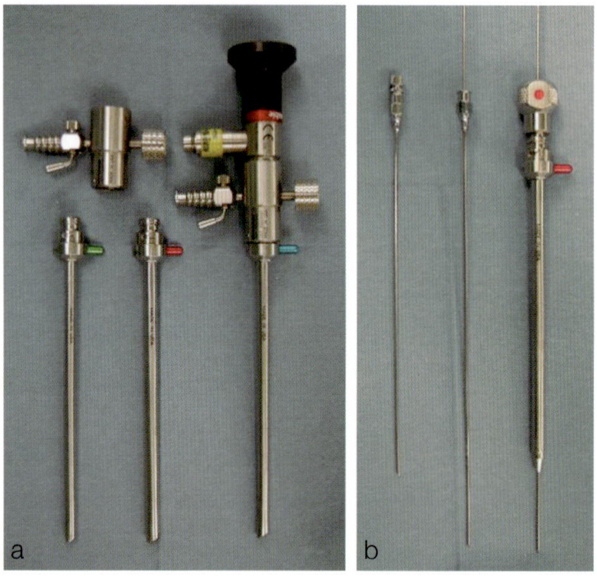


**[1]ガイドシステム**

a：股関節鏡のシステム．
b：ガイドシステム．

# ❸…外側ポータルを作製する

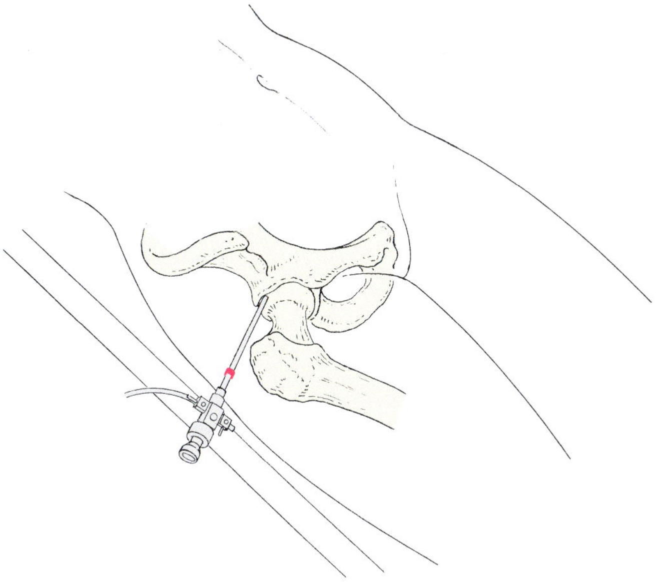

〈右股関節，外側ポータルから鏡視〉

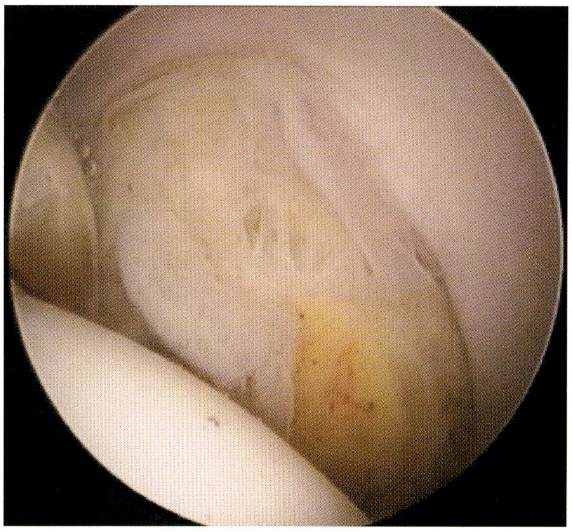

**[2] 直視鏡による関節内の確認**
骨頭と寛骨臼窩が観察される.

- 最も外套管の挿入が容易で，はじめに作製するポータルである.
- 外側ポータルの刺入位置は，大転子の直上 1 cm が目安で，皮膚を 1 cm 程度切開した後，大腿筋膜も同様に切開し，モスキート鉗子で関節包の直前まで剥離しておく.
- 透視により上下方向の位置は確認できるが，前後方向の確認は難しい．股関節の内外旋が中間位であれば，穿刺方向はやや前方へ向けて穿刺する．21 G のスパイナル針が寛骨臼窩まで達すれば正しい穿刺方向であることがわかる.
- 鏡視は直視鏡で開始する．はじめは，寛骨臼窩と大腿骨頭が観察され [2]，手前に鏡頭を引くと関節唇が確認できる．このとき引きすぎて外套管が抜けないよう注意する.

**▶ 手技のコツ**

**直視鏡と斜視鏡の使い分け**

- 関節鏡は，4 mm 程度のものを使用し，はじめは直視鏡で観察して，オリエンテーションを確認してから 30° あるいは 70° の斜視鏡で関節内を観察する.

〈外側ポータルから鏡視〉

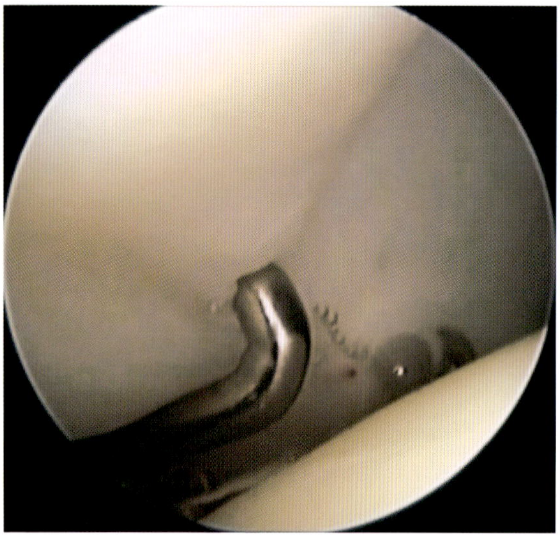

**[3]斜視鏡による前方関節唇の観察**
臼蓋軟骨および関節唇も観察される.

〈外側ポータルから鏡視〉

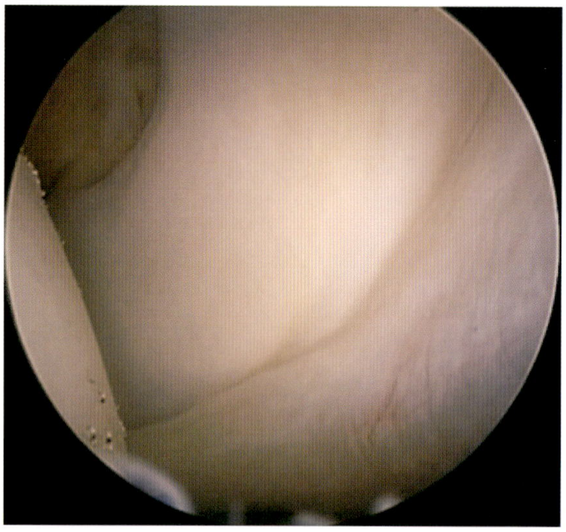

**[4]斜視鏡による寛骨臼窩下方の観察**

- 斜視鏡に替えて，前上方から後方の関節軟骨や関節唇の状態を観察する．とくに，関節唇断裂の診断では，断裂が前方に多いため，斜視鏡で前方の関節唇を見上げるようにすると良く観察できる [3].
- 外側ポータルは，関節の後方の鏡視や寛骨臼窩の下方の鏡視に有用である [4].

## 4…前方ポータルを作製する

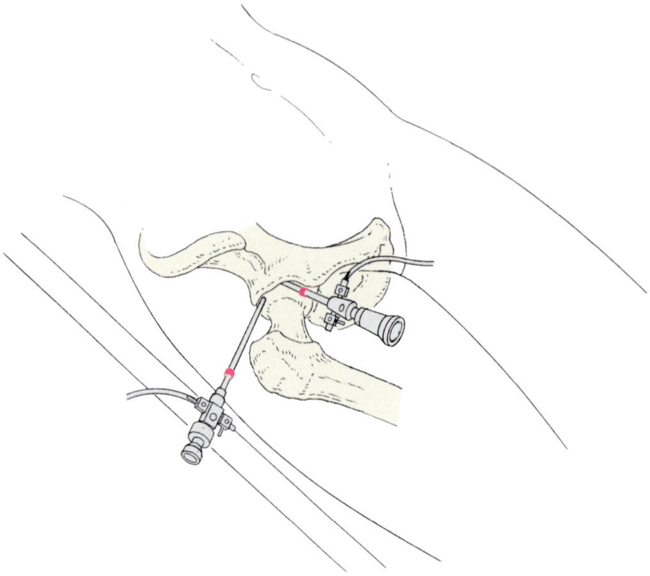

- 外側ポータルから斜視鏡で前方を鏡視しながら，前方ポータルを作製する．前方ポータルの刺入点は，上前腸骨棘と恥骨結合を結ぶ線の中点より1 cm 末梢かつ1 cm 外側が目安となる．大腿動脈を触知して，これを内側に避けて刺入する．
- 前方ポータルは，関節の外側から内側まで広い範囲が鏡視可能で，関節唇，寛骨臼窩の下方や骨頭靱帯まで観察可能である．

## ❺…前外側ポータルを作製する

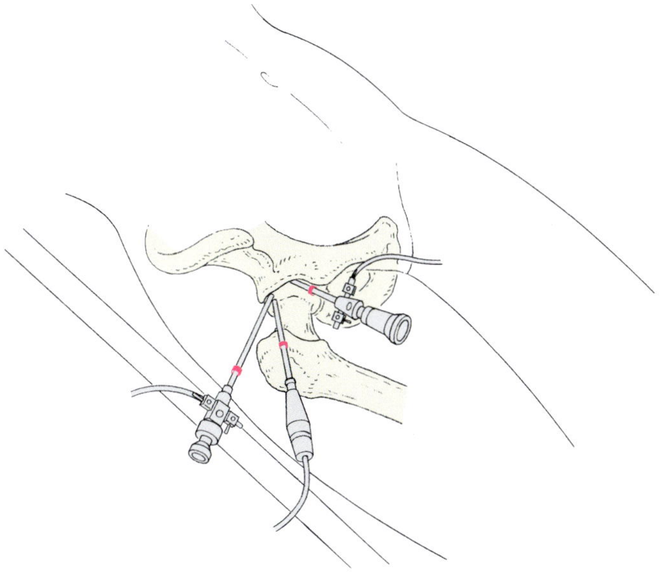

- 前外側ポータルは，前方ポータルと外側ポータルを結ぶ直線の中点に設ける．
- 通常，最後に前外側ポータルを作製するが，前方ポータルが作製しにくい症例では，外側ポータルの後に前外側ポータルを作製する．

## ❻…第 4 ポータルを作製する

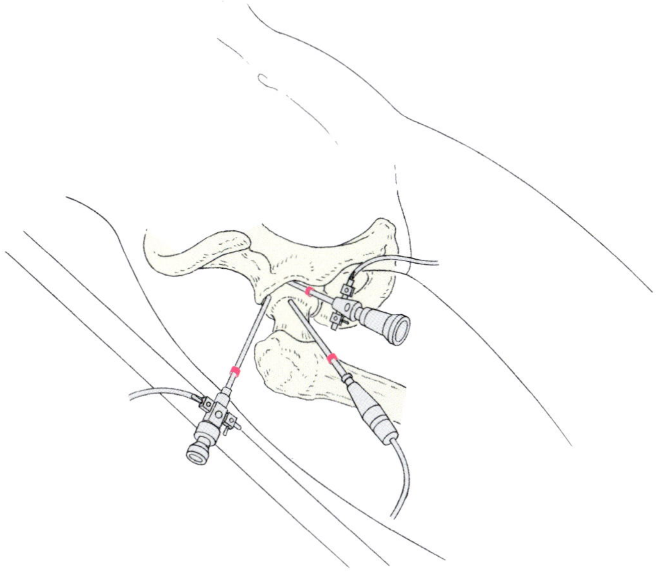

〈前方ポータルから鏡視〉

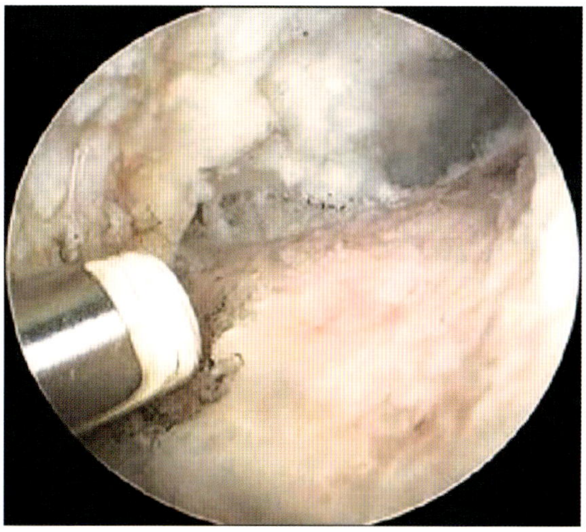

[5] 第 4 ポータルから器具を挿入し，bump 切除

- FAI における bump の切除では，前外側ポータルの約 3〜4 cm 末梢に第 4 ポータルを作製すると手術が容易となる [5]．
- このときには，牽引を緩め股関節を屈曲位にすると，関節包の緊張が緩み操作がしやすい．しかし，大腿骨頚部のオリエンテーションはつきにくくなる．

▶ポイント

**挿入した外套管はそのままにしてポータルを維持**

- 股関節鏡では，外套管の出し入れが容易でないため，一度作製したポータルを手術中できるだけ維持することが必要で，とくに鏡視下手術ではこれらの外套管を通して手術器具を出し入れすることで，手術を円滑に進めることが可能となる．

## まとめ

- 股関節における関節鏡は，多くの情報が得られる．関節唇断裂や骨軟骨腫症はもちろん，前・初期変形性股関節症の病態の把握にも有用である．
- しかし，球状でスペースも少ない股関節では，関節鏡の操作は必ずしも容易でなく，十分な経験が必要である．
- 最近では水中で使用可能な電気凝固メスが開発され，鮮明な視野のもとで確実な手術操作が可能となり，鏡視下手術も積極的に行われるようになってきているが，手術により変形性股関節症が進行した例の報告もあり，十分に注意して行うべきである．

（杉山　肇）

■参考文献
1. Ide T, et al. Arthroscopic surgery of the hip joint. Arthroscopy 1991；7：204-11.
2. Byrd JWT. Operative Hip Arthroscopy. Springer Science +Business Media, Inc；2005.
3. Phillippon MJ, Schenker ML. Arthroscopy for the treatment of femoroacetabular impingement in the athlete. Clin Sports Med 2006；25：299-308.
4. Sugiyama H. Arthroscopic surgery for femoroacetabular impingement. MB Orthop 2011；24：52-7.

# II 手術法

骨盤骨切り術

# 寛骨臼移動術

MOVIE

## 手術の概要

- 寛骨臼移動術（transpositional osteotomy of the acetabulum：TOA）は寛骨臼を球状に掘り出して回転・移動することにより骨頭の被覆を改善し，関節症の進行を防止しようとする手術法である．1956年に西尾らにより報告された[1]．TOAの特徴は，外側アプローチで大転子を骨切り反転してアプローチすること，および骨切り部への大きな骨移植による骨頭の引き下げをしないことである．
- 移動骨片の厚みは20 mmに統一し，関節面の高さを変えないように強弯の弯曲ノミ（曲率半径40～45 mm）を使用している．ノミの打ち込み角度$\alpha$を術前作図で求め，荷重面の水平化を目安に荷重部傾斜角$\beta$分回転・移動させている[2-4] **[1]**．

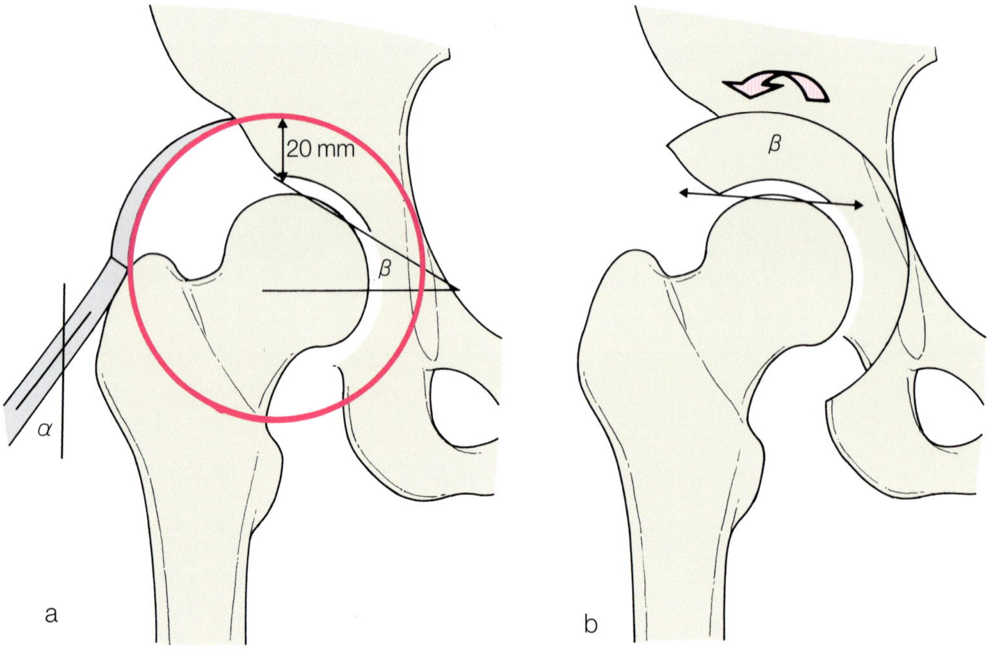


**[1] 術前作図**
$\alpha$：ノミの打ち込み角度（手術台に対する）．
$\beta$：荷重部傾斜角．

## 適応

- 手術時年齢がおおむね 50 歳代までの症例を適応とする.
- 明らかな臼蓋形成不全を伴い，病期が初期までの症例が望ましい.
- 強い骨頭変形がなく，外転位 X 線像で良好な関節適合性が得られることが必須である.
- 扁平股や三角形の骨頭などの骨頭変形例では，外転位で適合性がかえって悪化する症例が存在する．そのような場合，外反骨切り併用により良好な適合性を保つことが可能であれば本法の適応となる.

## 手術のポイント

①体位：患側を上にした完全側臥位とする.

②皮切：上前腸骨棘遠位から大転子遠位端の後方へ至る後上方凸の弓状切開とする.

③筋膜を露出し，Y 字状に切開する.

④関節の前方と後方を展開し，大転子を骨切りして，中殿筋とともに翻転し，腸骨外板の骨切り部を露出させる.

⑤関節面から 20 mm 頭側，後方では骨性臼蓋縁と大坐骨切痕の中間点を通る円弧状の骨切り線をマーキングする.

⑥弯曲ノミを一定の角度で打ち込み，腸骨～坐骨の骨切りを行う．前方は腸恥隆起部のやや外側で骨切りする.

⑦骨片を移動・回転し，荷重部の水平化，関節適合性を確認し，螺子 3 本にて固定する.

# 手術手技の実際

## 1 … 手術体位と皮切

- 体位は患側を上にした完全側臥位で行う.
- 上前腸骨棘の遠位から大転子遠位端の 2～3 横指後方へ至る後上方凸の弓状切開を行う.

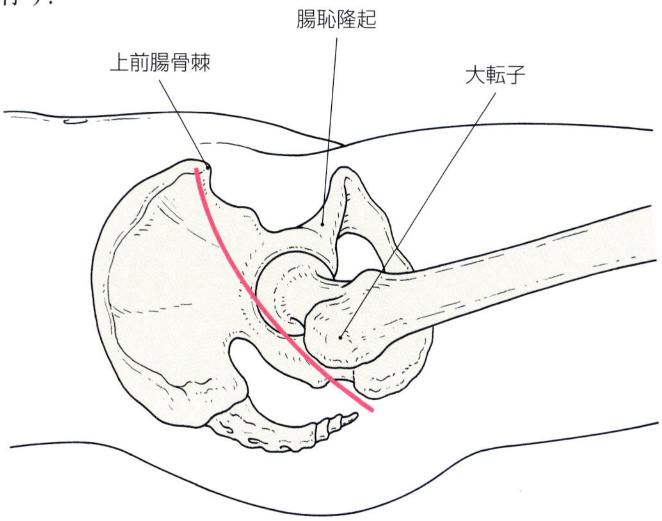

## ❷…筋膜を露出してＹ字状に切開する

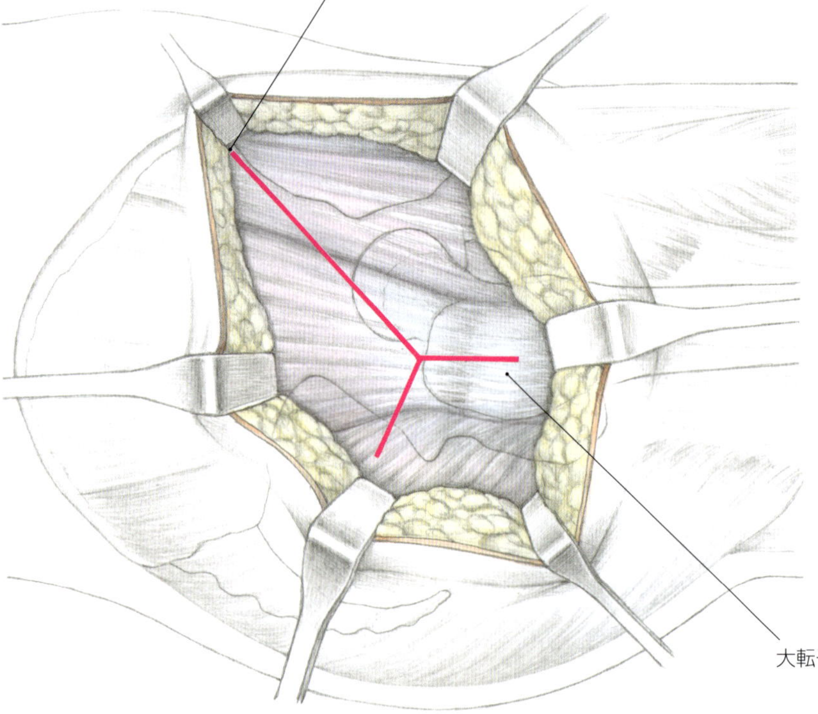


- 前方は上前腸骨棘まで，遠位方向は大転子より１横指遠位まで，後方は大転子より2〜3横指まで筋膜を展開し，大転子中枢端を中心にＹ字状に切開する．
- 大殿筋は鈍的に分ける．

## ❸…関節包の前方・後方および臼蓋を展開する

- 大転子から上前腸骨棘まで中殿筋–大腿筋膜張筋間を剥離し，関節包の前方を展開する．
- 短外旋筋群を露出し，梨状筋，上下双子筋，内閉鎖筋を切離して後方の関節包および臼蓋を展開する．

**ポイント**

**後方展開時の留意点**

- 骨頭の栄養血管が大腿方形筋の下層に位置するので，下双子筋と大腿方形筋を同定する必要がある．また，すぐ後方に坐骨神経が走行するので筋鉤や電気メスの使用には十分に注意する．

## ❹…大転子を骨切りし，骨切り部を展開する

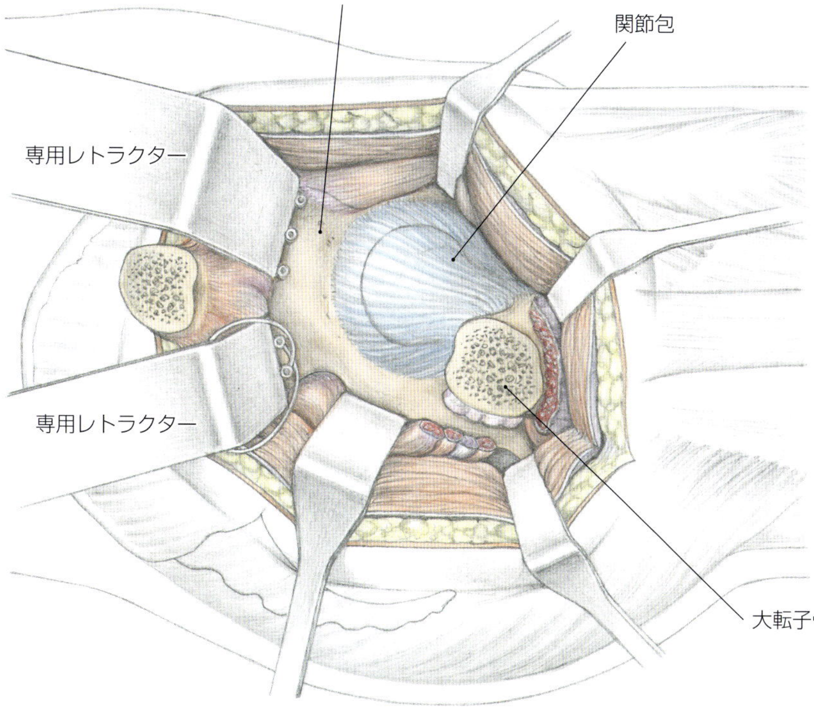


- 大転子の無名結節部で外側広筋を切離し，栄養血管の通る転子間稜に気をつけながら，オシレーターを用いて厚みが 1～1.5 cm 程度になるように骨切りする．骨切りした大転子を頭側に引き上げながら中・小殿筋と関節包のあいだを剥離し，腸骨外板の骨切り部を露出する．専用のレトラクターを用いて外転筋群を頭側へよける．

## ❺…骨切り線をマーキングする

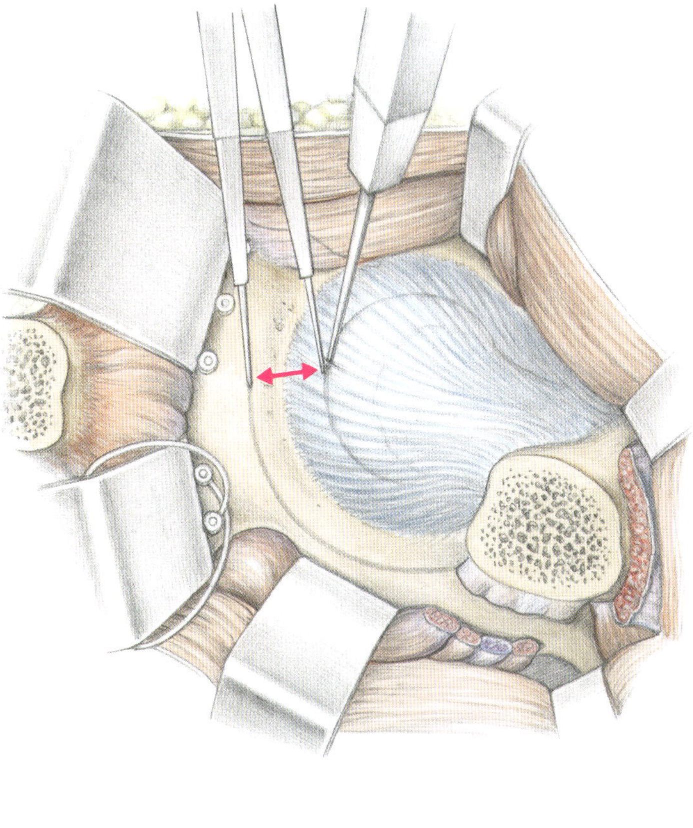


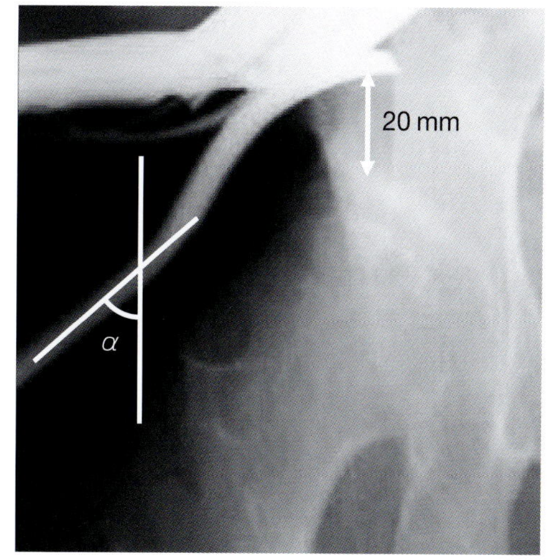


**[2] 弯曲ノミの高さと打ち込み角度**

- 関節包を一部切開し，小エレバを関節内に挿入して関節面から 20 mm 頭側の位置にマーキングする．この作業によって移動骨片の厚みを常に一定に保つことができる．
- 関節直上 20 mm の部位に弯曲ノミを関節包と平行になる角度で打ち込み，X 線コントロールを撮影する．ノミの高さ，打ち込み角度を確認する [2]．
- 後方では骨性臼蓋縁と大坐骨切痕の中間点を通り，坐骨の無名溝に終結する円弧状の骨切り線をマーキングする．

## ⑥…腸骨～坐骨の骨切りを行う

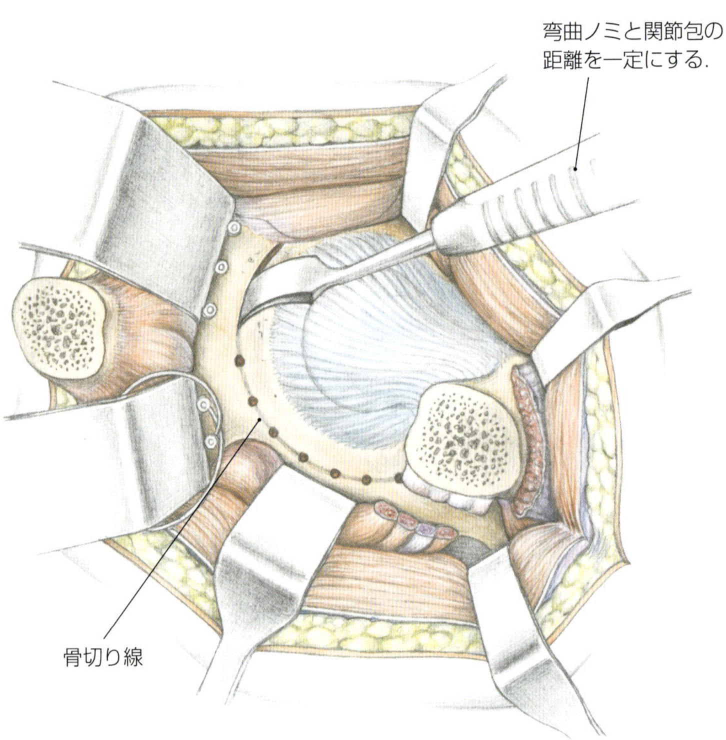


### ▶手技のコツ

**寛骨臼の骨切り**

- 寛骨臼の厚みは前方で薄くて硬く（1 cm 程度），後方は厚くて比較的軟らかい（4 cm 程度）.
- ノミが内板を切った際には骨切り音が変化するので，その変化を感じ取りながら行うと，深くノミを入れずに安全に行うことができる.

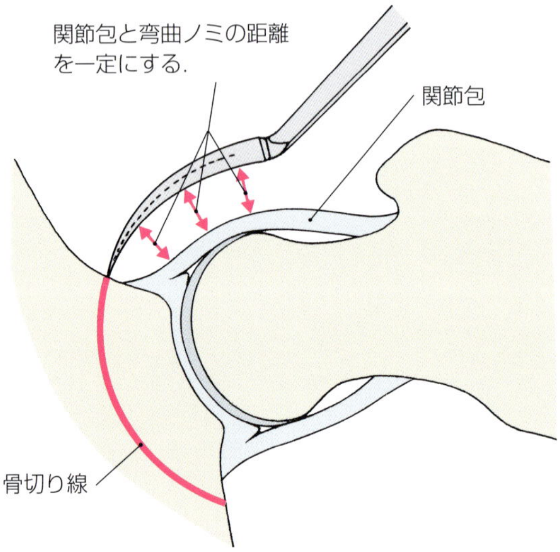


- ノミによる腸骨の骨折を防ぐために，直径2 mm 程度のKirschner 鋼線またはドリルにて骨切りラインに10か所ほど穴を開けてから，平ノミで外側骨皮質を骨切りする.
- 前方は下前腸骨棘付近から，後下方は坐骨無名溝まで，寛骨臼を球状に掘り出すように骨切りを行う．関節包と弯曲ノミの距離を一定にするように心がけると，関節面に切り込むことなく，関節をくるむように骨切りできる.

### ▶ポイント

**強弯ノミの使用**

- 弯曲ノミは関節面の高さの変化を最小限にする目的で曲率半径 40～45 mm の強弯ノミを使用している．女性では 40 mm，男性では 45 mm を主に使用している［3］.

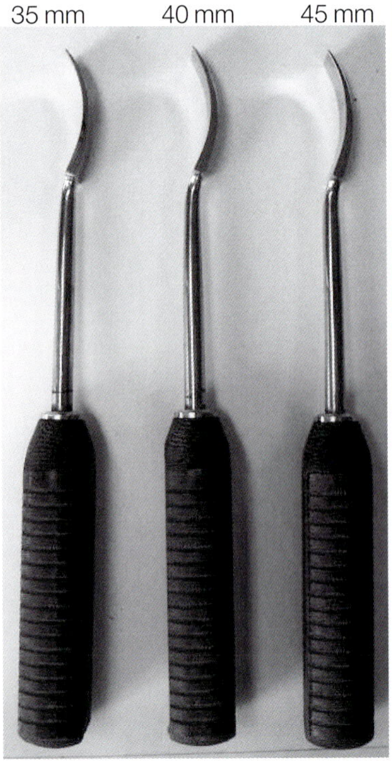


［3］弯曲ノミ

## 7…恥骨の骨切りを行う

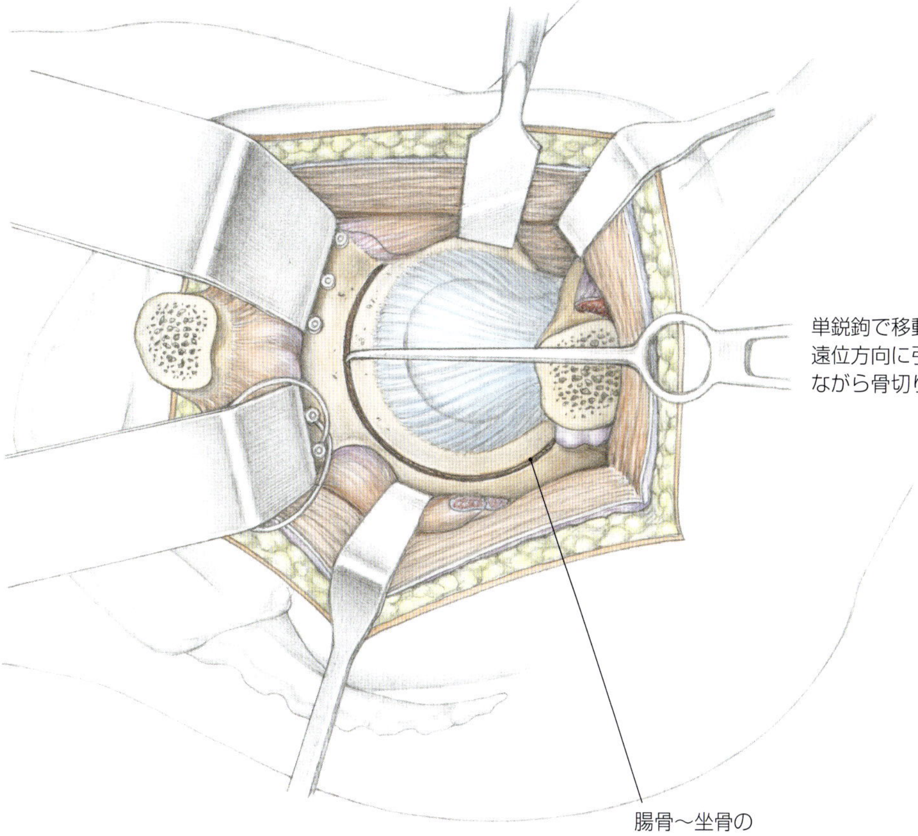
前方関節包と大腿直筋の
あいだから挿入された平ノミ
単鋭鉤で移動骨片を
遠位方向に引き下げ
ながら骨切りする.
腸骨～坐骨の
骨切り部

**手技のコツ**

**恥骨の骨切り**

- 恥骨骨切りの操作はブラインドになるため，十分にオリエンテーションをつけることが重要である.
- 腸恥隆起は 2 mm 程度の骨性隆起として触れる.

- 股関節を屈曲して大腿直筋を弛め，直筋と関節包とのあいだを鈍的に剥離して恥骨の基部に到達する．指で腸恥隆起部を触知し，そのやや外側で幅 15～30 mm の平ノミを用いて骨切りする.
- この際，助手に単鋭鉤などで移動骨片を遠位方向に引き下げてもらいながら行うと，骨切りが完了した際に抵抗がなくなり，ノミを打ち込む目安となる.

## 8 …骨片を移動・回転し，固定する

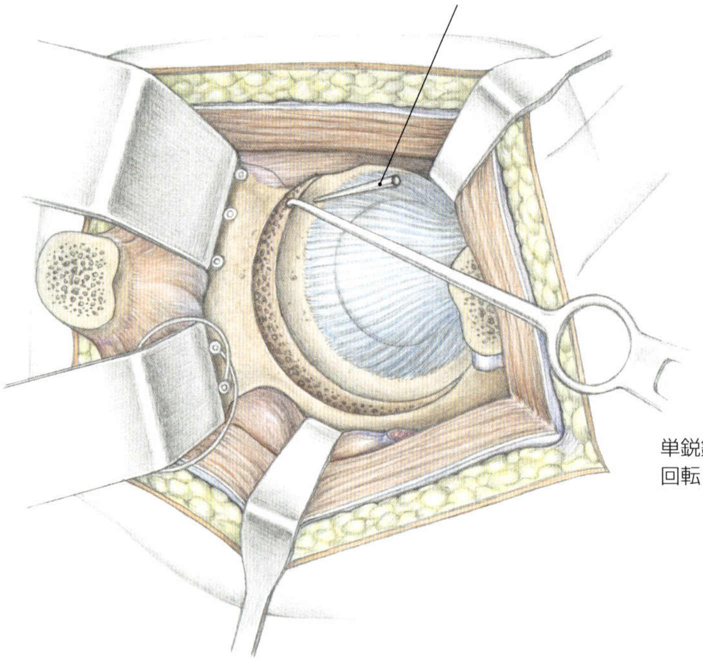


単鋭鉤で骨片を外前方へ回転・移動する．

**▶ 手技のコツ**

**骨切り後，十分な可動性が得られない場合**

- とくに恥骨骨切り部周囲の骨膜や靭帯様の組織が骨片の移動を妨げていることが多い．骨片間を開き，ラスパなどを前方から腸骨内板に沿わせるようにして，その周囲を剥離すると移動骨片が動きやすくなる．

- 骨は切れたのに十分な可動性が得られない場合には，腸骨内板を裏打ちしている厚い軟部組織や後方関節包を用心して切開すると動きがよくなることが多い．
- 移動・回転の目安となる Kirschner 鋼線を骨片に立て，単鋭鉤で臼蓋全体が前開きとなるように外前方へ回転するように移動する．通常は前方被覆が浅いので前方へも 5～10 mm 程度移動している．
- 4 cm 前後の皮質骨螺子を，移動骨片の前方部から腸骨外板へ刺入して仮固定し，X 線コントロールを撮影する．
- 荷重部の水平化と被覆，骨頭の内方化，関節裂隙の状態などを評価して，最終的には 3 本の皮質骨螺子で固定する．骨切り部に 2～3 mm 程度の間隙がある場合は，海綿骨のチップを埋める．

### ▶ 後療法

- 術後 2 日目に車椅子に移乗し，術後 2 週間で部分荷重を開始している．その後 3 週間をかけて徐々に荷重を増やし，術後 5 週間で片松葉杖での退院を目安としている．大転子を骨切りしているため，外転訓練は術後 8 週から開始している．

## まとめ

- 寛骨臼移動術の術式の実際と手技のコツについて述べた．わが国に多い臼蓋形成不全例には強力な矯正が可能であり，股関節外科医としてマスターしたい術式である．しかしながら，本術式をはじめ骨盤骨切り術の多くは展開が大きく，また近くに大血管も走行しているため，十分に習熟して手術を行う必要がある．

（中島康晴，岩本幸英）

■文献


1. 西尾篤人ほか．先天性股関節脱臼に対する髄臼移動による観血的整復術．日整会誌 1956；30：483.
2. 野口康男ほか．寛骨臼移動術の手技と長期成績．Hip Joint 2002；28：17–21.
3. 中島康晴ほか．寛骨臼移動術―術式の工夫と手術成績―．Hip Joint 2011；37：52–8.
4. Fujii M, et al. Effect of intra-articular lesions on the result of periacetabular osteotomy for symptomatic hip dysplasia. J Bone Joint Surg Br 2011；93：1449–56.

骨盤骨切り術

# 寛骨臼回転骨切り術（RAO）

MOVIE

## 手術の概要

- 寛骨臼を回転し，荷重域の拡大，荷重面の水平化，骨頭の内方化をすることで臼蓋荷重部にかかる合力の分散と股関節の不安定性の改善を図り，臼蓋形成不全股における疼痛の軽減と関節症進展予防を目的に行われる術式が寛骨臼回転骨切り術（rotational acetabular osteotomy：RAO）である．

### 適応

- 股関節痛があり，関節症の進行が予想される臼蓋形成不全で，病期は前股関節症，初期関節症で，年齢はY軟骨が閉鎖する13歳前後から50歳代前半と考えている．
- 股関節単純X線写真（中間位，外転位）で関節症の病期，骨頭変形の程度，外転位での関節適合性を評価する．
- 二ノ宮の形態分類を参考に評価する．1型（軽度臼蓋形成不全　CE ＞－10°）は良い適応，2型（重度臼蓋形成不全　CE ≦－10°）は技術的に難度が高く，3型（大腿骨頭変形）は場合により大腿骨の骨切り併用を考慮する．4型（不適合股関節），5型（進行期，末期股関節症）は原則として適応外である．
- 術前計画において，CT検査（三次元再構成，3D）は三次元的な形態評価に有用である．

### 手術のポイント

①体位：側臥位とする．

②皮切：腸骨稜の頂点，上前腸骨棘と大転子先端の中点，大転子先端より6～7 cm遠位の3点を結ぶ前方凸の弧状皮切をおく．

③皮弁を翻転し，筋膜を展開する．

④腸骨前方を展開する．腸骨稜の展開，縫工筋–大腿筋膜張筋間への進入，外側大腿皮神経の確保，腸骨外板前方部の展開の順で行う．

⑤大腿直筋を切離して，恥骨を展開し，骨切り線を設定する．

⑥腸骨前方骨切り線を設定する．

⑦後方部の展開を大腿筋膜切開，短外旋筋群の切離，腸骨後方～坐骨部の展開の順で行う．

⑧腸骨後方～坐骨骨切り線を設定する．

⑨腸骨，坐骨，恥骨の骨切りを行う．

⑩寛骨臼を回転させて骨移植し，術中X線撮影を行う．

⑪寛骨臼骨片を吸収性スクリューまたはKirschner鋼線で固定する．

⑫大腿直筋，外転筋を修復し，大腿筋膜を縫合，ドレーンを留置して閉創する．

## 手術手技の実際

### ❶…手術体位と皮切

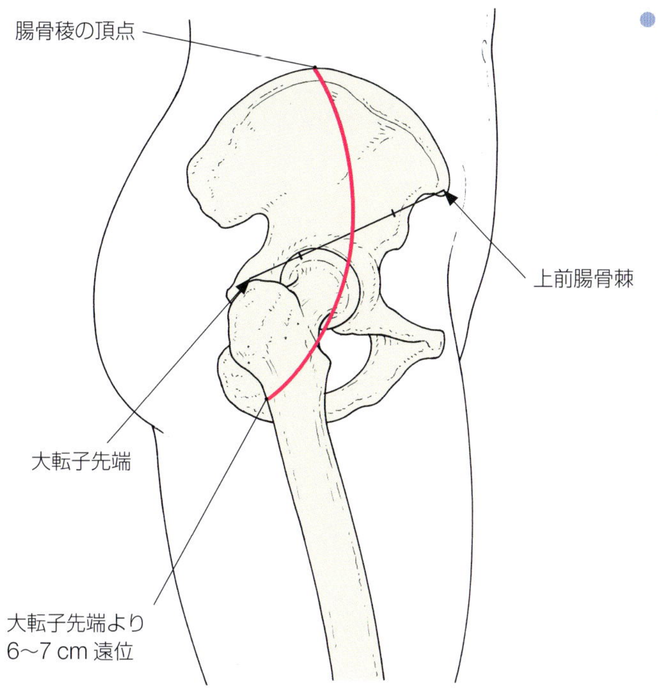


- 術側が上の側臥位とし，腸骨稜の頂点，上前腸骨棘と大転子先端の中点，大転子先端より 6〜7 cm 遠位の 3 点を結ぶ前方凸の弧状皮切とする．

### ❷…大腿筋膜を展開する

- 大腿筋膜上で皮弁をおこす．展開の範囲は腸骨稜から後方アプローチでの筋膜切開部までとする．

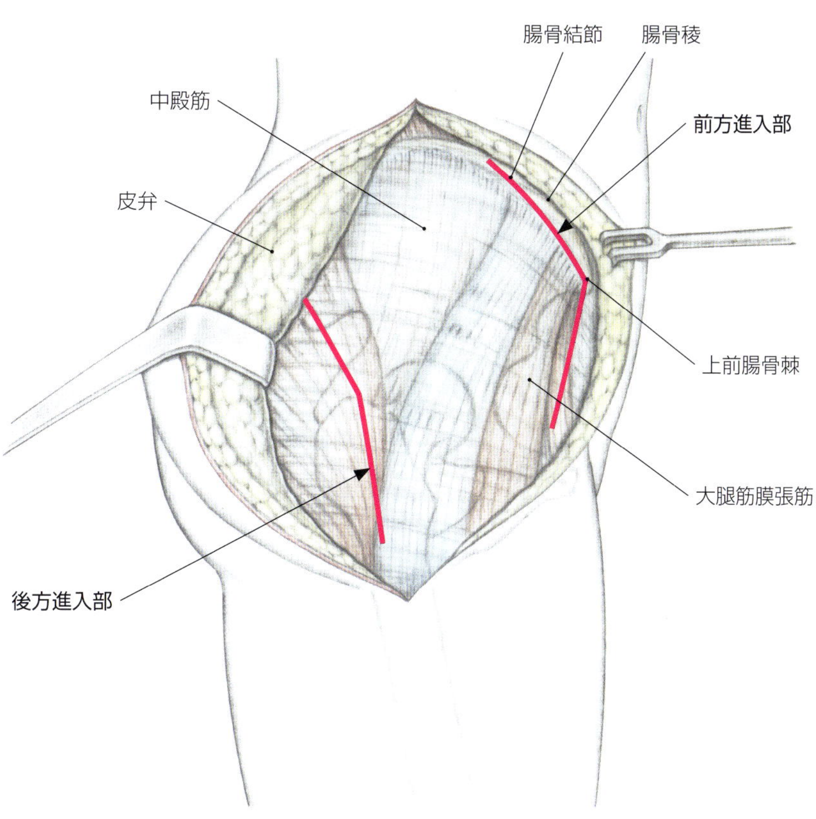

## ❸…腸骨前方を展開する

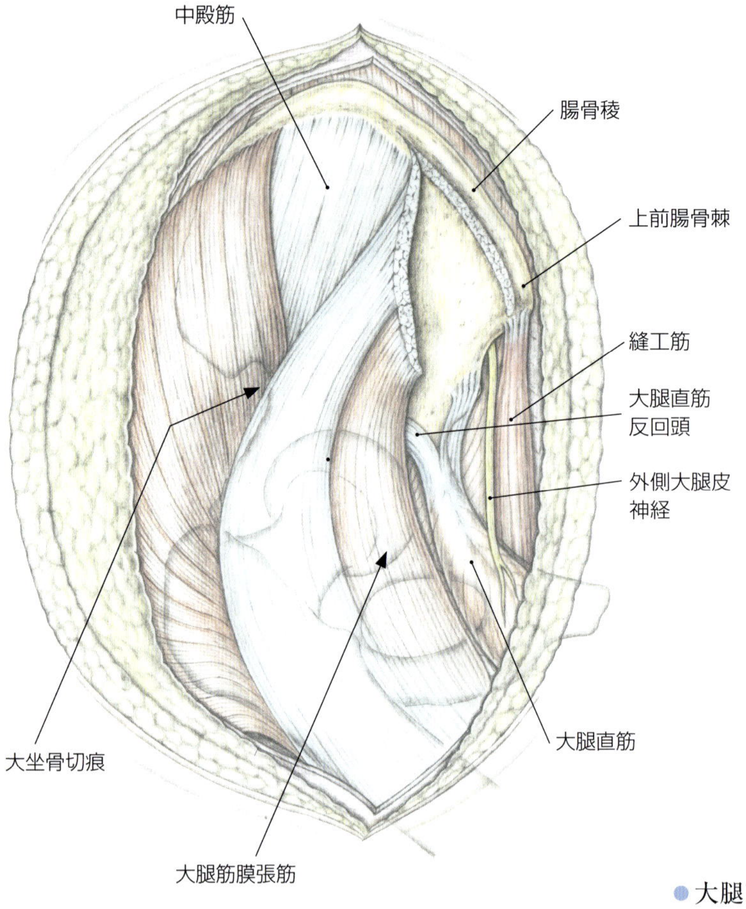


- 股関節を屈曲・外転・外旋位とし，電気メスで腸骨稜（上前腸骨棘～腸骨結節の後方約 2 cm）の骨膜を切開する．
- ラスパトリウムで中殿筋，大腿筋膜張筋を骨膜下に剥離して腸骨外板を展開する．
- 上前腸骨棘から 3 cm 遠位の筋膜を指で触れ，縫工筋-大腿筋膜張筋間の筋膜を薄く切開し筋間を分ける．深層に大腿直筋の筋膜が見えてくる．
- 外側大腿皮神経が現れた場合は，これを剥離して確保する．腸骨稜部と縫工筋-大腿筋膜張筋間の展開を連続させる．
- 大腿直筋の反回頭に沿って腸骨後方の展開を広げ，大坐骨切痕を確認する．さらに関節後方の腸骨部を展開する．

## ❹…大腿直筋を切離し，腸骨筋を剥離する

- 大腿直筋をエレバトリウムですくい下前腸骨棘より 1 cm の部位で切離し，約 2 cm 遠位に剥離する．外側大腿回旋動脈の分枝が走行しているので注意を要する．
- 腸骨筋が上前腸骨棘～下前腸骨棘～関節包前方に付着している．これを電気メス，ラスパトリウムで剥離することで恥骨の展開が容易となる．

> **▶ 手技のコツ**
>
> **レトラクター挿入のための内板展開**
>
> - 上前腸骨棘と下前腸骨棘のあいだから腸骨内板を展開しておく．腸骨骨切り時にここに保護のためのレトラクターを挿入する．

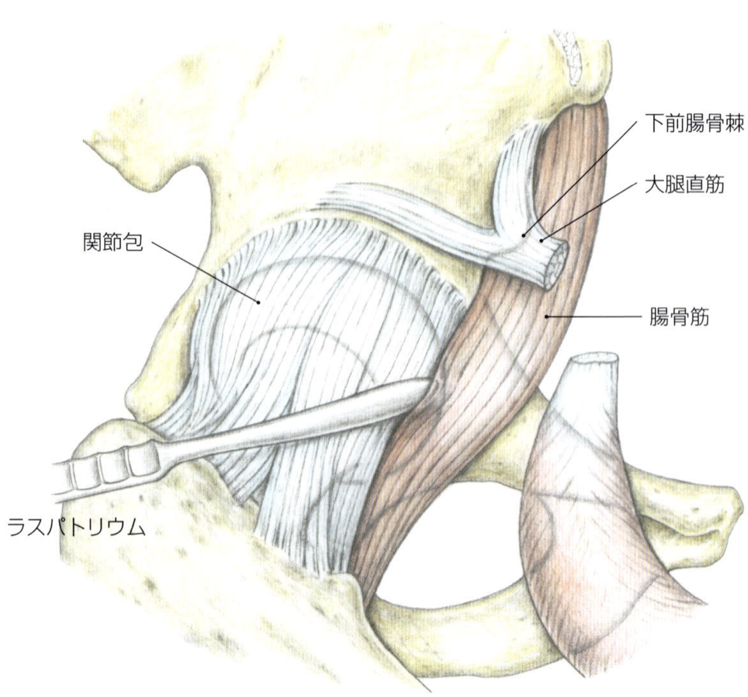

## 5…恥骨を展開する

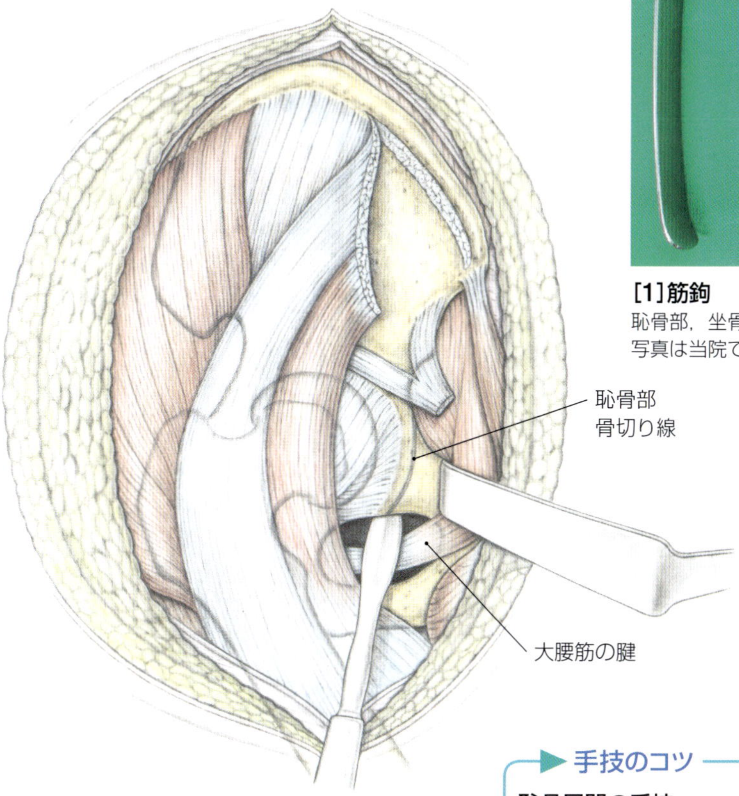


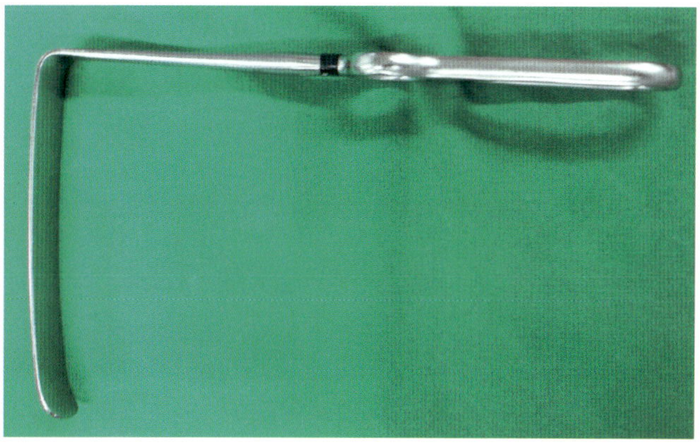

**[1] 筋鉤**
恥骨部，坐骨部の深い部位の展開のため長い筋鉤が必要である．
写真は当院で使用している 12 cm のもの．

- 股関節を屈曲，内外転中間位にし，筋鉤 **[1]** で腸骨筋を前方に引くと大腰筋の腱性部が現れ，これをさらに筋鉤でよけると恥骨が現れる．恥骨遠位からエレバトリウムを閉鎖孔に挿入すると骨切り部が展開される．

**手技のコツ**

**恥骨展開の手技**
- 骨膜を電気メスで切開して骨膜下に剥離を行い，エレバトリウムを挿入し直し，柄が尾側に倒れるまで深く挿入されれば，恥骨の骨切り時に閉鎖動静脈を保護することができる．
- この時点で恥骨の骨切りを行ってもよい．

## 6…後方部を展開する

- 股関節を伸展・内旋位とする．
- 通常の後方アプローチに準じて大腿筋膜を切開し，大転子後方を展開する．中殿筋の後縁で梨状筋，上下双子筋，内閉鎖筋を切離する．
- 坐骨結節と関節包のあいだで閉鎖孔に連なる溝（無名溝）を触診し，その遠位にエレバトリウムを挿入する．
- 小殿筋の深層を剥離し，腸骨外板を展開する．切離した梨状筋を近位に大坐骨切痕まで剥離する．上下双子筋，内閉鎖筋も後方に剥離して骨切り部の展開に備える．

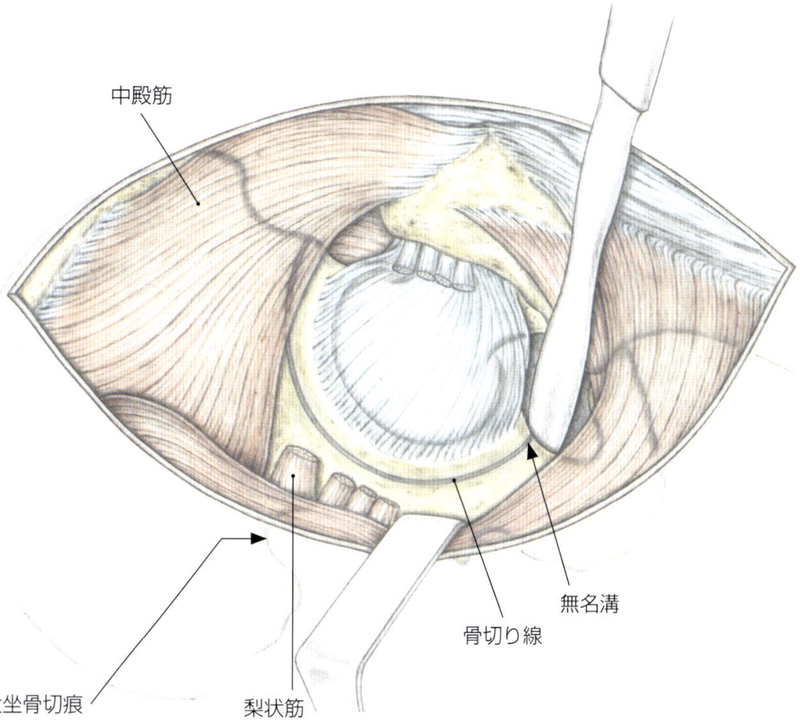

# ⑦…骨切り線を設定する

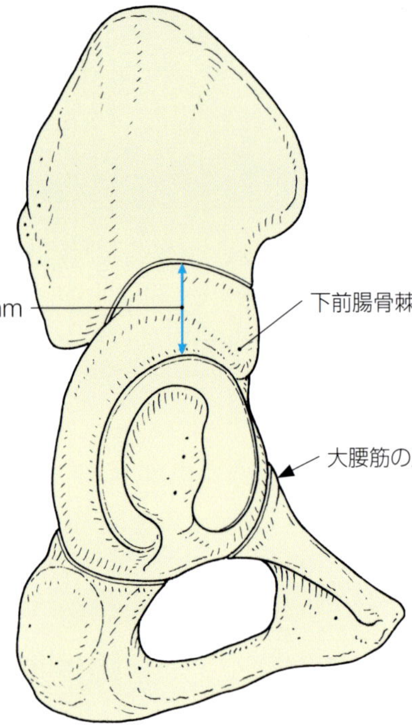


- 腸骨前方：腸骨外板で下前腸骨棘の直上（関節裂隙より 15〜20 mm 頭側）を通り寛骨臼縁と平行な弧状の骨切り線とする.

> ▶ポイント
>
> **関節裂隙の確認**
>
> - 関節裂隙の確認は 23 G の注射針を 2〜3 本刺入する. 腸骨後方部でも同様に行う.

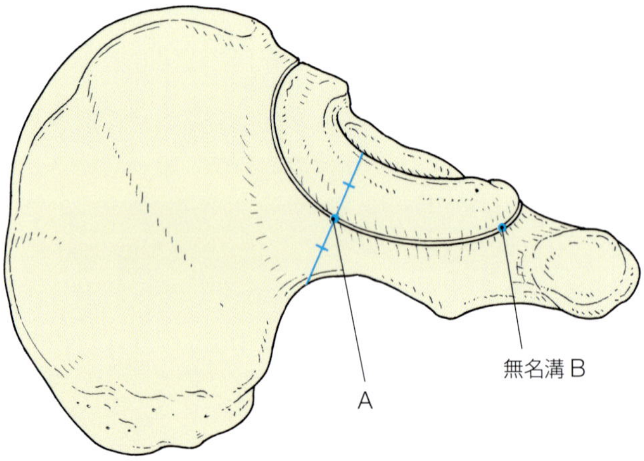


- 腸骨後方〜坐骨：大坐骨切痕と関節裂隙の中点 A, 無名溝 B を結ぶ弧状の線を骨切り線とする.

> ▶ポイント
>
> **A, B の高さの確認**
>
> - A と B に平ノミを立て, ほぼ同じ高さになることを確認する.
> - 上記 2 つの骨切り線を連続させ中殿筋, 小殿筋の前後から確認し最終的な骨切り線を設定する.

- 恥骨：腸腰筋腱の通る溝の関節寄りが骨切り線になる. この部位は展開が困難であることが多いため骨切り部であることを次の 3 つの方法で確認する.
  - ①筋鉤を弛めると大腰筋の腱がのってくる.
  - ②近位をたどると腸骨内板に連続している.
  - ③関節裂隙の数 mm 外側である.

## 8…恥骨，腸骨，坐骨の骨切りを行う

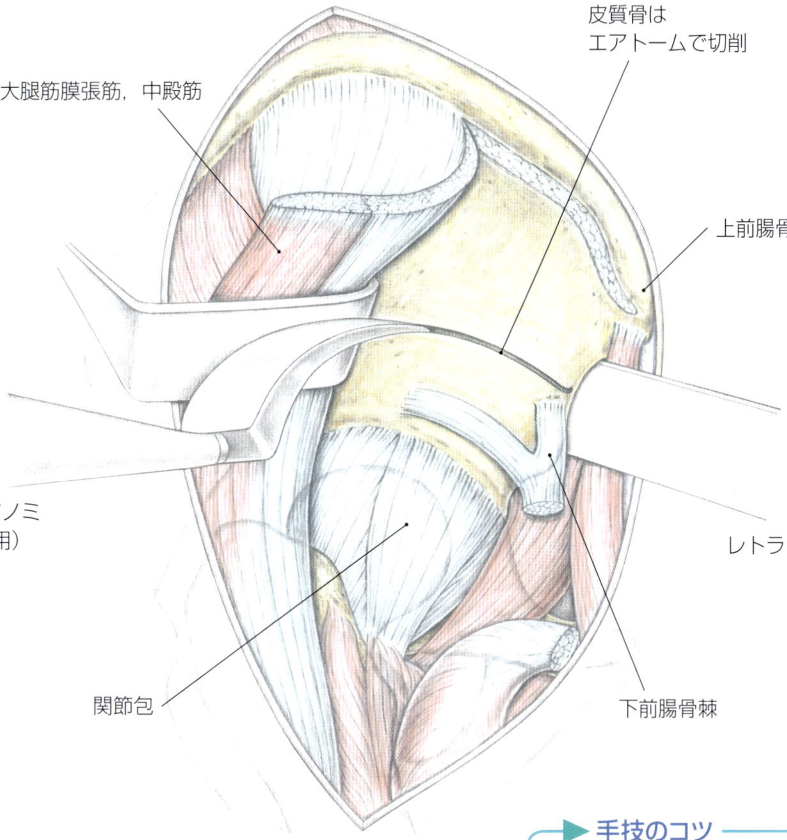


### ▶ 手技のコツ

**弯曲ノミの使い方**

- ガイドノミ，標準ノミは刃を半分ずつずらしながら切り進める．
- 標準ノミはガイドノミで切り進めた深さまでは柄を手でたたいて刃を入れる．また刃の肩の深さまで入れれば十分である．

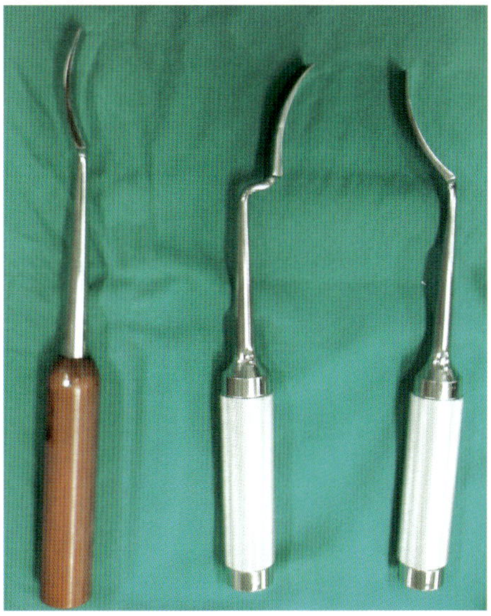


**[2] 使用する弯曲ノミ**
半径 50 mm の弯曲をもつ田川式標準弯曲ノミ，二ノ宮のガイドノミ（恥骨・坐骨用，腸骨用）．

- 恥骨：骨切り部の骨膜を切開，剥離し，エレバトリウムを閉鎖孔に挿入し，閉鎖動静脈を保護する．平ノミで皮質骨を数 mm 切ったのちガイドノミ（恥骨・坐骨用）の柄を床面に垂直に立て，ある程度刃を進める．標準ノミで骨切りを完成させるが，遠位部は閉鎖孔に挿入したエレバトリウムに向け骨切りをし，近位部は腸骨内板（腸恥隆起）を削ぐように切る．近位部は切り残しが出ることがあり平ノミでこれを切ってもよい．
- 腸骨前方：サージエアトーム（2 mm スチールバー）で固い皮質骨を切削，ガイドノミ（腸骨用）の柄を床面に垂直に立て，ある程度骨切りを進めた後，標準ノミで腸骨内板の骨切りを完成する．
- 腸骨後方～坐骨：サージエアトームまたは平ノミで皮質骨を切削した後，腸骨前方と同様にガイドノミ（恥骨・坐骨用），標準ノミの順で切り進める．坐骨部の遠位端は閉鎖孔に挿入したエレバトリウムに刃を当てるように切る．

# ❾…寛骨臼を回転させ，固定する

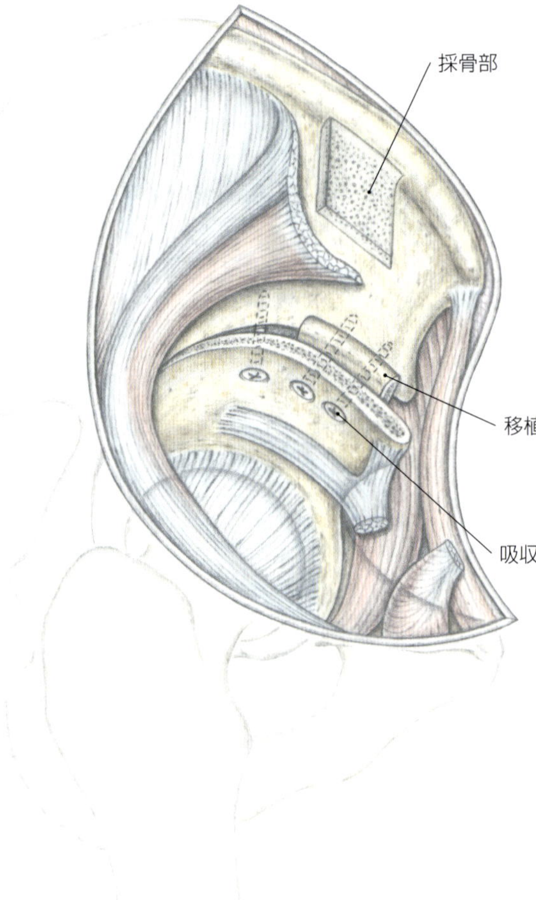


- 骨切りが完成すると寛骨臼が動くようになる．股関節を屈曲・外転・外旋位にすると寛骨臼が浮き上がり可動性が増す．
- 股関節中間位で軽く牽引をかけながら寛骨臼を外方，やや前方に回転する．腸骨前方部の骨片間に間隙ができる場合は腸骨結節部から20×30 mm程度の半層骨（1～2枚）を採取し，これを挟み寛骨臼を安定させる．

- 直径2 mmのKirschner鋼線2本で骨片を仮固定し，術中X線撮影（前方から入射）を行い寛骨臼の被覆を確認する．
- X線像で問題なければ吸収性スクリュー3本で固定する．

**ポイント**

**寛骨臼回転のチェック**

- 可動性が得られない場合は骨の切り残しが考えられるため，下前腸骨棘部，前方と後方の境界部の腸骨内板，坐骨部遠位端，恥骨部の骨切りを再度確認する．
- 坐骨遠位端部の寛骨臼骨片に付着している腱性の組織が回転を阻害していることがある．これをエレバトリウムですくい切離すると，回転が自由に行えるようになる．
- 寛骨臼回転のチェックポイントは，①大腿骨頭を手で触れ寛骨臼の被覆が十分であること，②前後の寛骨臼縁を触れ寛骨臼に極端なacetabular versionが生じていないか，③恥骨骨切り部と回転した寛骨臼が接触しているか，④腸骨後方～坐骨部で回転寛骨臼が内方に入り込んでいるか，である **[3]**．

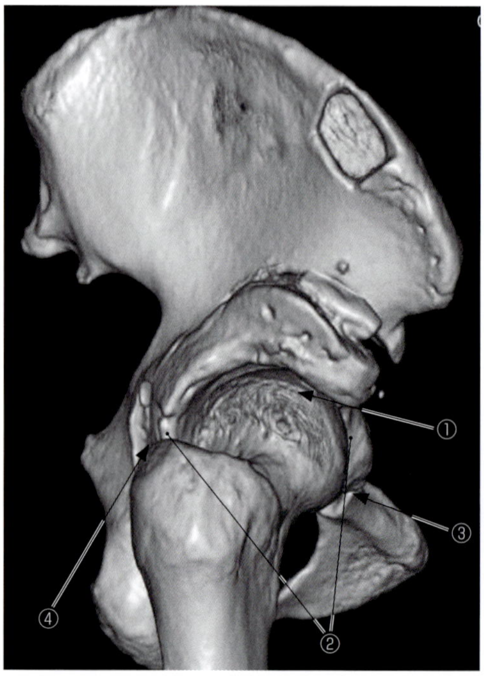


**[3] 寛骨臼回転骨切り術後の3D-CT像**

## ⑩…閉創する

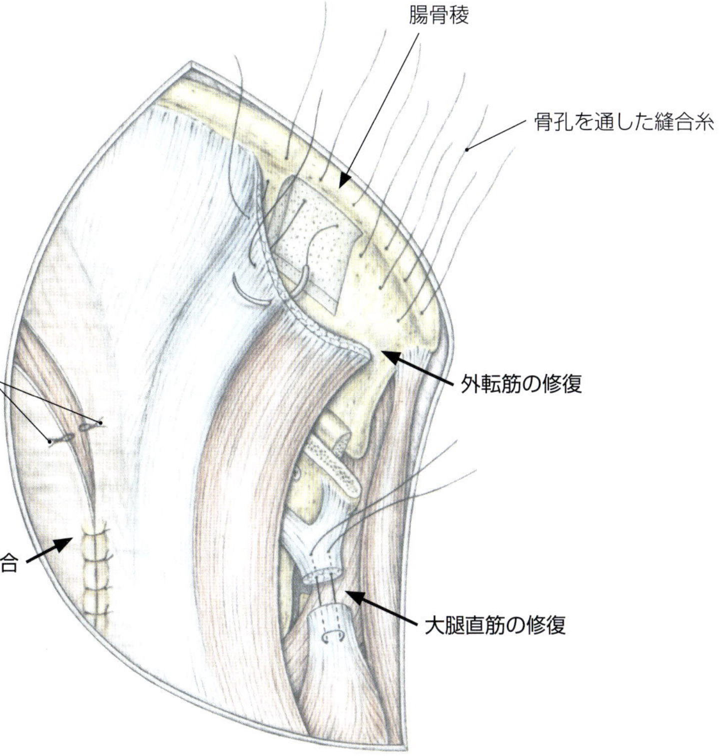


- 創を洗浄後，腸骨結節から採取した海綿骨を腸骨後方部に移植する．切離した大腿直筋を縫合，腸骨外板から剥離した外転筋群は腸骨稜に骨孔を開け縫着する．
- 吸引ドレーンを筋層下に留置し，大腿筋膜を縫合する．皮下脂肪が厚く死腔ができる場合には皮下にも吸引ドレーンを留置する．

### 後療法

- われわれは，術後5日で車椅子移乗，術後3週で部分荷重歩行を開始し，X線・CT 検査などを参考に術後約3か月で全荷重歩行としている．

### まとめ

- 本術式で良好な成績を得るには，①適切な手術適応，②正確な骨切り，③骨片の十分な回転と確実な固定が重要である．

（伊藤英也，高取吉雄）


■参考文献

1. 高取吉雄．臼蓋形成不全に対する寛骨臼回転骨切り術（RAO）．中村耕三監修．整形外科手術クルズス．東京：南江堂；2006. p. 469–77.

骨盤骨切り術

# 前方進入による寛骨臼回転骨切り術（CPO）

MOVIE

## 手術の概要

- 日本における変形性股関節症（OA）の原因のうち，一次性 OA はきわめて少なく，臼蓋形成不全による二次性 OA が約 8 割を占めている[1]．臼蓋形成不全股で関節軟骨が残存していれば，臼蓋を再構築する寛骨臼回転骨切り術（rotational acetabular osteotomy：RAO）[2] などの手術を行うことで，長期の関節温存が期待できる．
- curved periacetabular osteotomy（CPO）[3] は，臼蓋形成不全股に対する骨頭被覆の改善，求心性の改善，臼蓋荷重面の水平化を目的としており，その手術原理は RAO や periacetabular osteotomy[4] と同様である．
- 相違点として，RAO は外側からのアプローチであるため中殿筋を剥離する必要があるのに対し，CPO は前方からアプローチするため中殿筋などの外転筋群を剥離する必要がなく（低侵襲），移動臼蓋への血流が温存できる[5]．また，periacetabular osteotomy は，臼蓋を角状に骨切りするため臼蓋を移動した後に，母床骨と移動臼蓋に間隙が残るのに対し，CPO は股関節を球状に骨切りするので骨切り部の間隙がないことが優れている．

### 適応

- 臼蓋形成不全による二次性 OA の前股関節症から進行初期までに適応がある[3,6]．
- 単純 X 線股関節正面像において CE 角 20° 未満で，術前外転位正面像で関節適合性が改善することが必須条件である．
- 年齢は Y 軟骨の閉鎖後から 60 歳前後までとしている．

### 手術のポイント

①体位：仰臥位に体位固定し，イメージで術前の股関節正面像を確認する．
②皮切：Smith-Petersen アプローチに準じて行う．上前腸骨棘を中心に腸骨稜に沿って近位へ 3.5 cm，遠位へは大腿筋膜張筋に沿って外側へ 6.5 cm の皮切を用いる．
③前方アプローチ：皮切に沿って大腿筋膜張筋の筋膜を切開し，大腿筋膜張筋を外側へ，その筋膜と縫工筋を内側へ分ける．上前腸骨棘を確認し，縫工筋を付けたまま上前腸骨棘を外側から内側下方に斜めに骨切りし，縫工筋とともに内側へよける．
④腸骨筋を腸骨内側面から骨膜下に剥離し内側によけて，骨盤内壁を展開する．
⑤骨切りのための C 字状の骨溝をサージエアトームで作製する．
⑥股関節を中心に球状となるように quadrilateral space の骨切りを行う．
⑦坐骨を骨切りする．

⑧腸骨を骨切りする．
⑨恥骨を骨切りする．
⑩骨切りした臼蓋を回転し，固定する．
⑪洗浄してドレーンを留置し，閉創する．

## 手術手技の実際

### ❶…手術体位と皮切

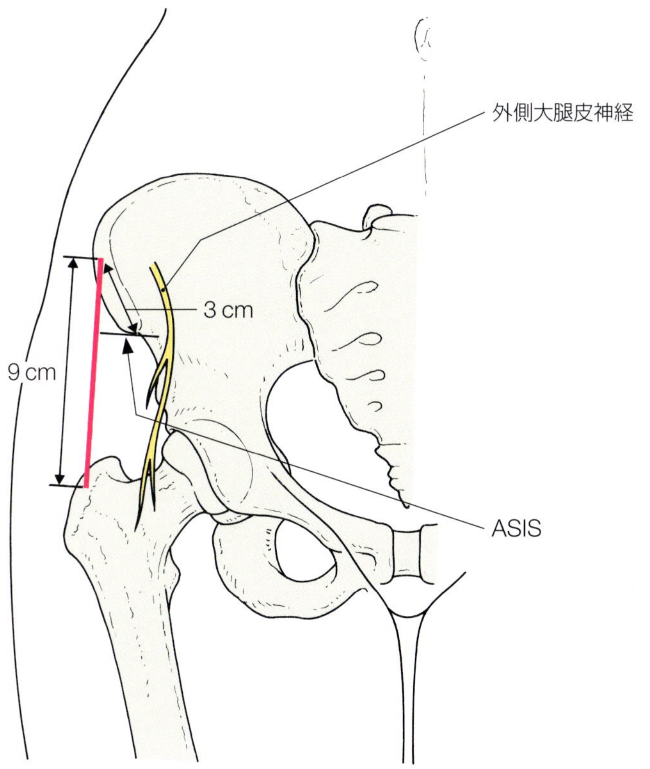


**ポイント**

**遠位の皮切はやや外側へ**

- 遠位の皮切を外側へとることで外側大腿皮神経を露出させることなく展開でき，術後の外側大腿皮神経障害が減少する．

- 仰臥位に体位固定し，術前に股関節が透視できることを確認する．
- 皮切はSmith-Petersen アプローチに準じて行っている．上前腸骨棘（ASIS）先端から腸骨稜に沿って3 cm 近位の部位から遠位外側へ9 cm の縦切開としている．

## ❷…前方アプローチにより進入する

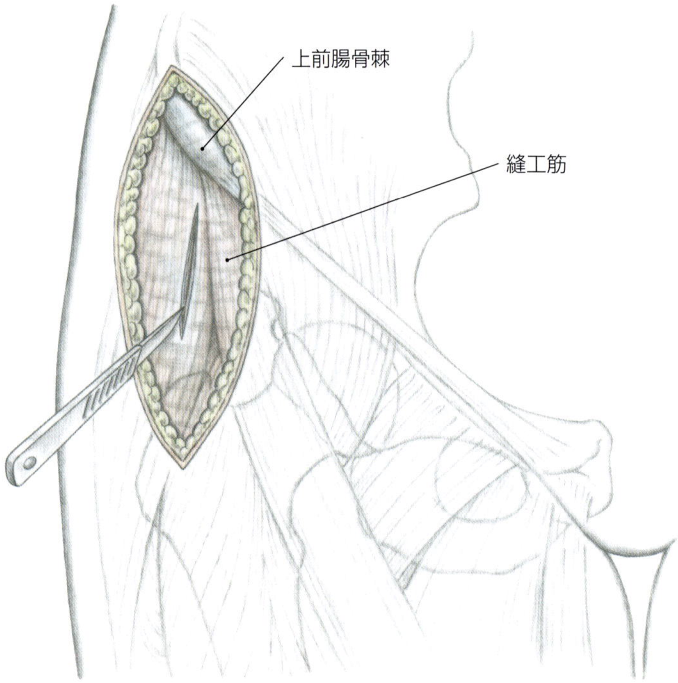


- 皮切に沿って大腿筋膜張筋上の大腿筋膜を切開し，筋膜だけを内側へ，大腿筋膜張筋を外側へ分ける．

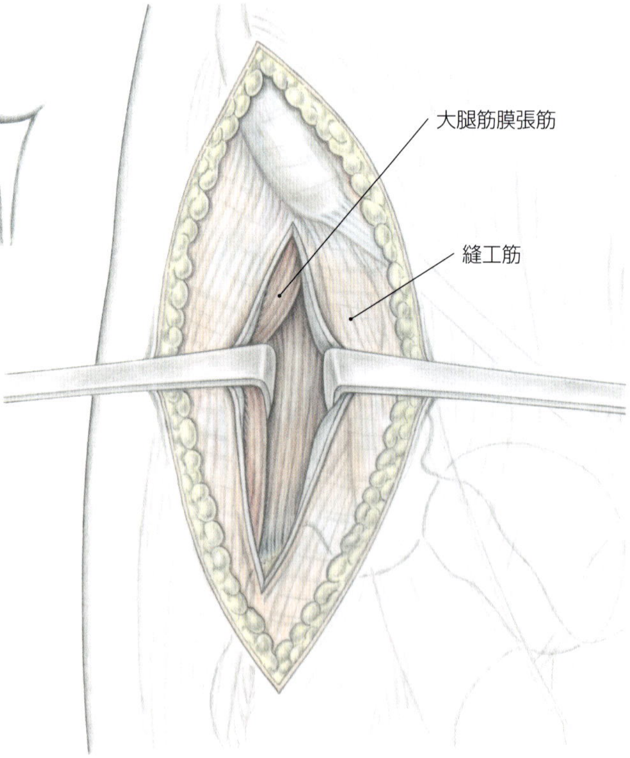


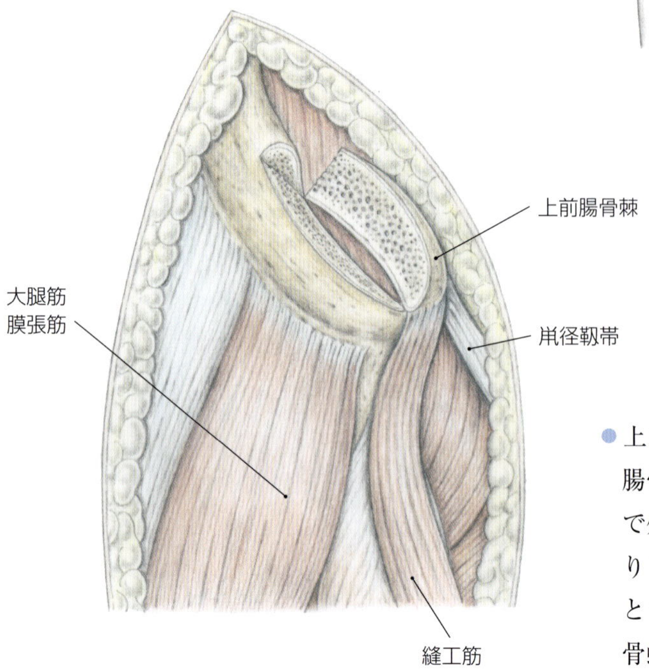


- 上前腸骨棘先端から近位へ長さ 3.5 cm で腸骨外板を残すようにマイクロボーンソーで外側から内下方へ斜めに楔状骨片に骨切りし[7]，付着している縫工筋・鼡径靱帯とともに内側によけ，骨切り面からの出血は骨蝋で止血する．

## ❸…骨盤内壁を展開する

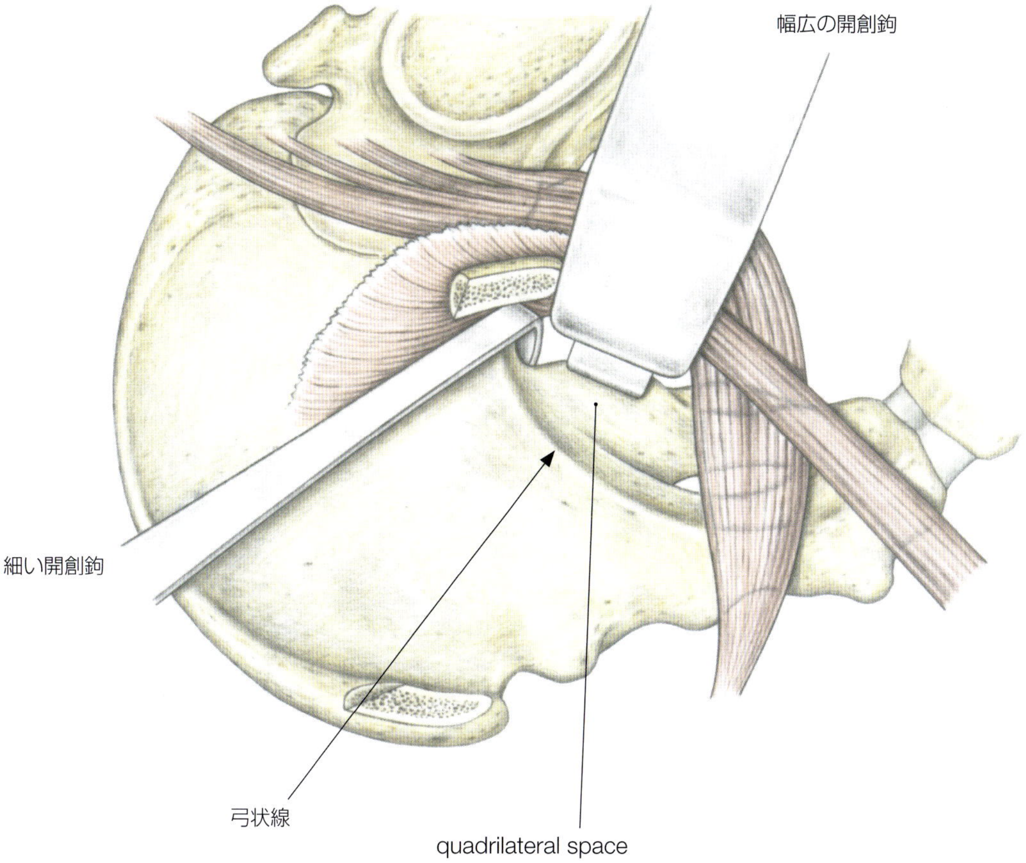


**▶ポイント**

**骨盤内壁の展開を容易にする工夫**

- 患側下肢を軽度屈曲・内転位にすると，腸骨筋や腸腰筋の緊張が弛み展開が容易になる.

- 腸骨筋を腸骨内側から骨膜下に剥離し，弓状線まで進める.
- 骨盤内側面の quadrilateral space の展開では，細い開創鉤の先端を弓状線から内閉鎖筋の骨膜下に後方へ進め，大坐骨切痕に挿入する．この開創鉤より遠位に幅広の開創鉤を入れると quadrilateral space に手術操作のための空間が得られる.

## ❹…骨切りのための骨溝を作製する

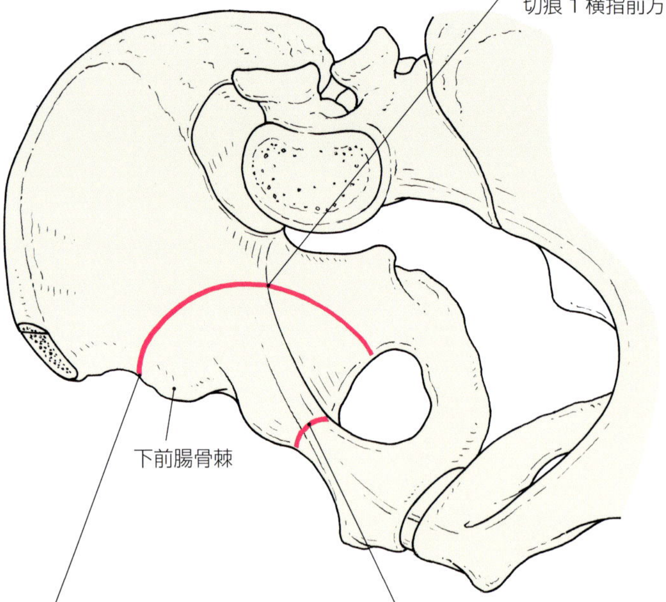


- 骨切りのための C 字状の骨溝をサージエアトームで作製する．下前腸骨棘の近位部を始点とし，大坐骨切痕の 1 横指前方の弓状線上の点を通り[8)]，quadrilateral surface のできるだけ遠位へ円弧を連続させて骨切り線を作成する．円弧の大きさは二ノ宮式のノミのカーブと同程度にする．
- 恥骨の骨切り部も露出させ，直視下にサージエアトームで骨溝を作製する．

> **手技のコツ**
>
> **臼蓋内方化を容易にする骨切り**
>
> - 骨切り後の臼蓋の内方化が容易となるよう恥骨の骨軸に垂直な面よりも内側へ傾斜させた骨溝を作製する．

## ❺…quadrilateral space の骨切りを行う

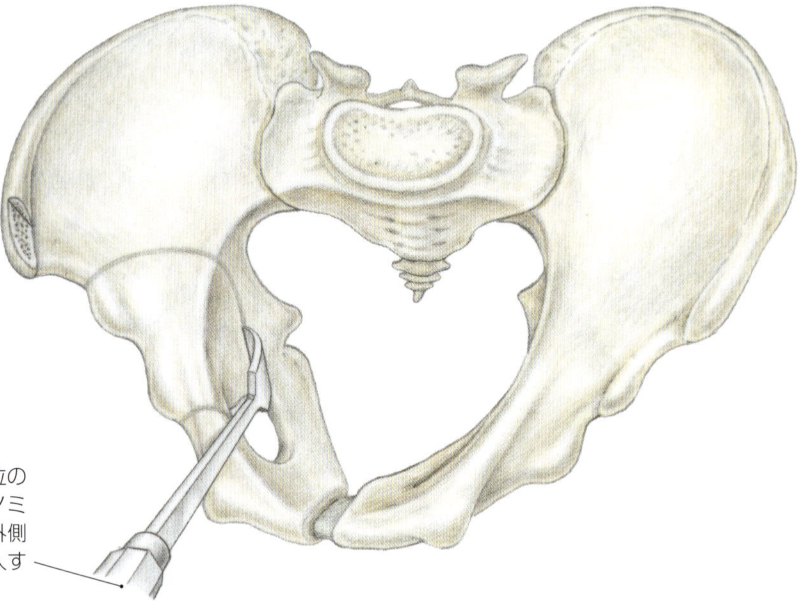


- 骨切りは quadrilateral space の骨切りを最初に行う．二ノ宮式の弯曲ノミの刃先を前方へ 40° 倒した弯曲ノミを用い，弓状線の遠位の骨溝にノミの刃先を後外側に向けて刺入する．
- 骨切り面がつながって股関節を包んだ球面となるように刃先の方向を少しずつずらしながら骨切りを行う．

## ❻…坐骨，腸骨，恥骨を骨切りする

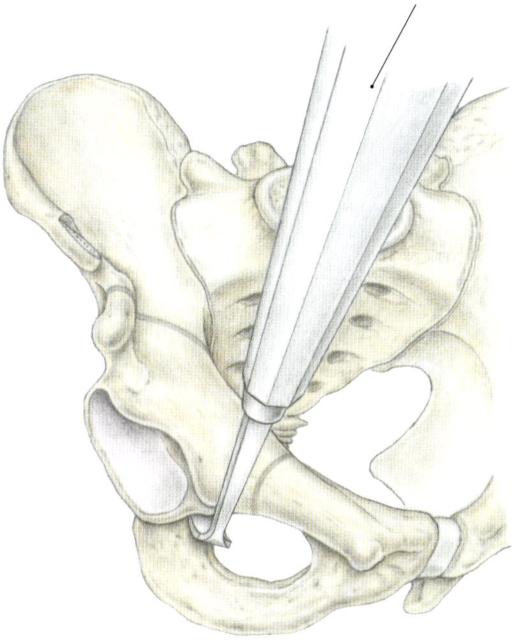

弯曲ノミの刃先が寛骨臼盃状窩下の切痕部にあるのを確認してから骨切りする.


- 坐骨の骨切りは，まずノミ（幅 15 mm，前方 40° 傾斜つき）を関節包内側と恥骨下縁のあいだに垂直に坐骨の前面に当たるまで挿入する．X 線透視正面像でノミの刃先が寛骨臼の盃状窩下の切痕部（infracotyloid notch）にあるのを確認した後，骨切りを行う．後柱を残すようにノミの刃先を長さ 2 cm だけ刺入する．坐骨骨切り後，先に作製した C 字状の骨溝（骨切り部）の高さや恥骨の骨切り位置を透視で確認する．

- 次に腸骨を骨切りする．quadrilateral space の骨切り面と連続するように二ノ宮式弯曲ノミを用い刃先を近位外側に向けて骨切りする．

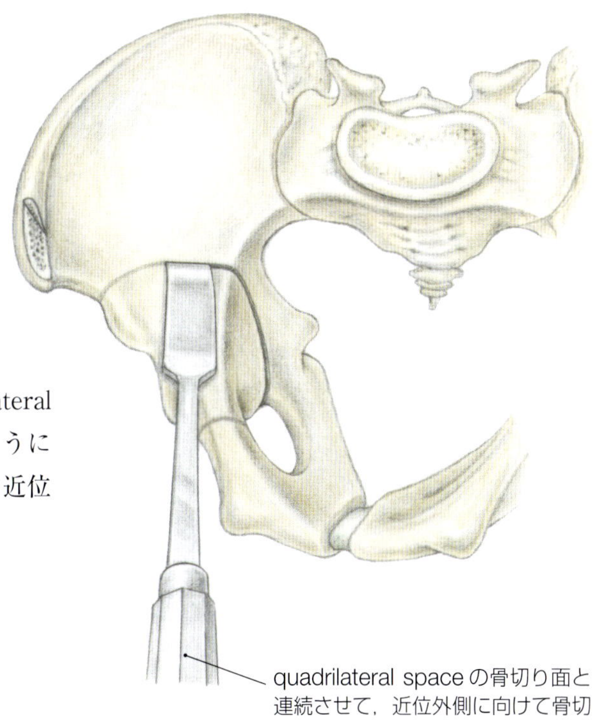

quadrilateral space の骨切り面と連続させて，近位外側に向けて骨切りする.


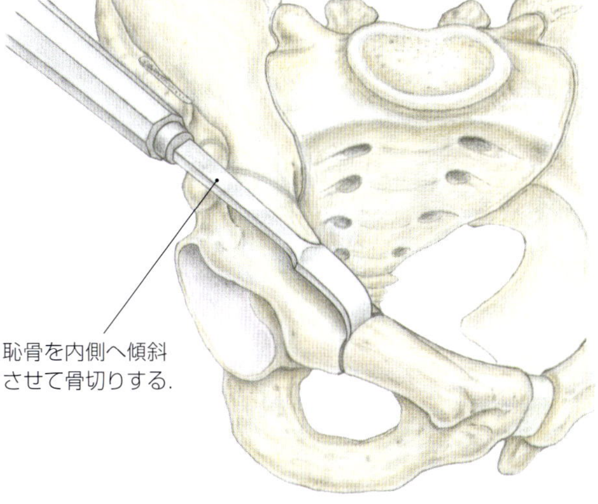

恥骨を内側へ傾斜させて骨切りする.


- 最後に股関節を屈曲，内転させて腸腰筋を内側へよけ，恥骨の骨切り部の骨膜を全周性に剥離する．エレバを恥骨の骨膜下に近位側，遠位側から挿入し，恥骨の後方を通過する閉鎖動静脈をよけて恥骨を内側へ傾斜させた骨切りを行う[9]．

## ❼…寛骨臼の回転と固定を行う

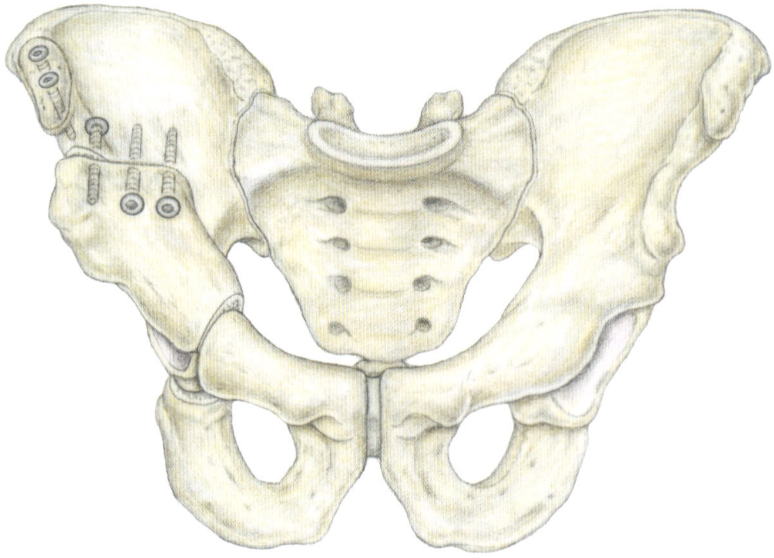

- 患肢を遠位方向へ牽引して骨切り部を離開させた後，骨切りした臼蓋の恥骨下縁に単鋭鉤をかけて内上方へ引き上げながら寛骨臼を回転させる．この操作で寛骨臼が十分に移動した場合，寛骨臼は外縁の腸骨部を中心として回転するため理想的な臼蓋の被覆と内方化が同時に得られる．
- この操作で寛骨臼が十分に移動しない場合，恥骨下縁の内上方への引き上げとともに外側の腸骨部を外下方へ押し下げる．
- 透視にて寛骨臼の整復状態を確認し，移動臼蓋を３本のスクリューで固定する．

**▶ポイント**

**臼蓋後捻と femoroacetabular impingement のチェック**

- 臼蓋形成不全では臼蓋後捻を認めることが多く[10]，臼蓋を外側に回転させただけでは後捻が残存することもあるので透視で確認する必要がある．
- また，固定後，移動臼蓋の前方へ指を入れ，股関節を90° 屈曲させても頚部と臼蓋の前方とが衝突(femoroacetabular impingement)しないことを確認する．

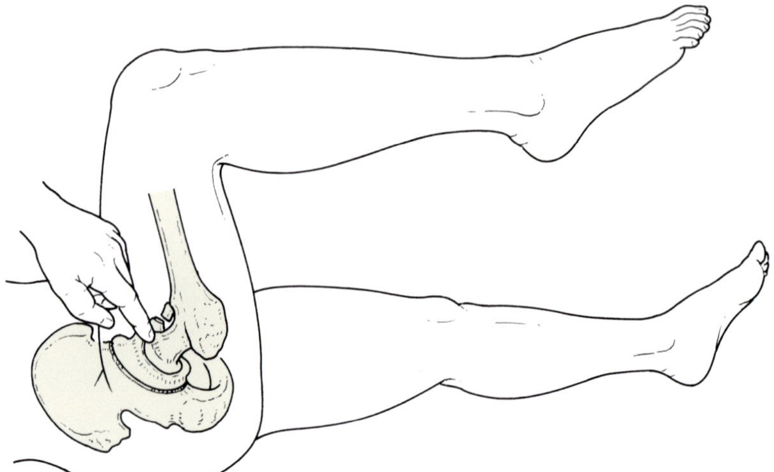

## 8…閉創する

- 自己血から作製したフィブリングルーを骨切り面に散布する.
- その後，最初に骨切りした上前腸骨棘を含む腸骨稜の骨片を整復し，ガイドピンを挿入して 20～30 mm のキャニュレーテッドキャンセラススクリューで固定する.
- サクションドレーンを挿入して皮下および皮膚を縫合する.

## 後療法

- ドレーンは術翌日に抜去，術後血栓防止対策を行い，患側足関節の自動運動を積極的に行うように指導する.
- 術後 1 日目から車椅子移乗開始，術後 2 日目から患側 10 kg 部分荷重で歩行練習を開始（以後 10 kg up/2 weeks），術後 2 週から 20 kg 部分荷重歩行訓練を開始，術後 4 週から 30 kg 部分荷重歩行訓練を開始，術後 6 週から 40 kg 部分荷重歩行訓練を開始，術後 8 週から全荷重歩行訓練を開始する.

## まとめ

- 本項でのポイントを念頭に CPO を行えば，比較的小さな皮切で外転筋群を剥離せずに十分な視野で手技を行うことが可能で，臼蓋の骨頭被覆の改善，臼蓋荷重部の水平化，骨頭の内方化を行うことができる.
- また，仰臥位での手術のため術中に股関節正面像を透視でき，臼蓋後捻の確認や矯正も行うことができる.

（中村好成，内藤正俊）

■文献

1. Takeyama A, et al. Prevalence of femoroacetabular impingement in Asian patients with osteoarthritis of the hip. Int Orthop 2009；33：1229–32.
2. Ninomiya S, Tagawa H. Rotational acetabular osteotomy for the dysplastic hip. J Bone Joint Surg Am 1984；66：430–6.
3. Naito M, et al. Curved periacetabular osteotomy for treatment of dysplastic hip. Clin Orthop 2005；433：129–35.
4. Ganz R, et al. A new periacetabular osteotomy for the treatment of hip dysplasias. Technique and preliminary results. Clin Orthop 1988；232：26–36.
5. Akiyoshi Y, et al. Blood flow of the gluteus medius muscle. An animal study. Int Orthop (SICOT) 1999；23：202–4.
6. Nakamura Y, et al. Acetabular cysts heal after successful periacetabular osteotomy. Clin Orthop 2006；454：120–6.
7. 糸満盛憲. CPO（Naito）の小さな工夫. 第 17 回 Hip Forum，熊本県阿蘇，2009 年 7 月 25 日.
8. Shiramizu K, et al. A quantitative anatomic characterization of the quadrilateral surface for periacetabular osteotomy. Clin Orthop 2004；418：157–61.
9. Teratani T, et al. Modified pubic osteotomy for medialization of the femoral head in periacetabular osteotomy. A retrospective study of 144 hips. Acta Orthop Scand 2008；79：474–82.
10. Ezoe M, et al. The prevalence of acetabular retroversion among various disorders of the hip. J Bone Joint Surg Am 2006；88：372–9.

骨盤骨切り術

# Chiari 骨盤骨切り術

## 手術の概要

- Chiari 骨盤骨切り術は，元来，先天性股関節脱臼に伴う臼蓋形成不全股に対して考案されたが，現在では成人期以降においても適応が拡大され良好な成績が得られている[1,2]．
- 原法では，仰臥位での前方アプローチにより行われる術式であるが，筆者らは，側臥位での大転子切離による外側進入方法を用いている．大転子切離による外側進入では，骨切りを行う位置の確認と，骨盤内方に向かっての切り上げを行うことが容易であり，また，大腿骨近位骨切り術を併用する場合にも同一術野で可能である[3]．
- 本法において骨盤骨切り術を行う際に，前方から後方までをドーム状に骨切りし，とくに dysplasia が著明な前方の被覆を十分かつ確実に行うことが最も必要な注意点と考えている．
- 骨盤骨切りを行い，移動させた遠位骨片および骨頭が内方移動することにより，外方化あるいは亜脱臼した骨頭への応力が軽減されることが，力学的な利点となる．
- 新臼蓋と被覆された骨頭とのあいだには関節包が介在することとなるが，本術式における最大の特徴は，この介在関節包の軟骨化生により病態が改善されうることである[4]．

### 適応

- 臼蓋形成不全を有する前期から末期までのあらゆる病期の二次性股関節症に適応があるが，以下の項目を考慮して決定する．
  - ①年齢：55 歳程度までを一応の適応と考えており，それ以上の年齢であれば人工股関節全置換術（total hip replacement：THR）を考慮する．
  - ②前期・初期：寛骨臼回転骨切り術単独では適応と考え難い骨頭変形が著明な例，関節不適合例においても適応となる．
  - ③進行期・末期：術前にすでに関節軟骨の変性・摩耗が進行しているこの病期にある青壮年期症例は，本術式の最も良い適応である．しかし，Chiari 手術単独での適応はなく，大腿骨外反骨切り術を併用する（Chiari 外反手術）．
- 両側施行例における出産では骨盤腔狭小化により帝王切開となる場合が多く，出産を希望する両側例においては，可能であれば一側は他の術式を考慮する．

### 手術のポイント

①体位：患側上の側臥位とする．側臥位の体位が後方に倒れていると，急峻となっていることが多い後壁部分の骨切りに難渋することとなるので注意する．

②皮切：15～20 cm の大転子後方を頂点とした後方凸の皮切を用いる．

③大腿筋膜張筋切離を皮切と同様に行う.
④大転子を切離し，中・小殿筋とともに上方へ反転し，Steinmann ピンを刺入して視野を確保する.
⑤カテラン針を刺入しながら関節裂隙を確認し，関節包を剥離露出する.
⑥ Kirschner 鋼線（K-wire）を刺入し，骨切りを行う高さと角度を決定する.
⑦大坐骨切痕部分にレトラクターを挿入し，Tuke bone saw を使用してドーム状に臼蓋骨切りを行う.
⑧前方から後方まで骨盤骨切りが完了したことを確認し，股関節外転位にて下方骨片の内方移動を行う.
⑨必要であれば，大腿骨側の骨切りを行い，大転子を再固定する.
⑩創を閉鎖した後，X 線透視下に，骨盤移動を確認しながら，経皮的に K-wire を刺入して移動骨片を固定する.

## 手術手技の実際

### 1 … 手術体位と皮切

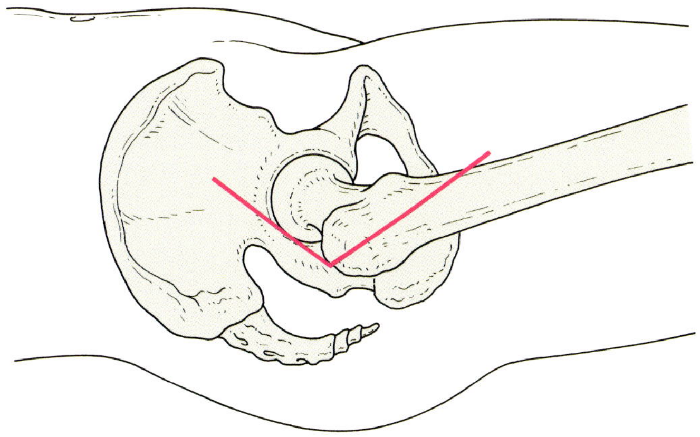

- 患側上の完全側臥位とし，患肢は末梢まで完全に消毒した後にドレッシングを行う.
- 大転子の後方を頂点とする 15～20 cm の後方凸の皮切を行う．大腿骨骨切り術を併用する場合には，遠位皮切を延長する.

**▶ポイント**

**固定器の設置位置と体位**

- X 線非透過性の固定器を使用する場合，設置位置が高すぎると，骨切りを行う際に参考とする涙痕が識別できなくなるので，恥骨結合部分までの高さにとどめる.
- 側臥位の体位が後方に倒れていると，急峻となっていることが多い後壁部分の骨切りに難渋することとなるので注意する.

## ❷…大腿筋膜張筋を切開し，大転子を切離する

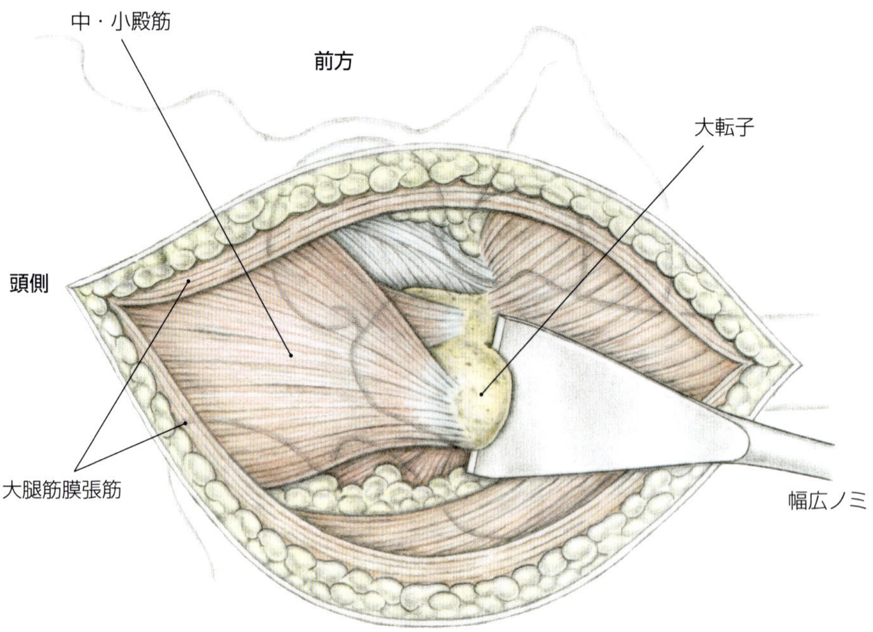


- 皮切と同様に，大腿筋膜張筋をカーブ状に切開する．
- 膝関節を屈曲位として正確な内・外旋中間位を確認し，方向を定めて大転子を幅広ノミで切離する．

> **▶ 手技のコツ**
>
> **展開が十分できない場合**
>
> - 切離後に大腿筋膜張筋の緊張が強く，以後の展開が十分にできなければ，筋膜の後方部分を横切すると，展開が容易となる．

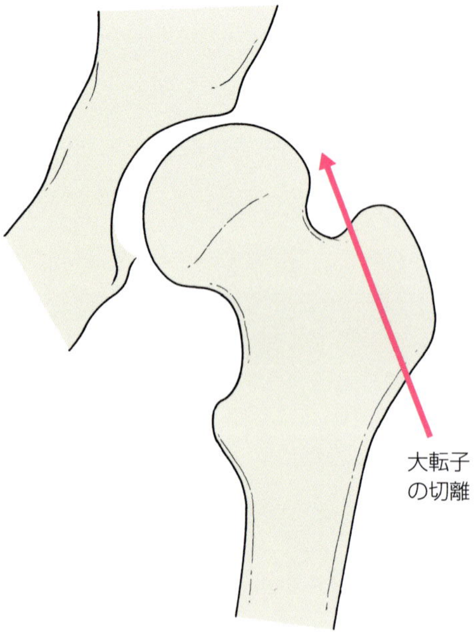


## ❸…臼蓋部分を展開する

- 切離した大転子に付着した中・小殿筋を，剥離子を使用して関節包から剥離する．上方→後方→前方と剥離を進めて関節包を露出し，後方および前方にはレトラクターを挿入し，上方には Steinmann ピンを 3～5 本刺入して視野を確保する．

## ❹…骨切り高位と切り上げ角を確認する

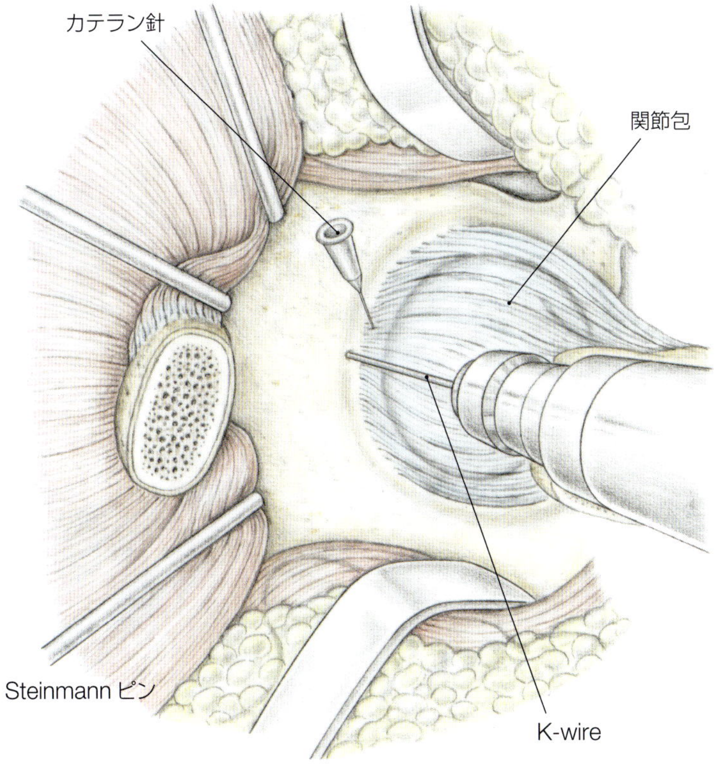


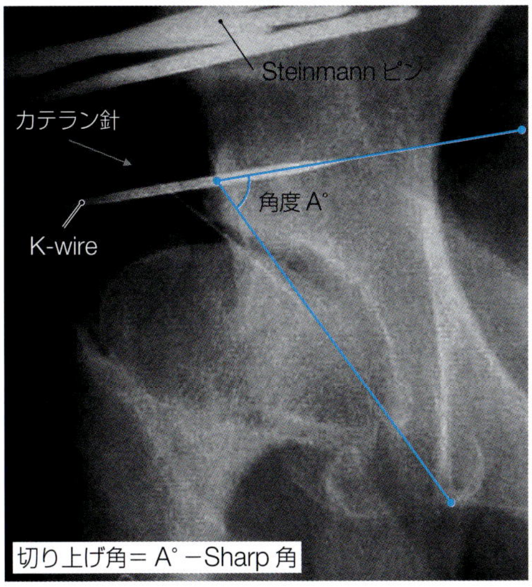


**[1] 骨切り高位と切り上げ角の確認**

**▶ポイント**

**低すぎる位置での骨切りを避ける**

- 骨切りの高さは，肥厚した関節包を切除してまで関節裂隙直上にする必要はない．軟骨化生を期待する関節包を，必要以上に切除して低すぎる位置での骨切りを行うことは，むしろ成績を不良にする因子となる．

- カテラン針を刺入しながら関節裂隙を確認し，臼蓋にK-wire を刺入してコントロール X 線撮影を行うことで，骨切り部分の高さと予定する切り上げ角度を推定する **[1]**.

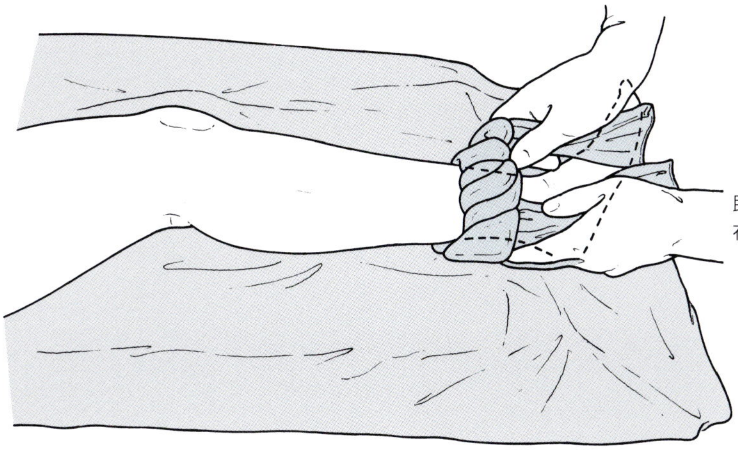


- 関節裂隙を確認する際には，助手が徒手的に患肢を牽引する．
- 関節包を剥離する際に，臼蓋付着部から破断させることは絶対に避けなければならない．関節包は前期・初期では薄く，進行期・末期では肥厚している．

## 5…ドーム状に骨盤骨切りを行う

- 大坐骨切痕にレトラクター（腸ヘラ）を挿入し，骨盤骨切りの際に，坐骨神経ならびに内方での血管の損傷を防ぐ．

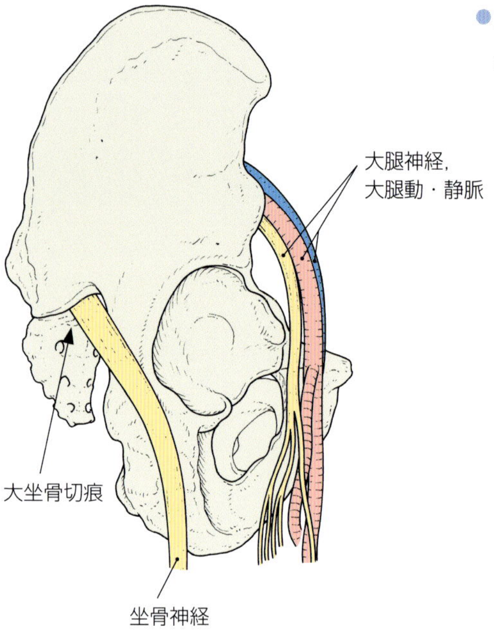


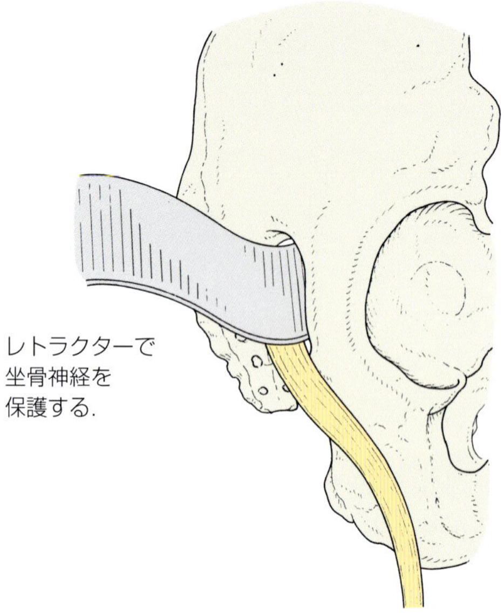


- 切り上げ角は少なくとも，上方に正（0° 以上）となるように行う．
- Tuke bone saw を用いて前方から後方にかけてドーム状に骨切りを行う．後方は急峻で，骨膜が厚く，切り残しがないかを，ノミを骨切り部に挿入して確認する．

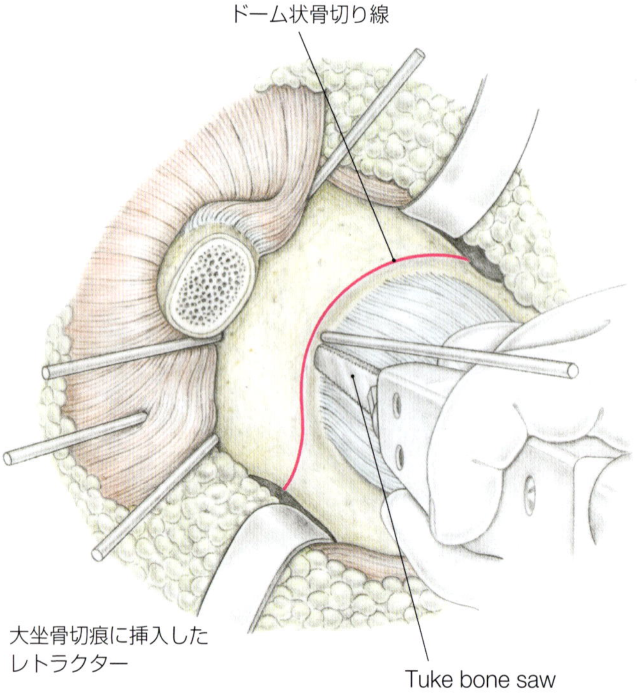


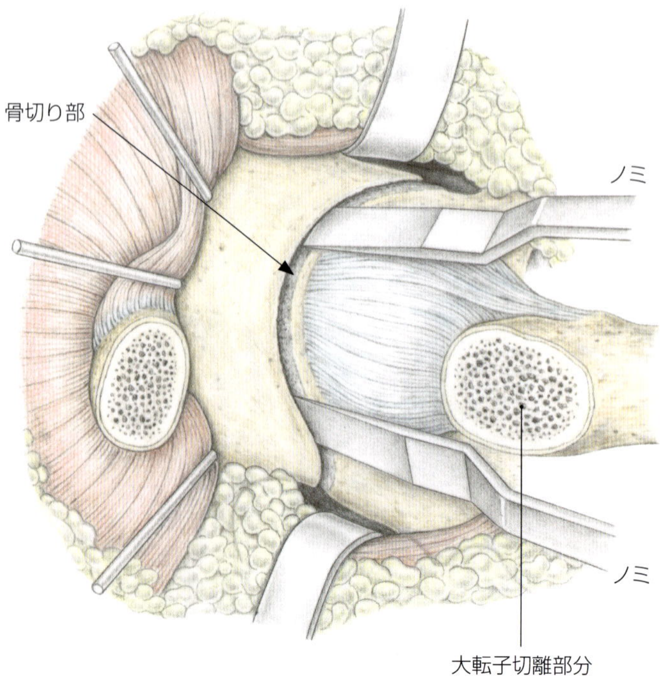


**▶ポイント**

**前方の骨切りを正確に行う**

- 臼蓋形成不全に伴う股関節症の主な原因は前方であるため，前方をしっかりとドーム状に骨切りし，前方の被覆を確実に獲得することに留意する．

## ⑥…大腿骨の骨切りを行い，大転子を再固定する

- 必要であれば，大腿骨の骨切りを行った後に，大転子を再固定する．
- 大転子は，引き下げすぎた位置での固定は避ける．

## ⑦…閉創して，経皮的に移動骨盤を固定する

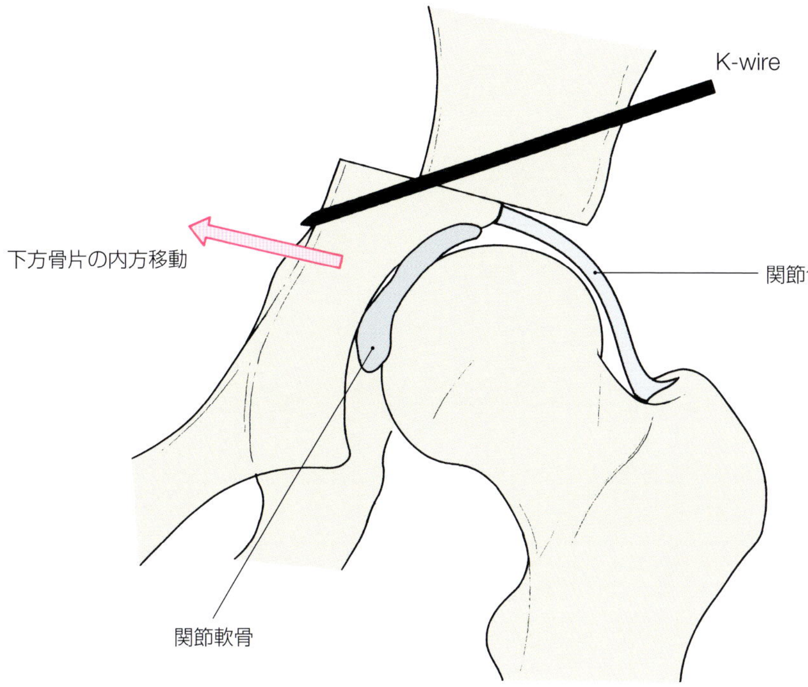


- 閉創後に，X 線透視下に股関節外転位で大転子部分を圧迫すると，下方骨片は内方移動する．骨盤の移動を確認しながら，経皮的に 2.4 mm 径 K-wire にて固定する．

### 後療法

- 術後 3 日目までに，疼痛がなければベッドサイド座位を行い，車椅子移乗を目標とする．患肢を保持することで車椅子への移乗は容易となる．
- 術後 1 週から CPM（持続的関節他動運動）器を使用して関節運動を促す．可動域獲得の目的ではなく，あくまで軟骨再生を期待する目的で行うので，疼痛のない範囲（屈曲 60° 程度まで）で行う．
- 経皮的 pinning を行った K-wire は，術後，骨切り部分が安定する 4～6 週間後に抜去する．
- 荷重については，術後 5～7 日目から toe touch のみでの起立・歩行練習を開始している．全荷重時期に関しては，前期・初期については，原則的に疼痛がなければ術後 2 か月程度での全荷重を目標とするが，進行期・末期例に関しては，X 線撮影像を中心とした術後経過を注意深く観察しながら慎重に行う必要がある．

## まとめ

- 大転子切離を行う外側進入法により，確実な前方部分の被覆を獲得するドーム状の骨盤骨切りと必要に応じて外反骨切りを比較的容易に同一皮切で行うことが可能である．
- 骨盤内壁を直視できないことによる危険性に注意し，確実な展開を行うことが重要である．
- 進行期・末期例に対しては，大腿骨外反骨切り術との併用が必要で，症例に応じては，臼蓋骨切り部分への骨移植術やハムストリングス切離術などの併用手術を考慮する[5,6]．

（大川孝浩）

### ■文献


1. Chiari K. Medial displacement osteotomy of the pelvis. Clin Orthop 1974；98：55–71.
2. 井上明生ほか．変形性股関節症に対する Chiari 骨盤骨切り術の成績（10 年以上）．Hip Joint 1997；23：60–4.
3. Inoue A, et al. Chiari pelvic osteotomy for coxarthrosis in adults. J Orthop Surg Techniques 1990；5：105–11.
4. Hiranuma S, et al. Changes in the interposed capsule after Chiari osteotomy. An experimental study on rabbits with acetabular dysplasia. J Bone Joint Surg Br 1992；74：463–7.
5. 大川孝浩ほか．進行期・末期股関節症に対する関節温存手術としての Chiari 手術の工夫．MB Orthopaedics 2006；19：39–47.
6. 熊谷　優ほか．進行期・末期変形性股関節症に対する関節温存手術— Chiari 手術の変遷および治療成績．Hip Joint 2006；32：55–8.

骨盤骨切り術

# 臼蓋棚形成術（Spitzy 変法）

MOVIE

## 手術の概要

- 臼蓋形成不全をもとにした前・初期変形性股関節症に対する手術的治療の一つに臼蓋形成術がある．本項では他の骨盤骨切り術と区別するため臼蓋“棚”形成術と記載する．
- Spitzy 原法は移植骨を臼蓋縁に庇状に打ち込み骨頭を被覆する方法であるが，これに臼蓋直上の腸骨外側皮質骨を垂直方向に縦割りして側方に開く tectoplasty を加えた Spitzy 変法について述べる．
- 基本原理は移植骨で骨頭を被覆し介在する関節包が徐々に線維軟骨化することで安定性を獲得するというものであるが，関節唇にかかる剪断力を上方から押さえることで安定化させる作用も有していると思われる．
- 他の臼蓋形成術と比較すると低侵襲であることと，自然経過をより悪くしないことが特徴である[1)]．一方，進行期・末期変形性股関節症に対しての成績は劣る[2, 3)]．

### 適応

- 臼蓋形成不全をもとにした変形性股関節症のうち，前股関節症で，とくに 30 歳未満が最も良い適応である．
- 初期関節症で 30 歳以上でも手術可能な症例もあるが，関節唇の損傷の程度で成績が左右されると思われる．以前は関節造影で適応を決定していたが，最近では MRI で関節唇の評価を行っている．
- 進行期関節症に対しては良好な長期成績は望めないが，time saving は可能なことがある[1)]．その場合，大腿骨骨切りを併用することもある．
- 術前の臼蓋角，CE 角は適応の決定に影響しない[3, 4)]．亜脱臼股に対しても手術可能である．

### 手術のポイント

①体位：半側臥位または側臥位で行う．
②皮切：腸骨稜から上前腸骨棘を経て大腿筋膜張筋の前縁に沿って大腿の前面上に延長する．Smith-Petersen の前外側進入法に準ずる．
③中殿筋を腸骨稜から皮質骨を付着させたまま剥離する．
④大腿筋膜前縁を切開する．
⑤大腿筋膜張筋，中殿筋を腸骨外板から剥離し大腿直筋反回頭を露出する．
⑥大腿直筋反回頭を切離して関節包を露出する．
⑦臼蓋縁に Kirschner 鋼線（K-wire）2 本を刺入し，X 線写真または X 線透視で高位を確認する．
⑧腸骨外板から採骨を行う．下層の海綿骨も採骨する．

⑨高位（筆者は関節包直上，具体的には反回頭を剥離した部分を用いる）を確認した後，移植骨挿入用の横溝を作製する．
⑩横溝の前・後縁に沿って垂直方向に溝を作り，新臼蓋の外壁を弯曲ノミで持ち上げて骨弁を作製する．
⑪移植骨を横溝に挿入して打ち込み，安定性が確認された後に弯曲ノミを外し，海綿骨を移植する．
⑫洗浄後，骨片付きの中殿筋付着部を腸骨に縫着し，大腿筋膜張筋筋膜を縫合，皮膚を縫合して手術を終了する．

## 手術手技の実際

### 1…手術体位と皮切

- 側臥位，または半側臥位とする．第2助手が患肢の肢位を適宜コントロールし，筋緊張を和らげると術野の展開が容易となる．
- 皮切は，腸骨稜から上前腸骨棘を経て大腿筋膜張筋の前縁に沿って大腿の前面上に延長する．Smith-Petersen の前外側進入法に準ずる．

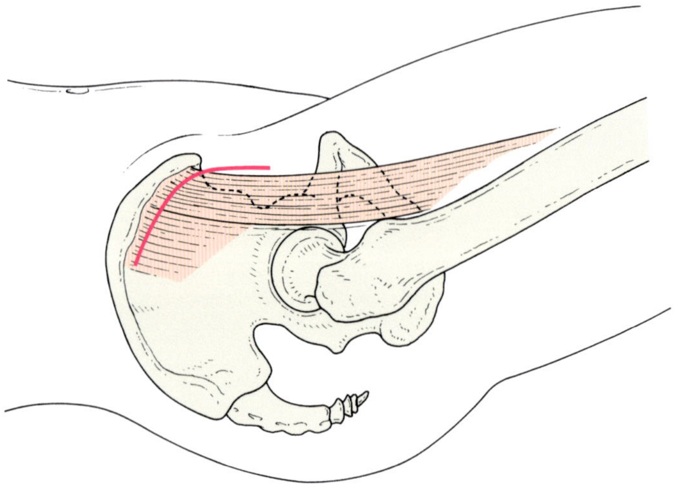

### 2…腸骨稜から中殿筋，大腿筋膜張筋付着部を剥離し，大腿筋膜張筋筋膜を切開する

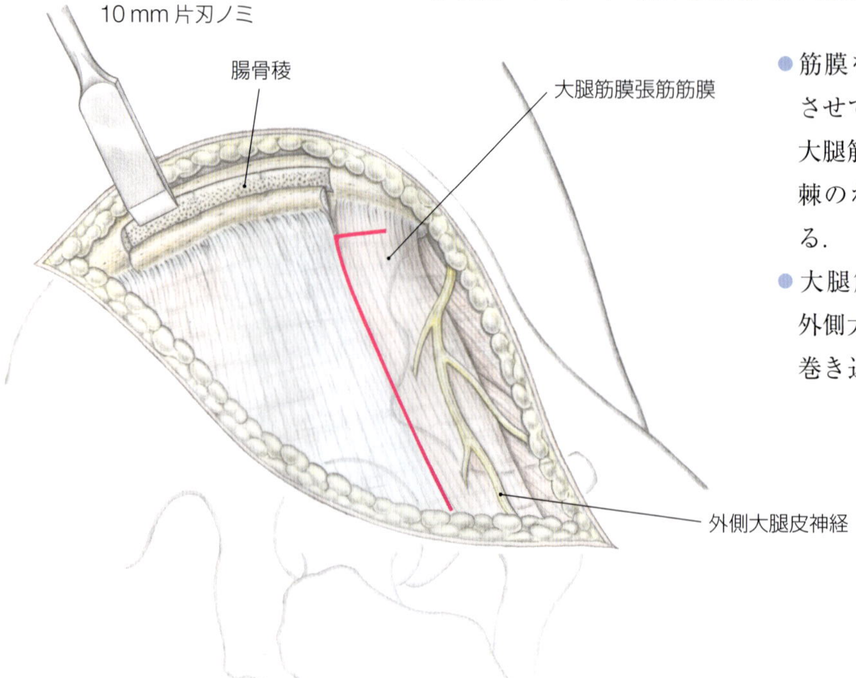


- 筋膜を切開し，皮質骨を約5～7 mm 付着させて10 mm 片刃ノミを使用して中殿筋，大腿筋膜張筋付着部を剥離する．上前腸骨棘のわずかに手前まで皮質骨を付着させる．
- 大腿筋膜張筋の筋膜をL字状に切開し，外側大腿皮神経を保護するように中枢側に巻き込むように展開する．

## ❸…中殿筋，大腿筋膜張筋を腸骨外板から剥離し大腿直筋反回頭を露出する

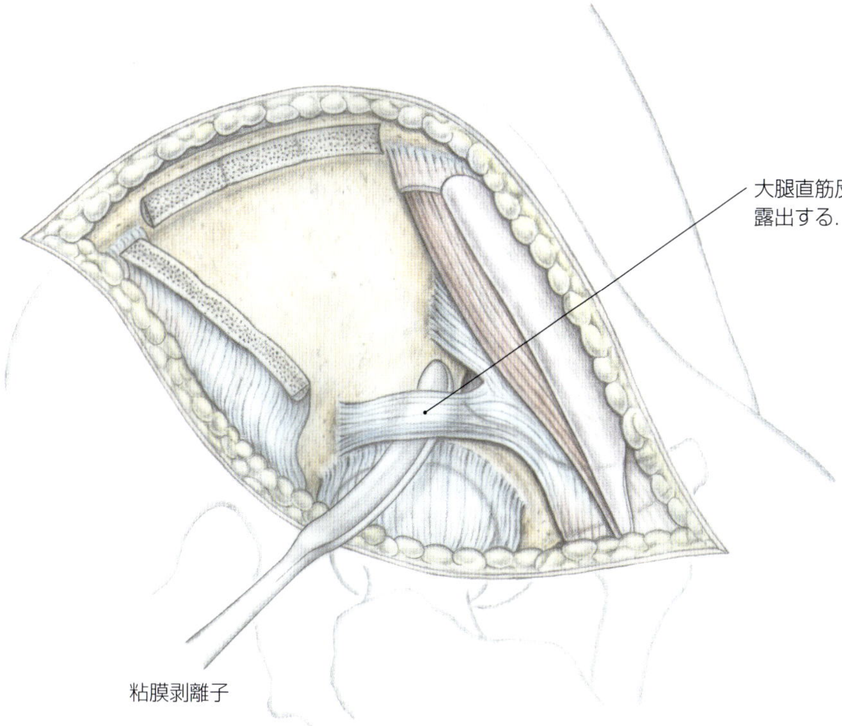


- 大腿直筋反回頭は光沢のある腱組織なので容易に見つけることができる．
- 粘膜剥離子を用いて丁寧に切離を行う．大腿直筋反回頭の腱組織は前後に十分な幅をもって切除したほうが，後の横溝作製，移植骨挿入が容易となる．
- 関節包が肥厚している場合は，半分程度腸骨外板から剥離する．
- 大腿直筋反回頭の腱の切除が不十分だと棚が高い位置になるため注意を要する．

## ❹…臼蓋縁の高位を決定する

- 2.0 mm 径の Kirschner 鋼線を 2 本，または 10 mm 両刃ノミを臼蓋縁に打ち込み，X 線写真または X 線透視で確認する．

**▶ポイント**

**Kirschner 鋼線の刺入**

- Kirschner 鋼線を刺入する角度はできるだけ水平か，関節包に沿った角度にする．3D-CT などで術前に刺入部位を決定しておく．臼蓋直上の腸骨外板の隆起などを目標にするとよい．

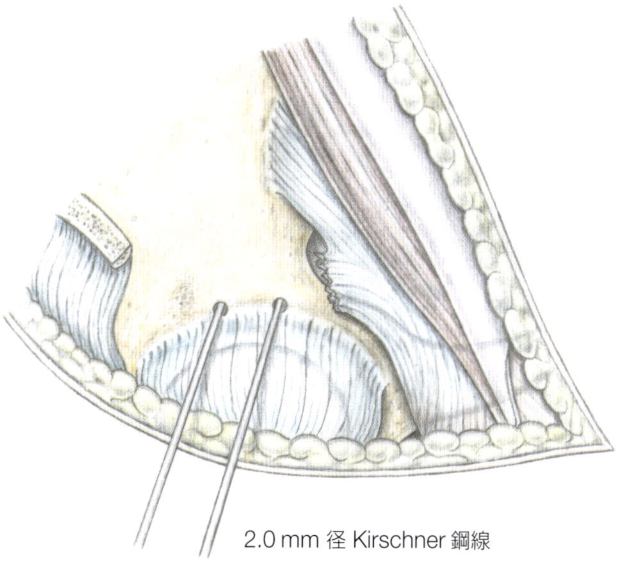

## 5…移植骨を採取する

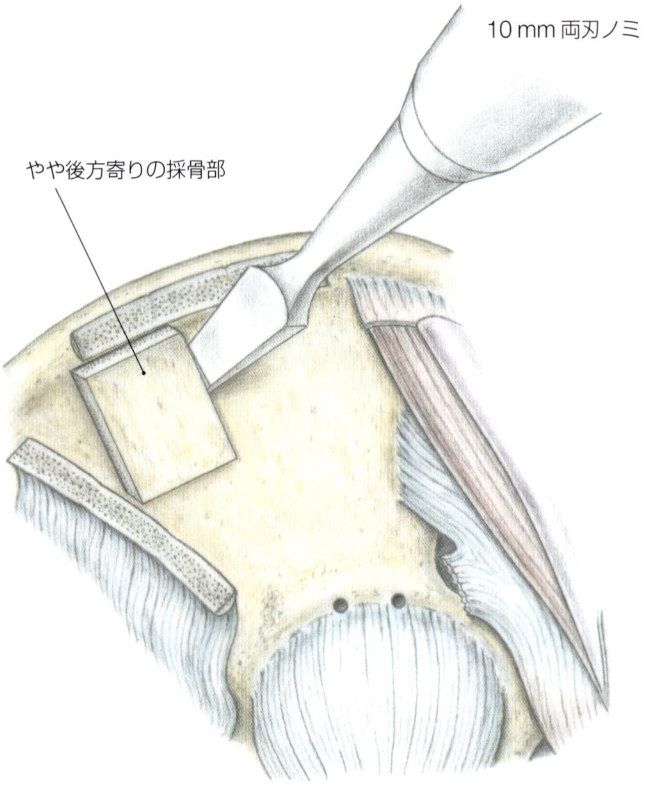


- 10 mm 両刃ノミを使用し，20 mm×30 mm 程度の腸骨外板をやや後方寄りの部位から採取する．可能であればやや前方部分の皮質骨も短冊状に採骨する．
- 腸骨海綿骨も採骨部位下層から可能な限り採取するが，できるだけ腸骨内板は温存したほうが術後の疼痛が軽減される．

## 6…横溝を作製し，腸骨外板を垂直骨切りする

- 確認した高位で横溝を作製する．このとき筆者は弯曲ノミを用いるが，high speed bar を利用することもできる．先述のように軟部組織が多く残存すると高い位置に棚ができる．
- しかし，臼蓋軟骨下骨ぎりぎりを狙いすぎて関節軟骨に切り込まないように注意を要する．関節内に入るぐらいならやや高位に作製するほうがましである[5]．
- 垂直骨切りは 10 mm 両刃ノミを使用し，移植骨を差し込む横溝の荷重する方向に約 20 mm の幅で作製する．

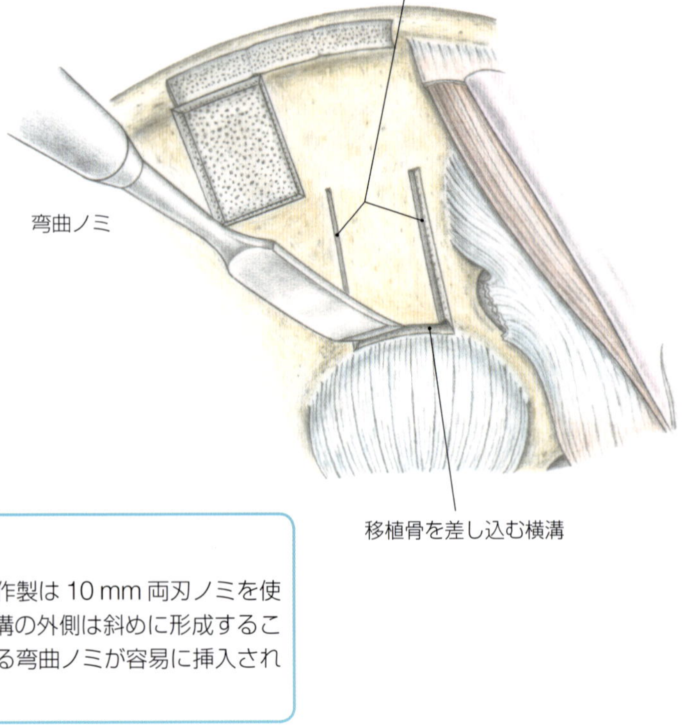


**▶ 手技のコツ**

**垂直溝の作製**

- 腸骨外板の垂直溝作製は 10 mm 両刃ノミを使用するが，2 本の溝の外側は斜めに形成することで，後で使用する弯曲ノミが容易に挿入される．

## ❼…臼蓋棚形成と骨移植を行う

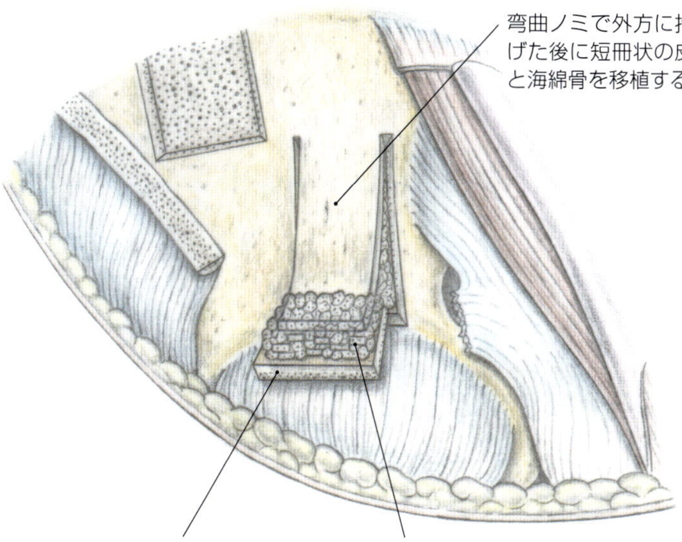
弯曲ノミで外方に持ち上げた後に短冊状の皮質骨と海綿骨を移植する.
わずかにtaper形状にした移植骨で臼蓋棚を形成する.
海綿骨が残れば棚の上方に骨移植を行う.

- 弯曲ノミで2本の垂直骨切り部を連結させて外方に持ち上げる.
- 腸骨外板を持ち上げる際は骨折を生じないように慎重に行うが，助手に骨弁の上方を指で押さえさせると骨折が回避される.
- 持ち上げた外板の隙間に短冊状の皮質骨と海綿骨を移植し，もし海綿骨が残れば作製した棚の上方に骨移植を行う.
- 腸骨外板が骨折した場合，骨吸収性螺子などを用いて固定する.
- 骨弁が十分に持ち上がらない場合は，わざと骨折させて螺子で固定させたほうがよいという意見もある.

**▶ポイント**

**移植骨は taper 形状にする**

- 腸骨外板から採取した移植骨をわずかに taper 形状に形成し，横溝に挿入して打ち込む.

## ❽…中殿筋，大腿筋膜張筋付着部を腸骨稜へ縫合し，修復する

- 腸骨稜に2.0 mm径の Kirschner 鋼線を用いて孔を作製し，2号合成吸収糸にて縫合を行う．大腿筋膜の修復時も誤って神経を巻き込まないように注意する.
- 通常ドレーンチューブは留置しないが，出血がやや多い場合は閉鎖式吸引ドレナージを使用することもある.

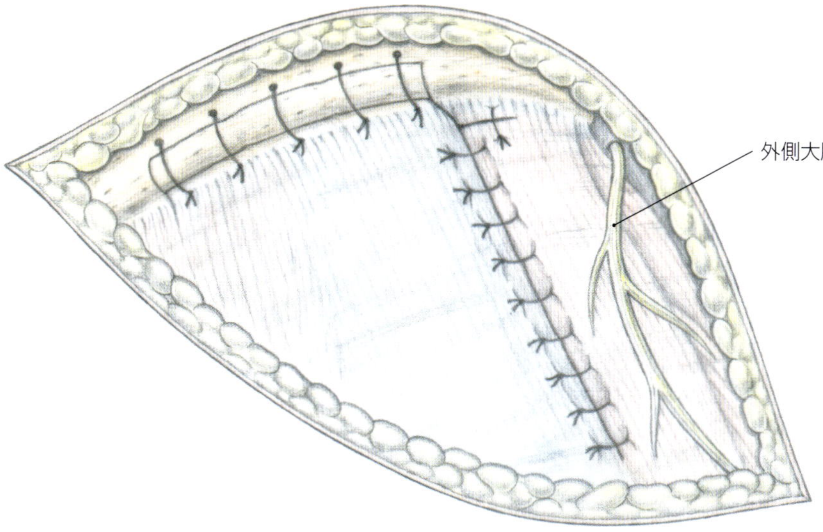
外側大腿皮神経

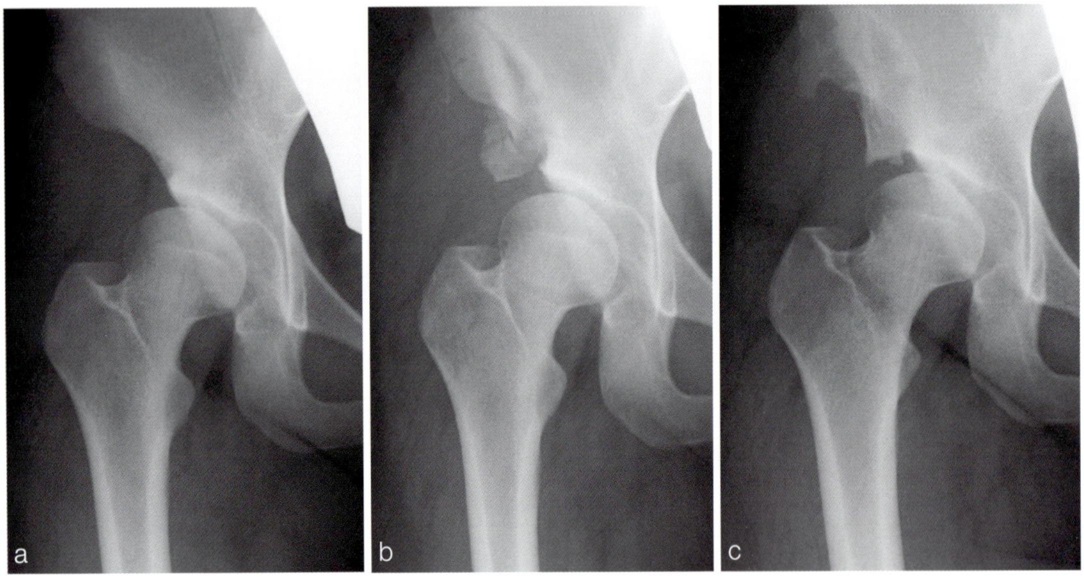


**[1] 前股関節症（22 歳，女性）**
a：術前，b：術直後，c：術後 1 年.
移植骨と腸骨外板のリモデリングを認める.

## 症例呈示

- **[1]** は前股関節症（22 歳，女性）の術前，術直後，術後 1 年の単純 X 線像である．術前 JOA 点数 78 点が，術後 1 年で 100 点に改善した．

## 後療法

- 以前は約 3 週間，患肢を介達牽引していたが，現在は行っていない．一般的には術翌日から座位を許可し，2～3 日後から車椅子移乗を行う．荷重は術後 2 週間は接地程度とし，3 週目から 1/3 荷重訓練を開始する．中殿筋付着部の安定化が得られるまでは部分荷重を勧めている．2 本松葉杖歩行が安定していれば退院を許可し，疼痛に応じた荷重制限を行う．3～6 か月で外転筋力が回復すれば松葉杖を除去する．

## まとめ

- 前・初期変形性股関節症に対しては関節外の手術である臼蓋棚形成術は安全で低侵襲な手術である．適応を考慮し手術手技を向上させることで，さらに良好な成績が得られることが期待される．

（西坂文章，福田寛二）

### ■文献


1. 中村知寿ほか．棚形成術の適応と限界．関節外科 2007；26：85–91.
2. Nishimatsu H, et al. The modified Spitzy shelf operation for patients with dysplasia of the hip. A 24-year follow-up study. J Bone Joint Surg Br 2002；84：647–52.
3. Fawzy E, et al. Is there a place for shelf acetabuloplasty in the management of adult acetabular dysplasia? J Bone Joint Surg Br 2005；87：1197–202.
4. Hamanishi C, et al. The Spitzy shelf operation for the dysplastic hip: Retrospective 10（5-25）year study of 124 cases. Acta Orthop Scand 1992；63：273–7.
5. 田中清介，杉岡洋一編．変形性股関節症．臼蓋形成術．臨床整形外科手術全書 第 12 巻 成人股関節．東京：金原出版；1995. p. 63–71.

大腿骨骨切り術

# 大腿骨転子間弯曲内反骨切り術

MOVIE

## 手術の概要

- 大腿骨転子間弯曲内反骨切り術は，特発性大腿骨頭壊死症ならびに臼蓋形成不全に起因する二次性変形性股関節症に対する関節温存手術として適応されている術式である[1]．
- 転子下楔状内反骨切り術との最も大きい相違点は，脚短縮が小さいことと筋組織への侵襲が小さいことである．

### 適応

- 特発性大腿骨頭壊死症においては，病型 C1 で X 線外転位正面像にて臼荷重部に対して骨頭健常部が 1/3 以上となる症例が適応である．病期は Stage 3 までである．病型 C2 には適応はなく，大腿骨頭回転骨切り術を考慮すべきである[2, 3]．
- 臼蓋形成不全に起因する二次性変形性股関節症においては，形成不全の程度が比較的軽度，すなわち CE 角 10° 以上程度で，X 線外転位正面像にて関節適合性の改善する症例が適応である．病期は前関節症ならびに初期例が適応となる **[1]**．CE 角 10° 未満の中等度から高度の臼蓋形成不全に対しては寛骨臼回転骨切り術などを考慮すべきである[4]．

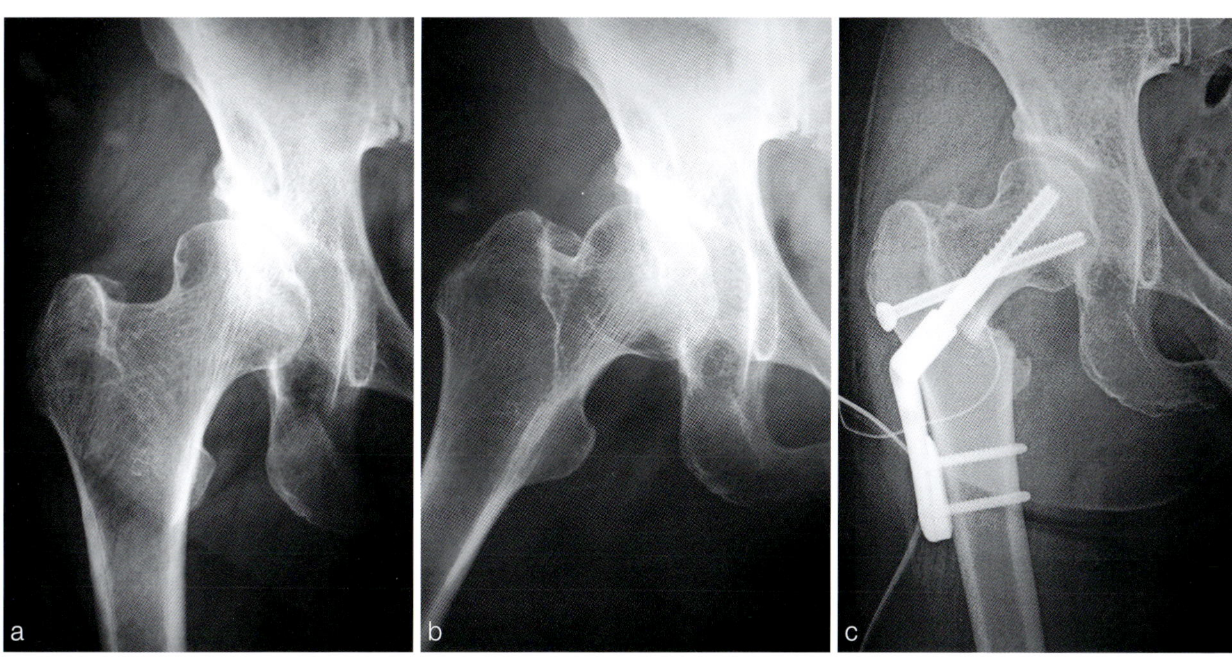


**[1] 二次性変形性股関節症（35 歳，女性）**
CE 角 10°．
a：術前正面像，b：外転位正面像，c：術後正面像．

## 手術のポイント

①術前計画：股関節正面像と外転位正面像から骨切り中心ならびに骨切りの曲率半径を算出する.
②体位と皮切：側臥位とし，大転子を中心に約 15 cm の皮膚切開を行う.
③大転子後方を展開する.
④大転子後面で小転子を確認後，骨膜下に転子間稜を中枢に向かって展開する.
⑤骨切り線を決定する.
⑥骨切り線に沿って，直径 2〜2.5 mm の Kirschner 鋼線にて大転子後面から前面に向かってマーキングを行う.
⑦マーキングに沿って直径 10〜15 mm の両刃ノミで小転子から中枢に向かって骨切りを行う.
⑧骨切りがおおむね終わったところで，内旋を強めると骨切り面が開く．骨頭側の中枢部に小殿筋の腱成分が付着していれば切離する.
⑨直径 2〜2.5 mm の Steinmann ピンにて仮固定を行う.
⑩透視にて内反角度が適切であることを確認し，骨切り用プレートにて内固定する.
⑪創閉鎖を行う.

# 手術手技の実際

## 1…術前計画を立てる

- 股関節正面像と外転位正面像から骨切り中心ならびに骨切りの曲率半径を算出し，動態撮影で得られた理想的位置に骨頭を移動させ，移動前の任意の 2 点（A，B）と移動後の 2 点（A′，B′）を移動前後で結び，その垂直 2 等分線が交わる点を骨切り中心とする.

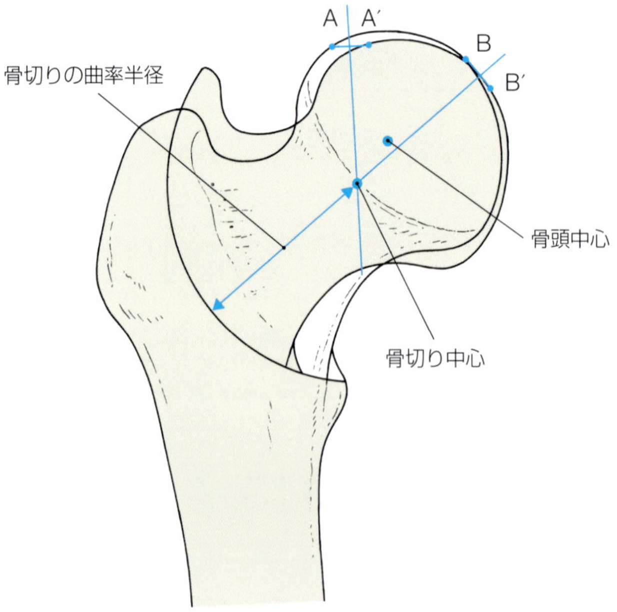


### ポイント

**骨切りによる回転中心の移動**

- 回転中心は遠位外側へ移動し，大転子の外方化も得られる.

## ❷…手術体位と皮切

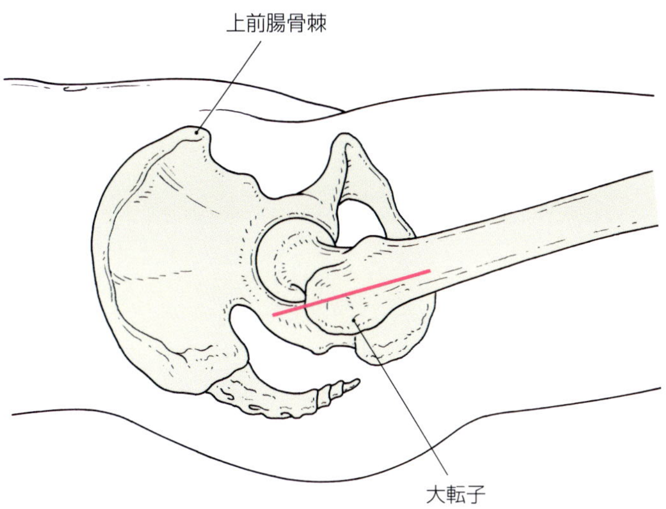


- 側臥位で行う．骨盤を強固に固定する必要はなく，後方は胸椎部と仙骨部，前方は胸骨部に支持具を当てる．
- 大転子を中心に約 15 cm の外側縦切開を行う．

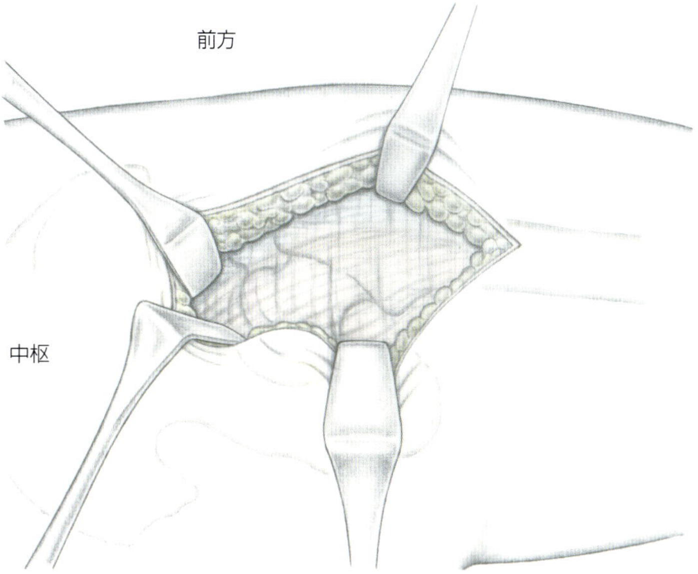


## ❸…大転子後方を展開する

- 大腿筋膜を皮切に沿って切開し，大転子後方を展開する．

## ❹…転子間稜を展開する

- 助手に股関節伸展・内旋位を保持させ，大腿方形筋の末梢部を大転子後面から切離して小転子を展開する．小転子の上下にホーマン鉤を挿入して，転子間稜を骨膜下に展開する．転子間稜の中枢では梨状筋腱を確認しておく．

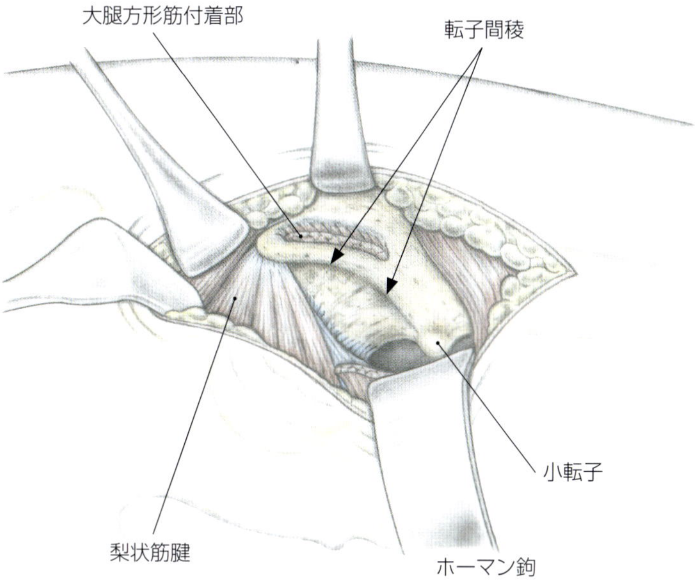


- 転子間稜の内側には骨頭への栄養血管が存在していることに注意する．

**▶手技のコツ**

**ホーマン鉤を 2 本挿入する場合**

- 小転子の上下に 2 本のホーマン鉤を挿入してもよいが，その場合は先端が 2 つに分かれたホーマン鉤が有用である．

## ❺…骨切り線を決定する

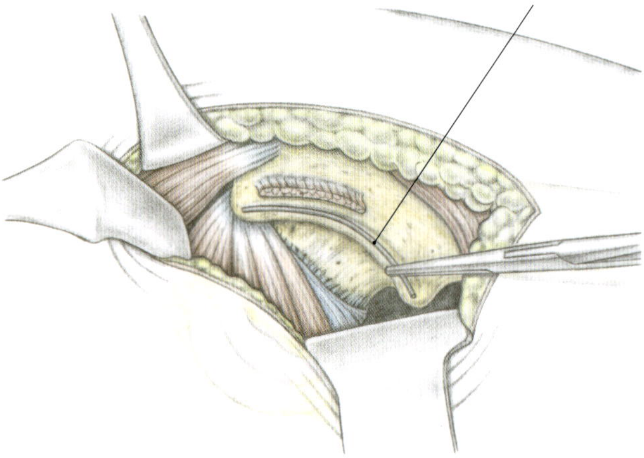


● 術前計画で算出した曲率半径に弯曲させた Kirschner 鋼線を小転子から転子間稜に置いて，術中透視にて骨切り線を確認する．

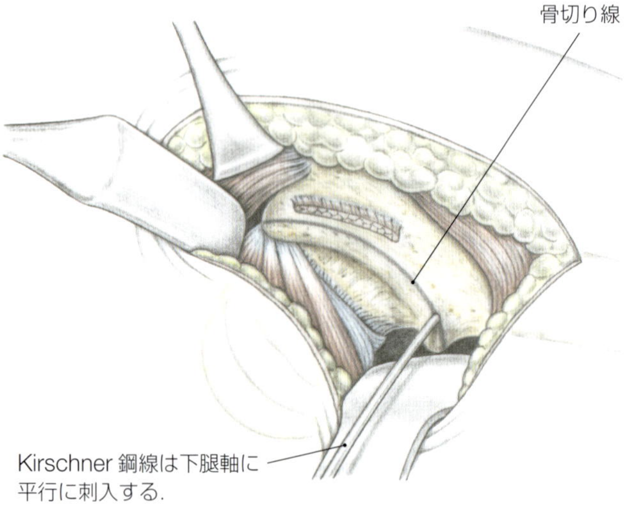


## ❻…骨切り線のマーキング

● 骨切り線すなわち，弯曲させた Kirschner 鋼線に沿って，小転子部から中枢に向かって径 2〜2.5 mm の Kirschner 鋼線でマーキングを行う．この際，Kirschner 鋼線は前方の骨皮質も貫く．Kirschner 鋼線の方向は，下腿軸に平行となるのが基本である．

**▶ポイント**

**Kirschner 鋼線の刺入方向**

● 膝関節 90° 屈曲位での下腿軸に平行となる．

## ❼…骨切りを行う

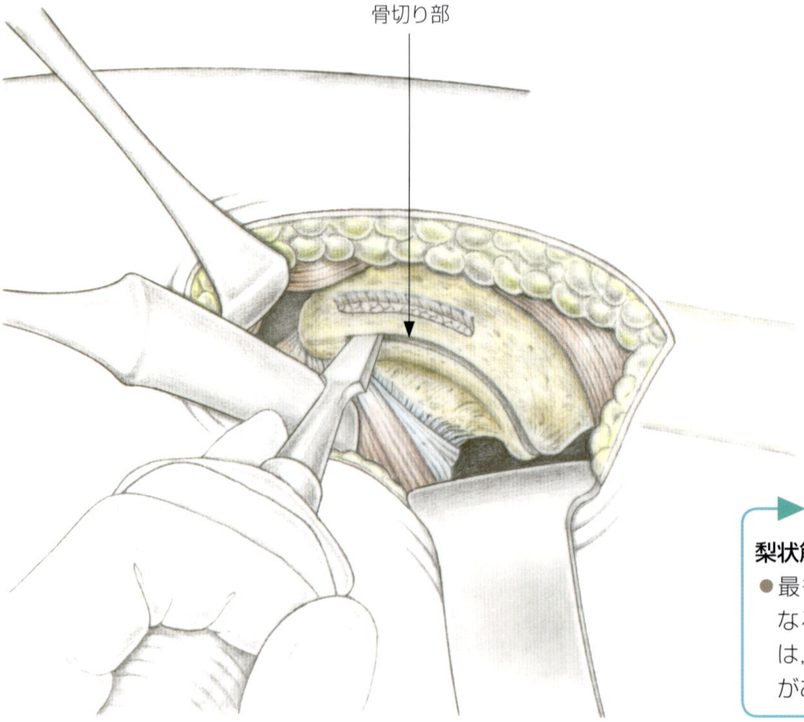


● マーキングに沿い，小転子部から中枢に向かって幅 10〜15 mm の両刃ノミで骨切りを行う．最も中枢部の骨切りは梨状筋腱のすぐ外側となる．梨状筋腱の内側へのノミの刺入は，骨頭の栄養血管の損傷の可能性があり，行ってはいけない．

**▶ピットフォール**

**梨状筋腱の内側へはノミを刺入しない**

● 最も中枢の骨切りは梨状筋腱の外側となる．梨状筋腱の内側へのノミの刺入は，骨頭の栄養血管を損傷する可能性がある．

## 8…小殿筋腱を切離する

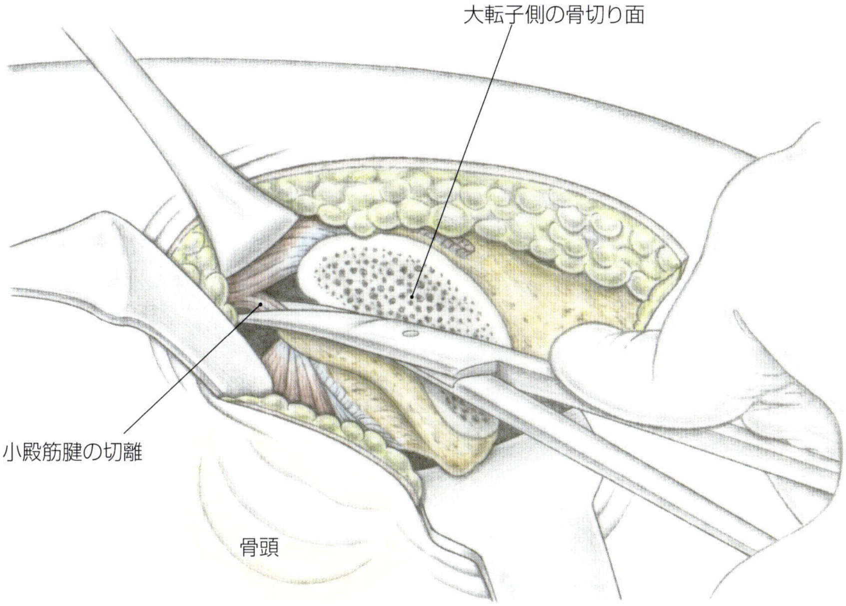


- 骨切りが終了したところで，内旋を強めると骨切り面が後方で開くので，大転子前方骨皮質の骨切りが不十分な部位には骨切りを追加する．骨頭側の中枢部に小殿筋の腱成分が付着していれば切離する．

## 9…骨頭の内反移動後に仮固定する

- 術者は二双鉤を骨頭の小転子部に掛けて中枢方向に牽引しつつ，助手は足関節部を把持して股関節を外転位から内転位へと末梢方向に牽引すると骨頭の内反移動が得られる．ここで，径 2～2.5 mm の Steinmann ピンで大転子中央部分から仮固定を行う［2］．

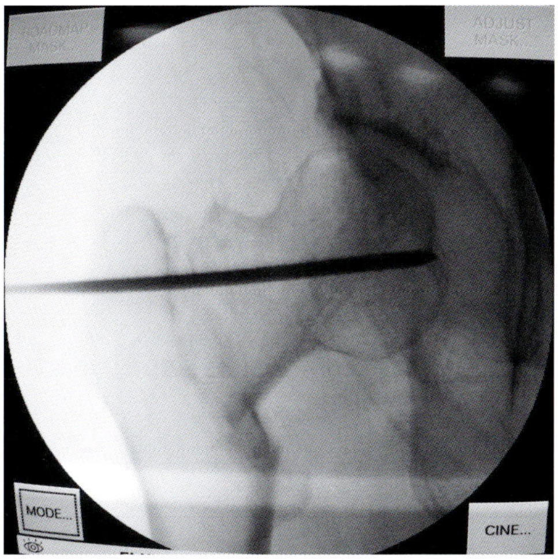


**[2] 骨頭の内反移動後の仮固定**
直径 2～2.5 mm の Steinmann ピンにて仮固定を行い，透視にて内反角度が適切であることを確認する．

## ⑩…内固定を行い，創閉鎖

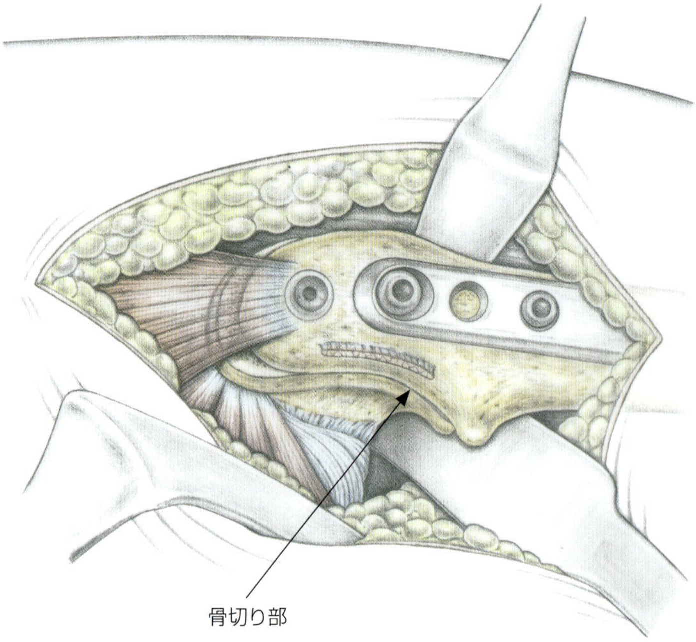


- 透視にて，術前計画の内反角度が得られていることを確認した後，骨切り用プレート（HOP System®，ナカシマメディカル）を用いて内固定を行う．
- 持続吸引ドレーンを小転子部に留置し，大腿筋膜，皮下組織および皮膚縫合を行う．

## 後療法

- 術翌日から車椅子を許可する．
- 術後 5～6 週目から部分荷重を行い，全荷重歩行はおおむね 4 か月からとなる．

## まとめ

- 転子間弯曲内反骨切り術の適応，術前計画，手術手技について概説した．

（安永裕司，山崎琢磨，越智光夫）

### ■文献


1. 西尾篤人．先天性股関節亜脱臼障害に対する転子部彎曲内反骨切り術．伊丹康人，西尾篤人編．整形外科 MOOK 36．先天股脱の観血的治療．東京：金原出版；1984. p.201–9.
2. Sakano S, et al. Curved intertrochanteric varus osteotomy for osteonecrosis of the femoral head. J Bone Joint Surg Br 2004；86：359–65.
3. Ikemura S, et al. Leg-length discrepancy after transtrochanteric curved varus osteotomy for osteonecrosis of the femoral head. J Bone Joint Surg Br 2007；89：725–9.
4. Yasunaga Y, et al. Curved varus osteotomy for minimal dysplastic hip in patients older than 45 years of age：Comparison with rotational acetabular osteotomy. J Orthop Sci 2005；10：264–9.

大腿骨骨切り術

# 大腿骨外反屈曲骨切り術

## 手術の概要

- 青壮年期の進行期～末期変形性股関節症（OA）に対して，正しい適応のもと，適切な手技で行えば，外反屈曲骨切り術あるいは外反伸展骨切り術は，線維軟骨の再生を伴う関節のリモデリングによる良好な修復・再生が期待できる．
- 青壮年期の患者の進行期～末期OAにも人工股関節全置換術（THR）の適応が拡大することで繰り返される悲惨な再置換術を防止することを目的とする関節温存手術である．

### 適応

- 年齢は60歳未満．
- 関節可動域は屈伸≧60°（最低でも≧40°），内転≧15°．
- タイプとしては発育性臼蓋形成不全などに起因する外側型二次性OA．
- 病期は進行期～末期．
- 骨頭の形態は荷重部が扁平化したキノコ型で，capital drop と double floor の形成の良好なもの．
- 動態X線所見から内転位で外側関節裂隙が楔状に開大する hinge adduction を呈するもの．
- AHI≧60％．なお，AHIが60％未満の症例にはChiari骨盤骨切り術を併用する．

### 手術のポイント

①術前計画を立てる．
②手術体位：患側上の側臥位で固定する．X線透視による動態撮影を行う．
③大腿骨骨切り部を展開し，大腿骨近位部を展開する．
④周囲の軟部組織を温存したまま大転子の骨切りを行う．
⑤プレート定位器（chisel）を挿入する．
⑥定位器を hip plate に交換し，大腿骨の三次元骨切りと腸腰筋解離を行う．
⑦骨切り部の整復とプレート固定を行う．
⑧大転子外側移動を行う．
⑨閉創する．

## 手術手技の実際[1,2]

- [1] の症例を例として，外反 30°，屈曲 20°，骨幹幅の 50 %遠位大腿骨外方移動，短縮 7 mm の骨切りを行う場合を想定した手術の術前計画と手術手技について解説する．[2] に行うべき手術操作を示す．

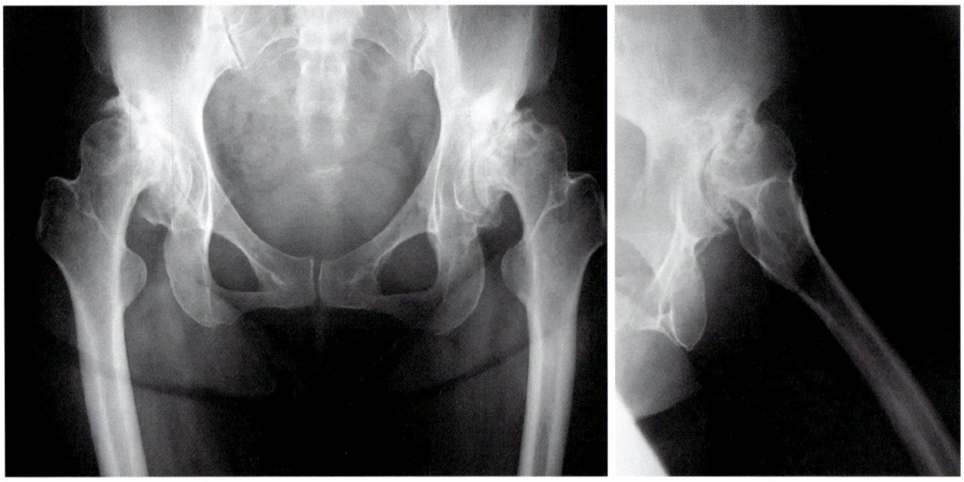

**[1]両側脱臼位の二次性臼蓋に起こった DDH 後の二次性 OA（46 歳，女性）**
DDH：developmental dysplasia of the hip.

**[2]行うべき手術操作**

**外反**
30° 以上の外反を加えて capital drop と double floor を支点にして外側関節裂隙を楔状に開大させることによって骨頭の瞬間回転中心を内方化させ，体重のてこ長を減少させる．

**屈曲**
15° 以上の屈曲を加えることによって，より有効に hinge adduction を得る[3]．

**大転子外方移動**
外転筋のてこ長を延長させて外転筋力を増強し，外反による骨頭回転中心の内方化と合わせててこ比を減少させ，骨頭にかかる荷重合力を減少させる．

**遠位大腿骨の外方移動**
外反膝の発生を防止するために，遠位大腿骨幹部を外方に移動する．

**腸腰筋の解離と骨切り部における短縮**
関節にかかる筋性圧の上昇を防止するための操作であり，斜めになった骨切り部で遠位骨片の外方移動によって生じる延長分を短縮する **[3a 参照]**．

＊以上の操作を確実に行うためには術前計画が不可欠である．

## 1…術前計画を立てる

- まず内外転中間位の両股関節正面 X 線写真をトレースする．別のトレーシングペーパーにトレースした患側の大腿骨を，capital drop と double floor のあいだで hinge adduction を起こさせて外側関節裂隙が楔状に開大するまで内転させ，この角度に合わせて小転子レベルで外側を底辺とする楔状骨片を切除する．伸展を加えるか屈曲を加えるかは，術前の麻酔下での動態 X 線透視によって決める．骨切りした遠位骨片を内外転中間位に戻し，骨幹幅の約 50～

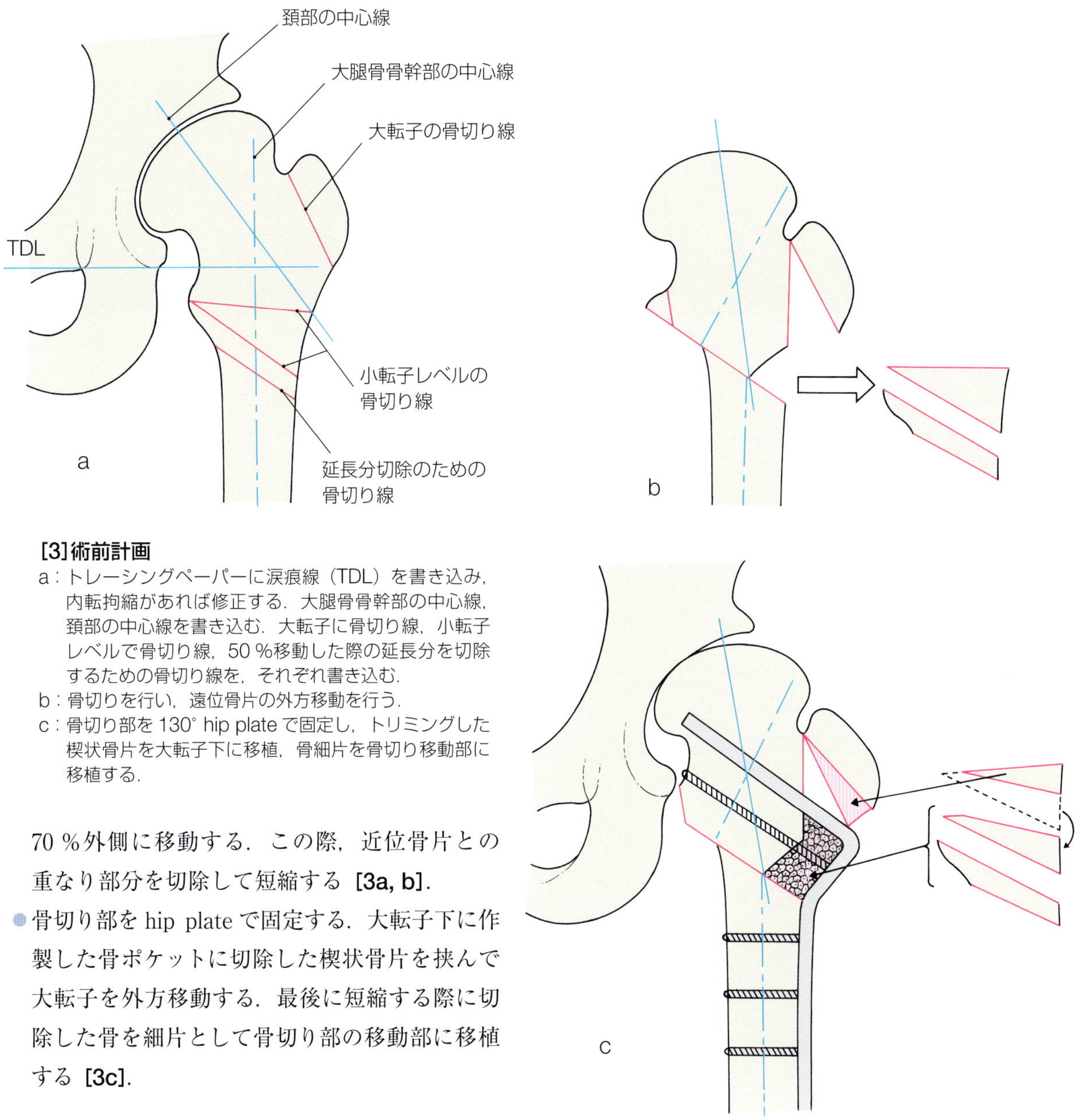


**[3] 術前計画**
a：トレーシングペーパーに涙痕線（TDL）を書き込み，内転拘縮があれば修正する．大腿骨骨幹部の中心線，頚部の中心線を書き込む．大転子に骨切り線，小転子レベルで骨切り線，50％移動した際の延長分を切除するための骨切り線を，それぞれ書き込む．
b：骨切りを行い，遠位骨片の外方移動を行う．
c：骨切り部を 130° hip plate で固定し，トリミングした楔状骨片を大転子下に移植，骨細片を骨切り移動部に移植する．

70％外側に移動する．この際，近位骨片との重なり部分を切除して短縮する **[3a, b]**．

- 骨切り部を hip plate で固定する．大転子下に作製した骨ポケットに切除した楔状骨片を挟んで大転子を外方移動する．最後に短縮する際に切除した骨を細片として骨切り部の移動部に移植する **[3c]**．

## 2…手術体位とX線透視による動態撮影

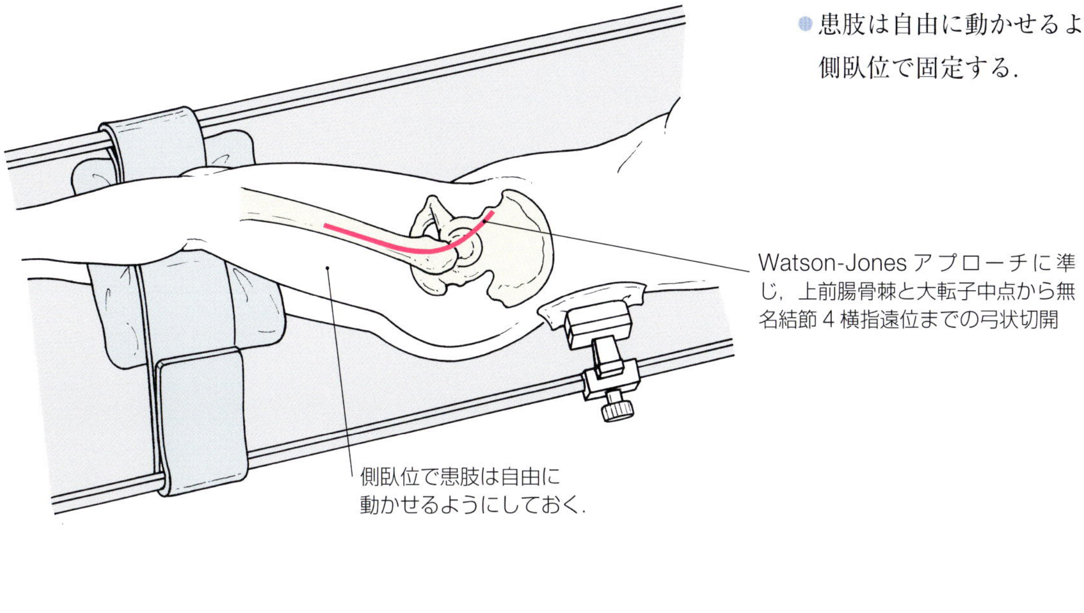

Watson-Jones アプローチに準じ，上前腸骨棘と大転子中点から無名結節 4 横指遠位までの弓状切開
側臥位で患肢は自由に動かせるようにしておく．


- 患肢は自由に動かせるように，患側上の側臥位で固定する．

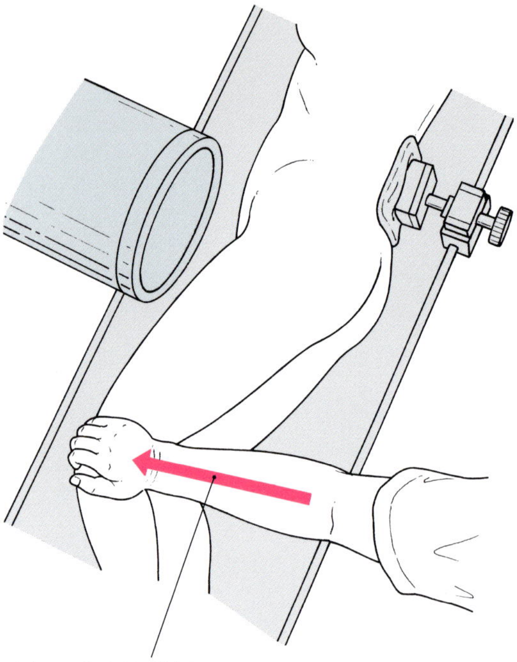

股関節を内転-屈曲させ（外反伸展骨切りの肢位），外側関節裂隙の開大の程度を確認する．

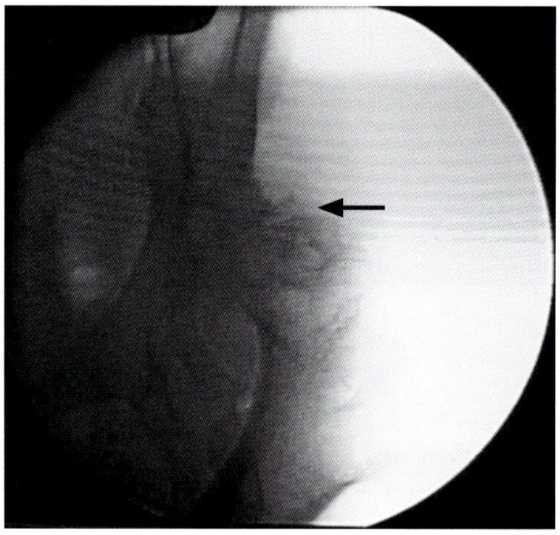

**[4] 麻酔下での動態撮影：内転屈曲位**
外反伸展骨切り術（Bombelli 手術）の肢位における透視所見．

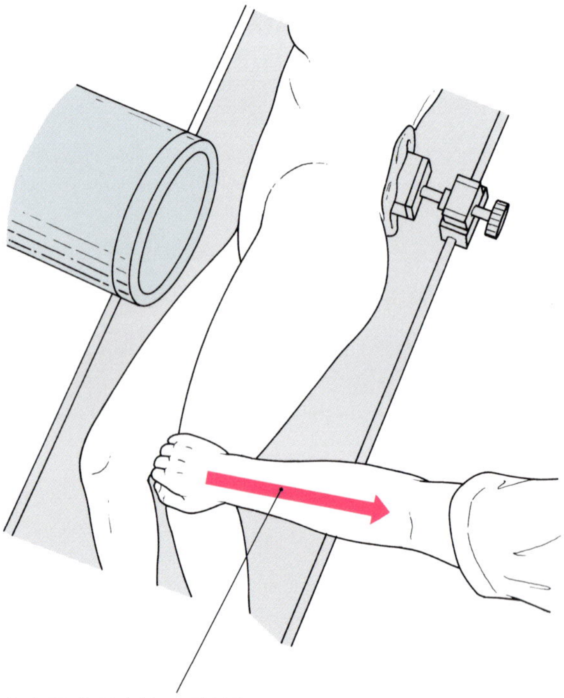

股関節を内転-伸展させて（外反屈曲骨切りの肢位），外側関節裂隙の開大の程度を確認する．

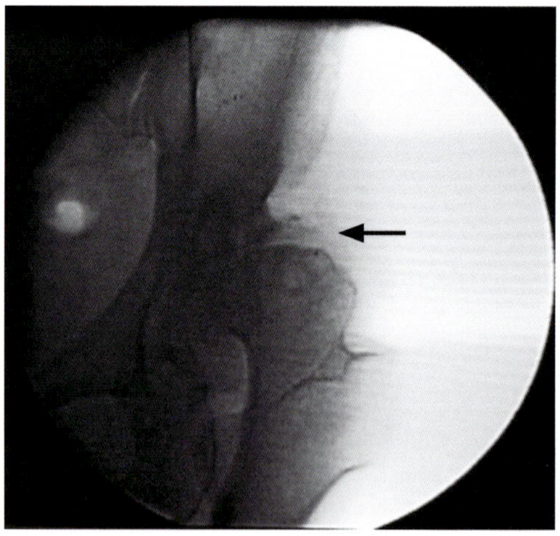

**[5] 麻酔下での動態撮影：内転伸展位**
外反屈曲骨切り術の肢位における透視所見．Bombelli 手術の肢位に比べて，明らかに外側関節裂隙が大きく開大している．

> ▶ポイント
> **成功の秘訣**
> - 臼蓋と骨頭荷重部のラインが平行になる "いわゆる適合性が良い" 角度を超えて大きく外側関節裂隙が開大するまで外反するのが成功の秘訣である．

- X 線透視下に患肢を内転-屈曲，内転-伸展し，いずれがより外側関節裂隙が開大するかによって外反に屈曲を加えるか伸展を加えるかを決める．この例では外反伸展 **[4]** よりも外反屈曲 **[5]** のほうが，より外側関節裂隙が開大することから外反 30°，屈曲 20° の骨切りをすることにした．

## ❸…大腿骨骨切り部を展開し，大腿骨近位部を展開する

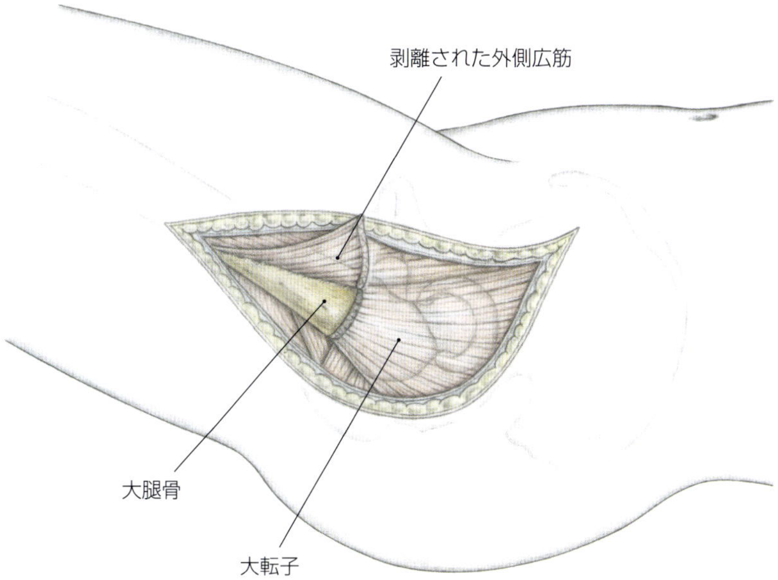


- 皮膚切開およびアプローチはWatson-Jones法に準じ，上前腸骨棘と大転子の中点から無名結節の4横指遠位まで切開し，大腿筋膜張筋筋膜も同線上で切開する．
- 外側広筋は筋間中隔から剥離し，前方に反転して近位大腿骨骨幹部外側を展開する．
- 小転子レベルの骨切り部は全周性に剥離し，前後からレトラクターを挿入して軟部組織を保護するが，遠位部の剥離はプレートを設置する外側のみにとどめる．

**▶ ピットフォール**

**大腿骨遠位部の剥離**

- 遠位部まで全周性に軟部組織を剥離してはならない．

## ❹…大転子の骨切りを行う

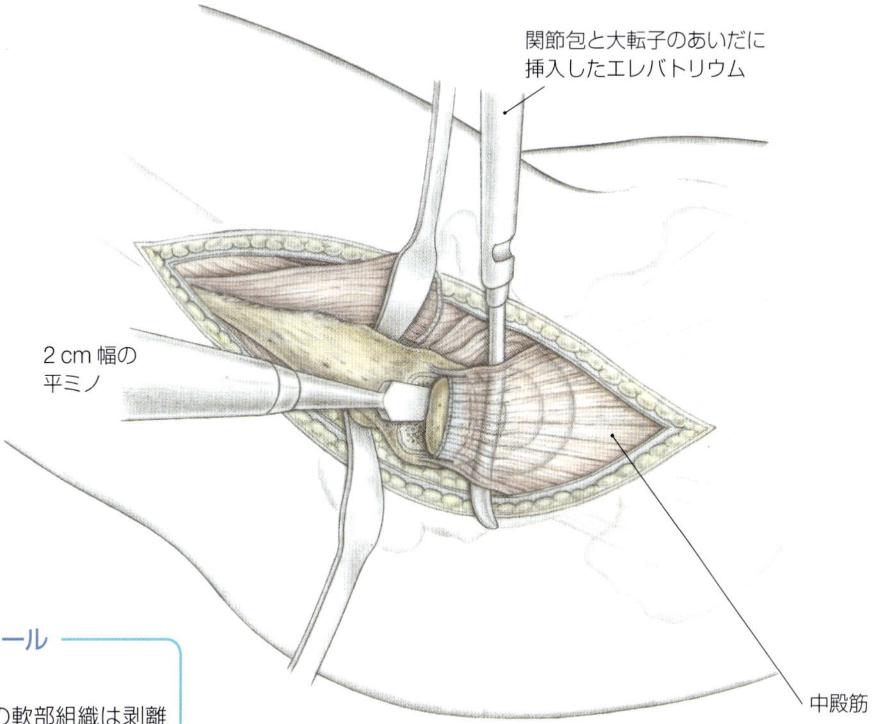


**▶ ピットフォール**

**大転子部の処理**

- 大転子の前後の軟部組織は剥離してはならない．

- 外転筋の前方からエレバトリウムを関節包と中・小殿筋のあいだを通して外転筋の後縁に出す．
- 無名結節の直下からエレバトリウムに向けて2 cm幅の平ノミを大転子に打ち込んで不完全骨切りし，持ち上げて骨性のポケットを作製する．
- この際，大転子周囲の軟部組織は剥離せず，温存する．

# ❺…プレート定位器（chisel）を挿入する

前後像

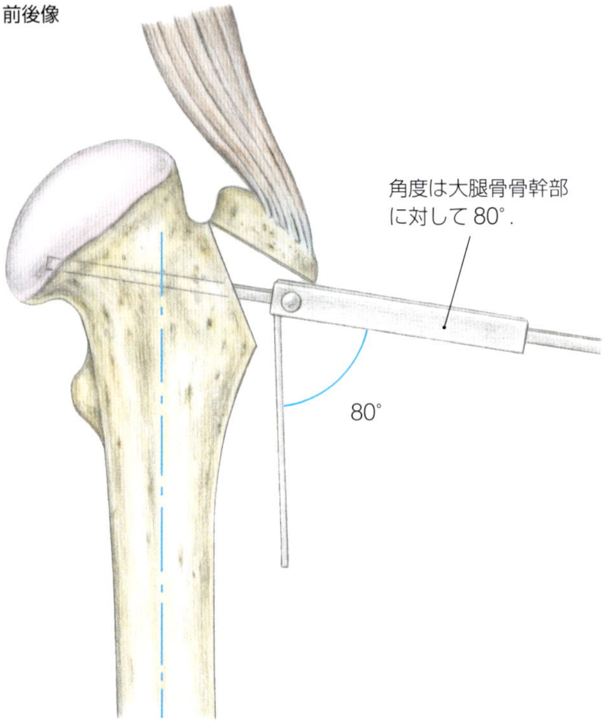
角度は大腿骨骨幹部
に対して 80°.
80°

側面像

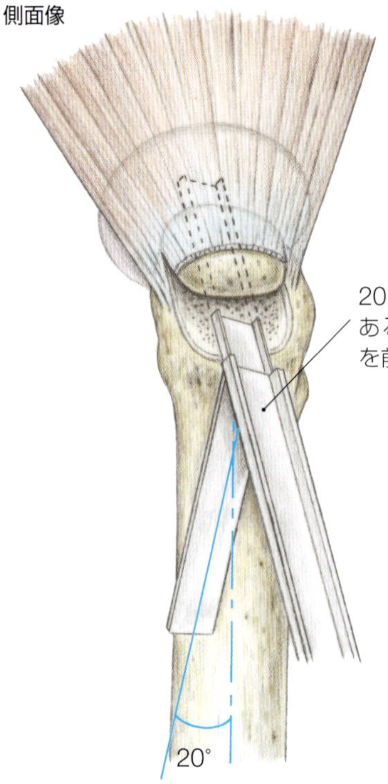
20° の屈曲を加える予定で
あるので，定位器のガイド
を前方に 20° 振る.
20°

▶ポイント

**chisel は正確に挿入する**

- chisel の挿入角度でこの手術のすべてが決まるといっても過言ではない.

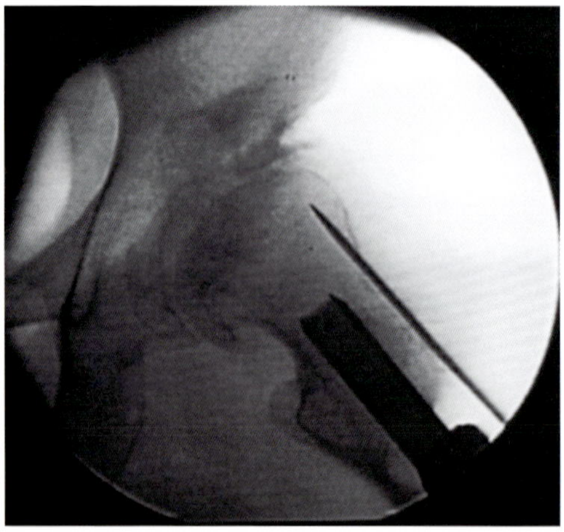

**[6] Lauenstein 肢位での透視**
あらかじめ挿入した Kirschner 鋼線に平行に chisel を打ち込む.

- 頚部前方に沿わせて挿入し骨頭に打ち込んだ Kirschner 鋼線で頚部軸を透視下に確認し，骨性のポケットから，前額面で骨幹部に 80° の角度で，矢状面で前方に 20° 捻って，かつ頚部軸に沿って挿入した Kirschner 鋼線に平行になるように調整して，プレート定位器を三次元で正しく骨頭内に打ち込む．2～3 cm 打ち込んだところで Lauenstein 肢位で透視し，定位器の blade が頚部の中央で Kirschner 鋼線と平行に入っていることを確認する [6].
- 透視の前後像で定位器の先端が適切な深さにあることを確認して，定位器の目盛から使用するプレートの blade 長を選択する.

## 6…定位器を hip plate に交換し，大腿骨の三次元骨切りと腸腰筋解離を行う

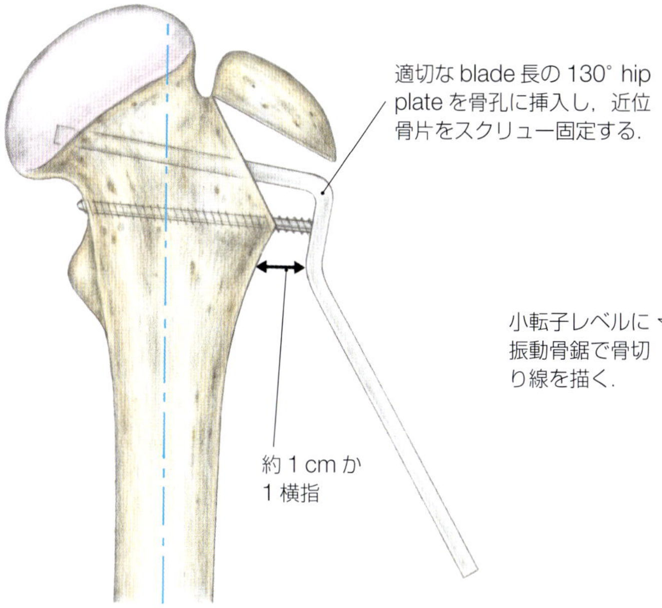

適切な blade 長の 130° hip plate を骨孔に挿入し，近位骨片をスクリュー固定する．
約 1 cm か 1 横指


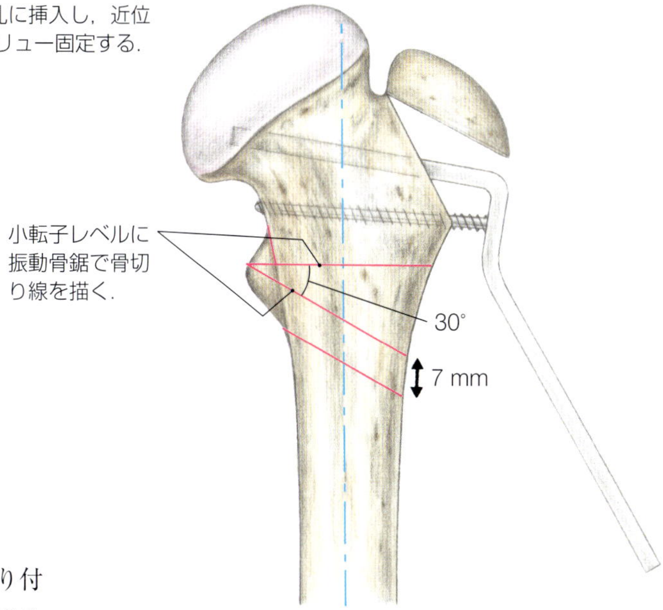


- 適切な blade 長の 130° hip plate を holder に取り付け，定位器を抜去した孔に用手的に押し込む．半分くらいまでは抵抗なく挿入することができる．ここから先は無理のないようにハンマーで打ち込む．通常 blade が大腿骨外側部の延長線から約 1 cm あるいは 1 横指突出している程度で骨幹幅の約 50 %の移動が得られる．
- 次いで，最も近位の孔をドリリングし，頚部内側の硬い皮質骨をとらえるべく皮質骨スクリューを挿入し，固定する．
- あぐら坐をかくように患肢を屈曲外旋させて大腿骨前面を出し，レトラクターで軟部組織を保護しながら，振動骨鋸を用いて外側を底辺とする 30° の楔状の骨切り線を大腿骨に描く．次いで短縮する分の 7 mm 遠位にもう 1 本線を描く．
- これらの線に沿って骨切りを行うが，20° 屈曲を加えるので最も遠位の骨切り線を前方遠位から 20° 後方近位に切り上げる．
- 近位骨片に残った腸腰筋を小転子から切離し，大きな floor osteophyte に近位骨片の内側が当たるような例では外転歩行になるおそれがあるので，近位骨片の内側の角を切除する．

### ▶ 手技のコツ

**骨片切り出しの方法**

- 大きな楔状骨片を切り出した後に大転子下に移植する三角骨片をトリミングするより，骨切りの際に細工するほうが容易なので，遠位と近位を逆転させた骨切りをするとよい **[7]**．

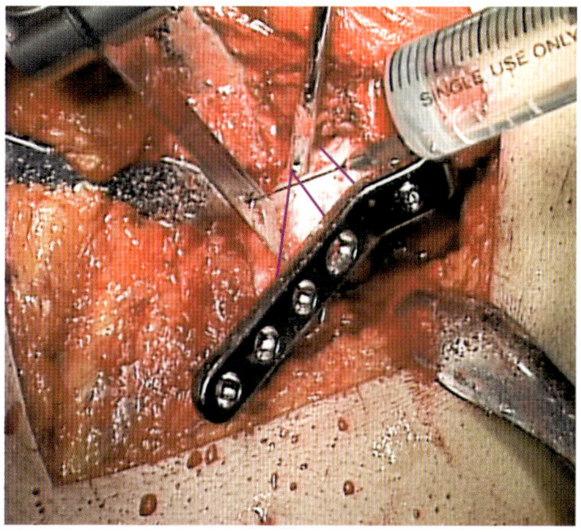


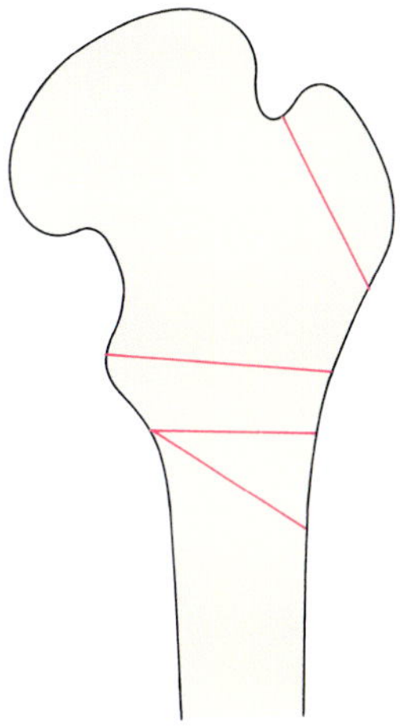

**[7] 骨片の切り出し**
実際には右図のように遠位部で楔状骨片を切り出す．

## 7…骨切り部の整復とプレート固定を行う

- 遠位骨片の外旋変形を起こさないように注意しながら骨切り部を整復し，大腿骨骨幹部にプレートを密着させて4本のスクリューで固定する．

**ポイント**

**プレート固定時の肢位**

- プレートを大腿骨に固定する際には内外旋中間位になるように，助手は下腿を手術台に平行に保持する．

## 8…大転子外側移動を行う

- 骨切り部から切除した楔状骨片を大転子の骨性ポケット部に移植し［3c, 8a］，大転子を5，6本の非吸収糸でプレートの肩部に固定する．周囲の軟部組織を切離，剥離していないのでこれで十分な固定性が得られる．
- 延長を回避するために採取した骨を細片とし，骨切り部の移動部に移植する［8b］．

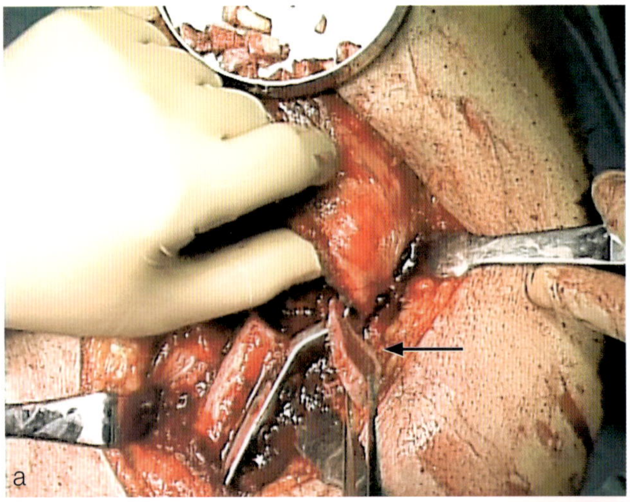

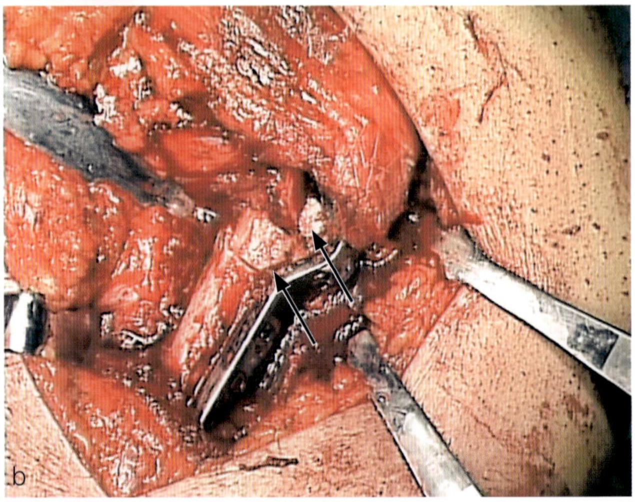

**[8] 大転子下の楔状骨片移植と移動部の骨細片移植（［3c］参照）**

a：大転子下に楔状骨片を移植して外方移動する．
b：遠位骨片を外方移動してできたgapに，骨細片を移植して治癒を促す．

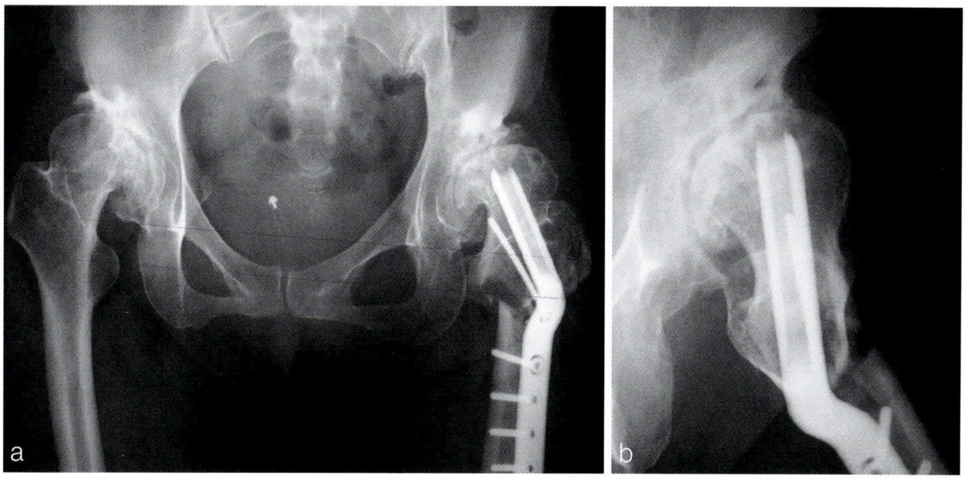


**[9]術直後のX線写真**
前後像（a）では外側関節裂隙の開大が見られ，Lauenstein像（b）では全周性に関節裂隙が拡大している．近位骨片の内側の切除が不十分である．

## 9…閉創する

- 創を十分な量の生理食塩水で洗浄し，吸引ドレーンを留置して筋肉，筋膜，皮下，皮膚の順に層ごとに縫合して閉じる．
- 術後にX線撮影し，骨切り角度，関節裂隙の開大の状態などを術前計画と比較して確認する **[9]**．

### 後療法

- 外反骨切り術のクリニカルパスに則ってリハビリテーションを行う．対象が進行期～末期OAであるので，術後安静期間が長くなると関節拘縮に陥りやすい．手術当日から積極的に足関節自動運動を行わせ，2日目からCPMによる関節可動域訓練を開始し，端座位，車椅子への移乗を許可する．2週目から1/3荷重を許可し歩行訓練を始めるが，2/3荷重での退院を目指して徐々に荷重を上げながら，2本杖から1本杖，階段昇降，トイレ動作などの日常生活動作の訓練を行って安定したら退院とする．通常，6週間程度である．
- 退院後は術後3か月，6か月，1年と外来で定期的に経過観察し，X線検査で骨の癒合状態を確認して1～2年で抜釘する．通常6か月から1年で杖なしで歩行可能となる．

### まとめ

- この手術の累積生存率は，10年で91％，15年で63％，20年でも52％と良好であることから[4)]，青壮年期の末期OAに対してはいたずらにTHRの適応を拡大することなく，骨切り術での対応を一考するべきである．

（糸満盛憲）

## ■文献


1. 糸満盛憲．大腿骨外反伸展・屈曲骨切り術のコツ．股関節外科の要点と盲点．東京：文光堂；2005．p.201–5.
2. 高平尚伸，糸満盛憲．大腿骨側の骨切り術—外反骨切り術．岩本幸英編．OS NOW 13 股関節の骨切り術—関節温存手術のポイントとコツ．東京：メジカルビュー社；2010. p.54–64.
3. 糸満盛憲，山本　真．変股症に対する外反・伸展骨切り術から外反・屈曲骨切り術へ—その基本的考え方．整・災外 1984；27：863–70.
4. Takasaki S, et al. Results and prognostic factors of valgus osteotomy in middle-aged patients with advanced or terminal osteoarthritis of the hip. J Orthop Sci 2010；15：20–9.

大腿骨骨切り術

# 大腿骨転子部外反骨切り術（杉岡式）

MOVIE

## 手術の概要

- 大腿骨外反骨切り術（外反骨切り術）は骨頭を外反させることによって，荷重部をより骨頭内側に移動させ，内側の骨棘も含めた新たな骨頭荷重面と臼蓋内側関節面との関節適合性をもたせることを目的とする．
- 転子部外反骨切り術は杉岡によって1983年に考案された方法[1)]で，骨切りを転子部で行うことによって，正確な外反角度と骨癒合を得，さらに楔状骨片を大転子切骨面に挟むことによって外転筋の力点を外側に移動させる利点をもつ[1]．
- 本項では詳述を省くが，臼蓋形成不全の強い例では臼蓋形成術を併用している．おおむね，AHIが60％以下では併用したほうがよい[2)]．

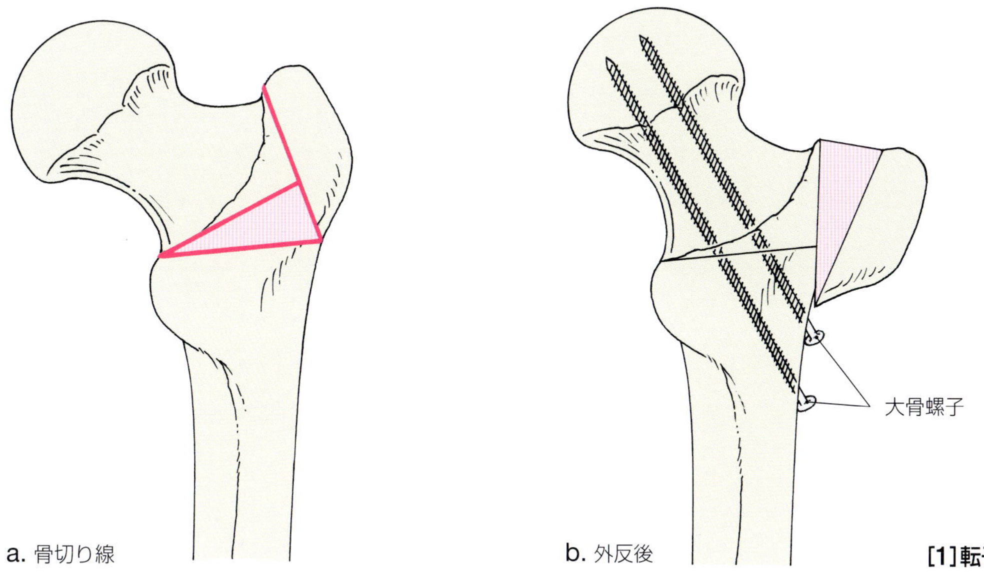


a. 骨切り線　b. 外反後

[1]転子部外反骨切り術

### 適応

- 手術時年齢がおおむね50歳までの若年例．
- 進行期～末期変形性股関節症．
- 片側罹患もしくは反対側が安定な荷重肢であること．
- 屈曲–伸展可動域が60°以上保たれている例．
- 骨棘やcapital drop形成の旺盛なhypertrophic typeの変形性股関節症．
- hinge abduction，内転拘縮をきたしている例．

## 手術のポイント

①体位：患側を上にした完全側臥位とする．
②皮切：大転子近位端から遠位に向かう約 20 cm の縦切開を行う．
③後方から小転子の露出と転子間稜の展開を行う．
④中殿筋と関節包を剥離する．
⑤大転子を切骨し，外側広筋・中殿筋とともに前方に移動する．
⑥転子間稜に小転子近位端を頂点とした楔状の骨切り線を描き，レシプロソーを用いて骨切りする．
⑦骨片を合わせ，通常 2 本の大骨螺子にて固定する．
⑧必要に応じて Spitzy 法にて臼蓋形成術を追加する．

## 手術手技の実際

### 1…手術体位と皮切

- 体位は患側を上にした完全側臥位で行う．
- 大転子近位端から遠位に向かう約 20 cm の縦切開を行い，筋膜も同一線上にて切開する

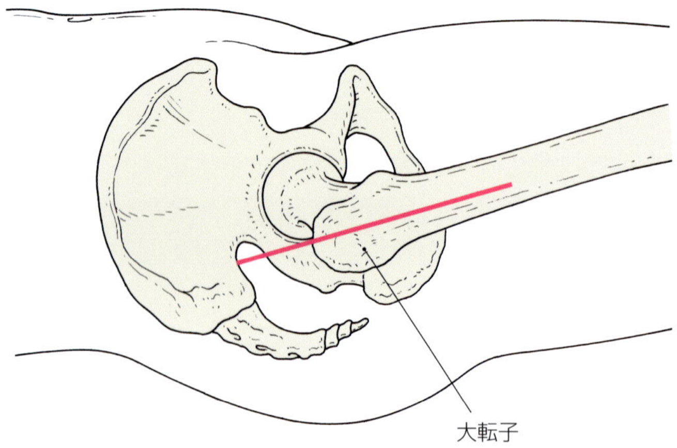


**手技のコツ**

**遠位の皮切は長めに**

- 固定に使用する螺子は大腿骨に対して強斜位に入れることが多い．そのため，遠位の皮切は長めのほうが後の操作がやりやすい．

## 2…後方から小転子を露出し，転子間稜を展開する

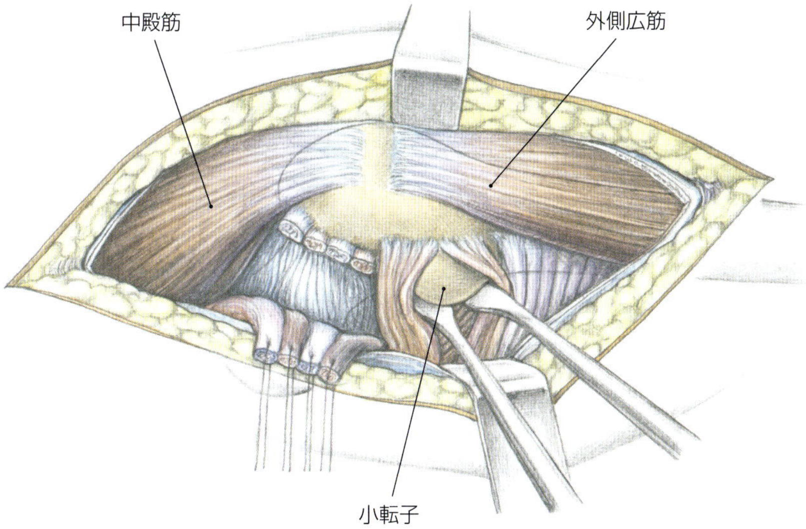


▶ 手技のコツ

**安全な小転子の露出法**

- 転子間稜を指で内側に伝っていくと，小転子を触れる．その直上の筋線維に割を入れ，エレバトリウムを滑らせるように上下に入れると安全に剥離できる．

**臼蓋形成術を併用する場合**

- 少なくとも梨状筋は切離し，関節包の腸骨付着部で骨頭の直上からやや前方まで展開する必要がある．

- 下肢を内旋位とし，小転子を触知してエレバトリウムなどを用いて露出させる．すぐ近位の大腿方形筋の下層には骨頭の栄養血管が存在するので，骨膜下に慎重に行う必要がある．またこの部は楔状骨切りの頂点にあたるので，小転子の基部まで露出すると後の処置がやりやすくなる．
- 短外旋筋群を露出し，梨状筋などを切離して中・小殿筋と関節包のあいだを展開する．

## 3…大転子を切骨し，骨切り部を展開する

- 栄養血管の通る転子間稜に気をつけながら，大転子の厚みが1〜1.5 cm程度になるようにマーキングを行う．
- 大腿骨から外側広筋を剥離し，外側広筋–大転子–中・小殿筋の連続性を保ったまま，オシレーターにて切骨する．その後，エレバトリウムなどを用いて大転子を前方に移動させ，その切骨面を露出する．
- 再度，内旋位とし，後方の骨切り線となる転子間稜外側を剥離子を用いて露出し，先に展開した小転子につなげる．

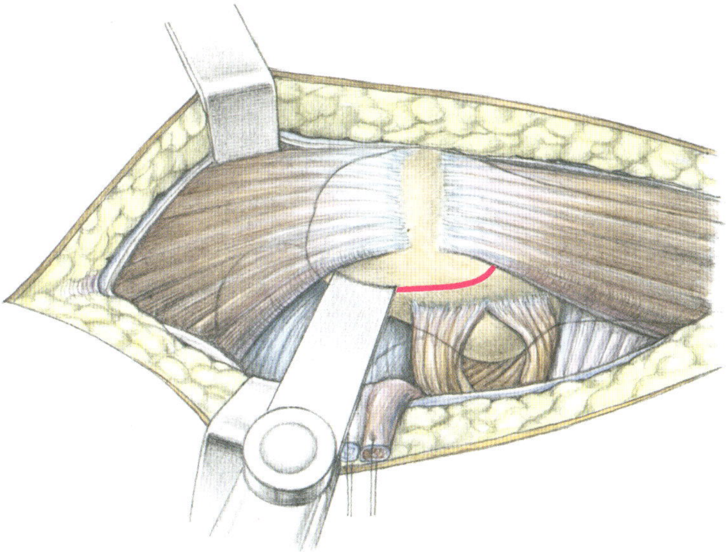

▶ 手技のコツ

**血管損傷を防ぐ工夫**

- 栄養血管を損傷しないためには，大腿方形筋の上から転子間稜の凹みに指を当て，その外側を剥離子で展開すると安全である．

## 4…骨切り線をマーキングする

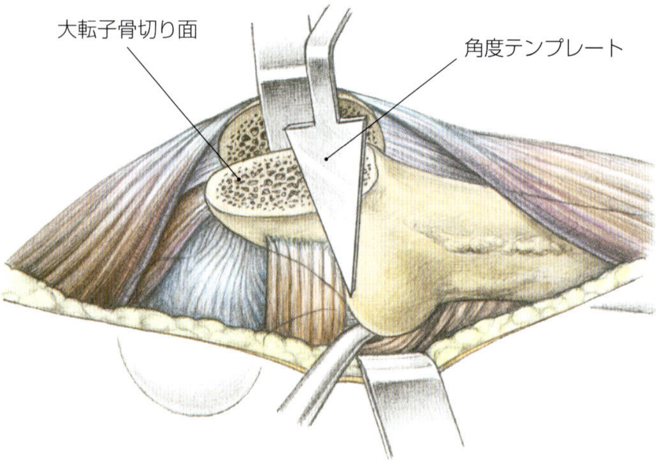


- 転子間稜の外側に小転子基部を頂点とする楔状の骨切り線を描く．通常は5°刻みの三角形のテンプレートを使用し，ノミにてマーキングを行っているが，Kirschner 鋼線と角度計を用いてマーキングしてもよい．

**ポイント**

**外反角度の目安**

- 外反角度は術前の最大内転角度＋5°を目安とする．

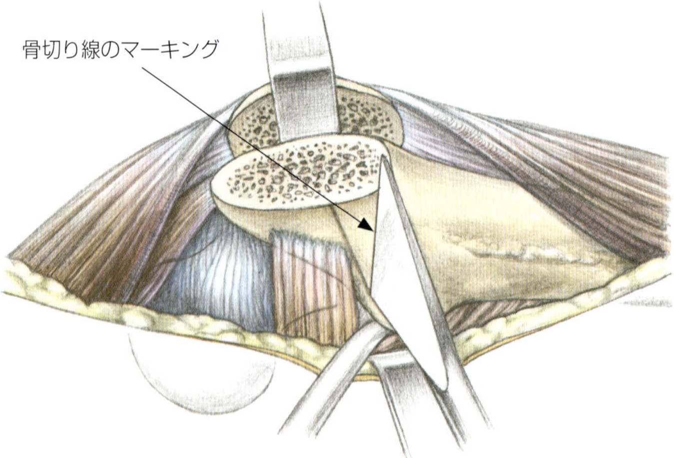


- 下肢を中間位に戻し，大転子切骨面を露出する．大腿骨軸に垂直に，転子間に描いた骨切り線を平行に延長し，マーキングする．さらに骨切り後の骨片の回旋方向を確実にする目的で縦にも薄くノミでマーキングする．

**手技のコツ**

**回旋ずれの防止**

- 骨切り後には遠位大腿骨の回旋がずれやすいので，骨切り線に垂直な線をマーキングして，骨片を合わせる目安とする．

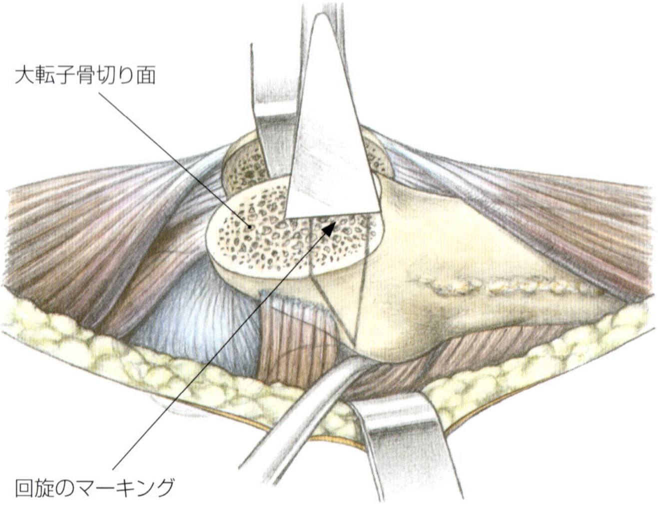

## ❺…骨切りする

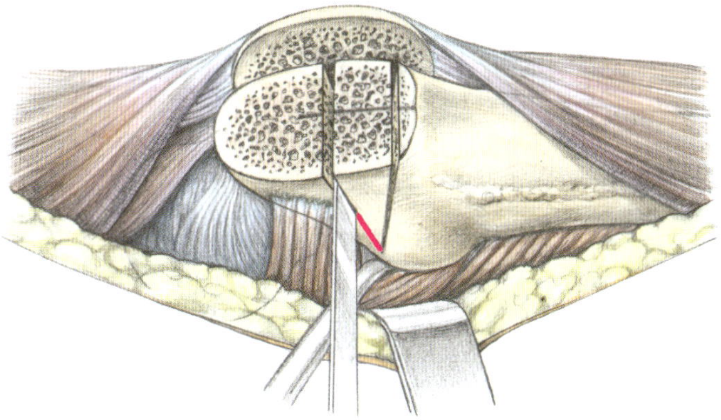

- 骨切りは内旋位で行う．
- 小転子近位にエレバを挿入し，栄養血管を含む大腿方形筋をよけながら骨切り部を露出する．
- 描いた骨切り線に沿って，レシプロソーを用いて骨切りを行う．頚部内側の骨皮質をわずかに残し，最後はノミを用いて骨切りを完了する．得られた楔状の骨片は後の大転子固定の際に用いる．

## ❻…固定する

- 下肢を外転させ，骨片につけた回旋のマーキングに注意をしながら，徒手的に骨切り面を合わせる．整復位を保持したまま，大腿骨より最低2本のSteinmannピンを刺入し，仮固定とする．
- 2方向のX線コントロール写真，もしくは透視下に外反の程度，関節適合性，ピンの骨頭内での位置と長さなどを確認する．

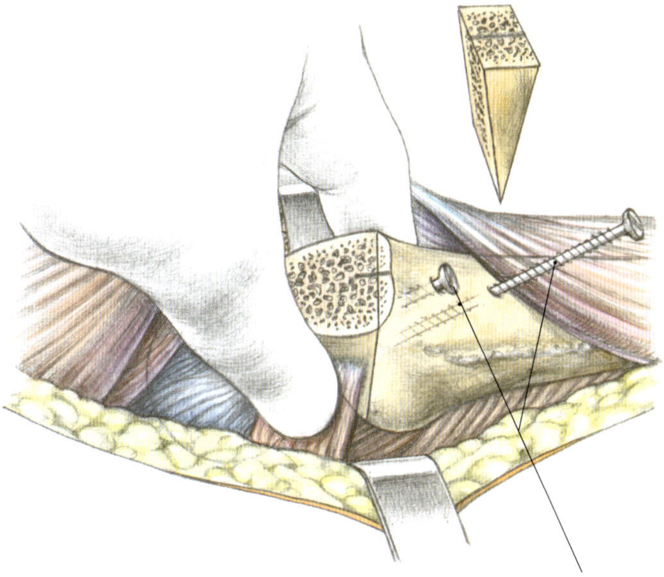


▶手技のコツ

**ピン，螺子の刺入方向と位置**

- 通常，ピンおよび螺子の刺入方向はかなりの強斜位にしなければ骨頭内には入らない．そのため，遠位の展開は広めにしておくべきである．
- 大腿骨前捻の強い例が多いため，2本の螺子のうち1本はかなりの後方から打ち込むくらいが丁度いいことが多い．

- X線コントロールで問題ないことを確認後，Steinmannピンを抜き，大骨螺子で固定を行う．通常は2本の大骨螺子で固定する．

▶ピットフォール

**螺子を締めすぎない**

- 螺子を締めすぎると，螺子の近位や2本の螺子間に縦割れを生じることがある．ワッシャーを用いて分散させることや，強く締めすぎないなどの注意を要する．

## ❼…大転子を締結・固定する

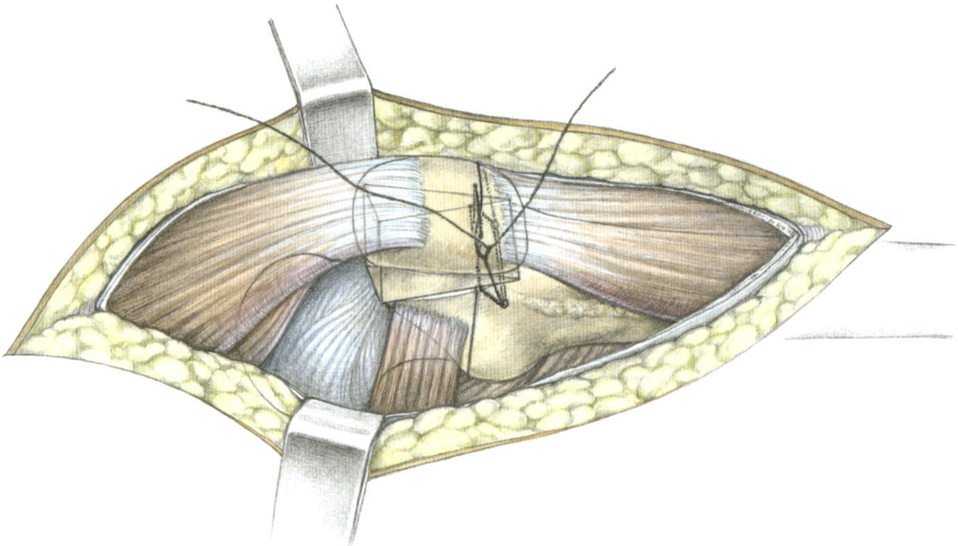

- 前方に移動させた大転子を，楔状骨片をあいだに挟んだ状態で整復し，金属性の締結ワイヤーで固定する．大転子を外方化することで外転筋作用点を外側に移動させることを目的とする．

## ❽…必要に応じて臼蓋形成を追加する

- 中・小殿筋を大きく前方によけ，関節包の展開を前方に進める．関節包の腸骨への付着部，やや前方において関節包上に沿わせるように平ノミで移植用の溝を作製する．
- 腸骨より 3 cm 四方の半層骨を採取し，その皮質骨部分が関節包側にくるように移植骨を打ち込み，臼蓋を形成する．

### 後療法

- 術後 2 日目に車椅子に移乗し，術後 4〜5 週間後に部分荷重を開始している．その後 3 週間をかけて徐々に荷重を増やし，術後 7〜8 週間で片松葉杖での退院を目安としている．大転子を切骨しているため，外転訓練は術 8 週から開始している．

### まとめ

- 杉岡式転子部外反骨切り術の術式の実際と手技のコツについて述べた．若年の進行した股関節症への time saving procedure としてマスターしたい術式である．本術式は正確な手術手技はもちろんながら，患者選択が重要である．本文中に述べた適応からはずれる場合，たとえば萎縮型の股関節症や両側例には安易に行うべきではない．

（中島康晴，岩本幸英）


**■文献**

1. 杉岡洋一ほか．Transtrochanteric valgus osteotomy. 中部整災誌 1984；27：1506-9.
2. Jingushi S, et al. Transtrochanteric valgus osteotomy：An option for the treatment of advanced osteoarthritis hips especially in young patients. J Bone Joint Surg Br 2002；84：535-9.

大腿骨骨切り術

# 大腿骨頭回転骨切り術

MOVIE

## 手術の概要

- 大腿骨頭回転骨切り術は，1978年に大腿骨頭壊死症（特発性大腿骨頭壊死症：ION）に対する治療として杉岡により英文報告された[1]．
- 本手術を成功させるポイントは，「術前」の的確な適応，「術中」の正確かつ慎重な手術手技，「術後」の適切な後療法，の3つと考えられる．

### 適応

- 単純X線の股関節正面像とLauenstein像（屈曲90°，外転45°）を用いて，壊死範囲を把握する．壊死範囲の同定にあたっては，帯状硬化像，MRIのバンド像を参考にする．これらが不明な場合は，造影MRIを行い壊死範囲を決定する．
- 壊死部が前方に位置する場合は，後方に残っている健常部を荷重部に移動させる前方回転，壊死部が中央から後方に位置する場合は，前方の健常部を荷重部に移動させる後方回転を選択する．前方回転と後方回転では内反を得るための骨切り線が異なるため，術前に十分に検討を行う．
- 前方回転は90°まで，後方回転では140°程度までの回転が可能である．いずれの場合も，寛骨臼荷重部に対する術後健常部占拠率が34％以上確保できるように作図し，必要に応じて内反角度を決定する[2]．

### 手術のポイント

①体位：完全側臥位とする．
②皮切および展開：上前腸骨棘から大転子遠位を通り小転子の高さに終わる弓状切開（原法），または大転子を中心とした外側縦切開とする．最近は，外側縦切開を筆者らは用いている．
③小転子，とくに中枢側を十分に露出する．
④短外旋筋群を切離し，後方関節包を展開する．
⑤大転子を外側広筋をつけたまま骨切りする．
⑥外閉鎖筋を切離する．
⑦関節包を全周性に輪状切開する．
⑧術前予測に沿った正確な骨切り線を決定し，骨切りを行う．
⑨中枢骨片を回転し，固定する．
⑩大転子を固定し，閉創する．

## 手術手技の実際

- 最も重要なことは，手術中を通じて，大腿方形筋下層にある骨頭栄養血管を温存することである．そのために必要な操作として①小転子中枢側の十分な露出，②外閉鎖筋の完全な切離，③関節包の輪状切開，④術前予測に沿った正確な骨切り，⑤回転不足のときの処置，の5項目は，とくに注意を要する．

## 1…手術体位

- 完全側臥位とする．

## 2…皮切および展開

- 上前腸骨棘より大転子遠位を通り小転子の高さに終わる弓状切開（原法），または大転子を中心とした外側縦切開とする．最近は，外側縦切開を筆者らは用いている．

## 3…小転子中枢側を十分に露出する

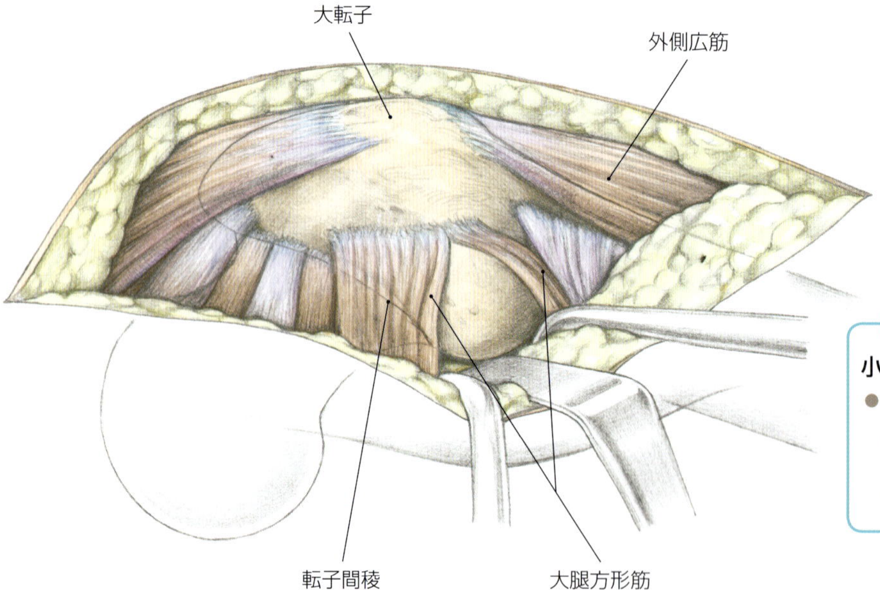


▶ポイント
**小転子中枢側の露出**
- 第2の骨切り時に十分な視野を得て栄養血管の損傷を防ぐためには，小転子中枢側の十分な露出が重要である．

- 患肢を伸展内旋位とし，転子間稜を指でたどりながら小転子を触知し，これを覆っている大腿方形筋の末梢部を筋走行に沿って縦切開し，骨膜下に小転子を露出する．とくに小転子の中枢側を十分に露出する．これは，第2の骨切り時に十分な視野を得て栄養血管の損傷を防ぐために必須である．

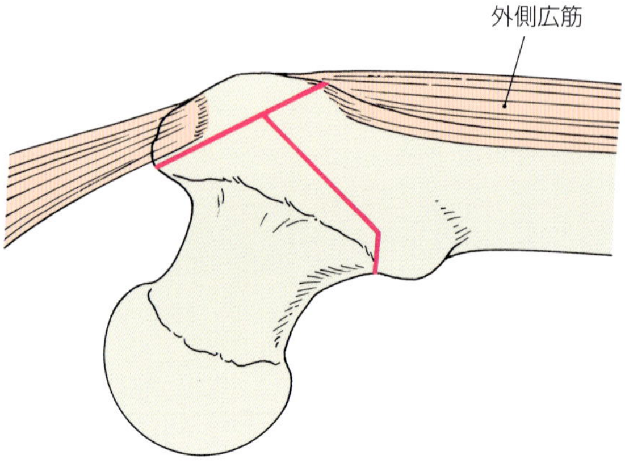

## ❹…短外旋筋群を切離し，後方関節包を展開する

- 梨状筋，上・下双子筋，内閉鎖筋を転子間稜から約 1 cm 離して切離し，後方関節包を展開する．

## ❺…大転子を外側広筋をつけたまま骨切りする

- 無名結節直下にて外側広筋をつけたまま大転子を約 1.5 cm の厚さで骨切りし，前方へスライドさせる．

## ❻…外閉鎖筋を完全に切離する

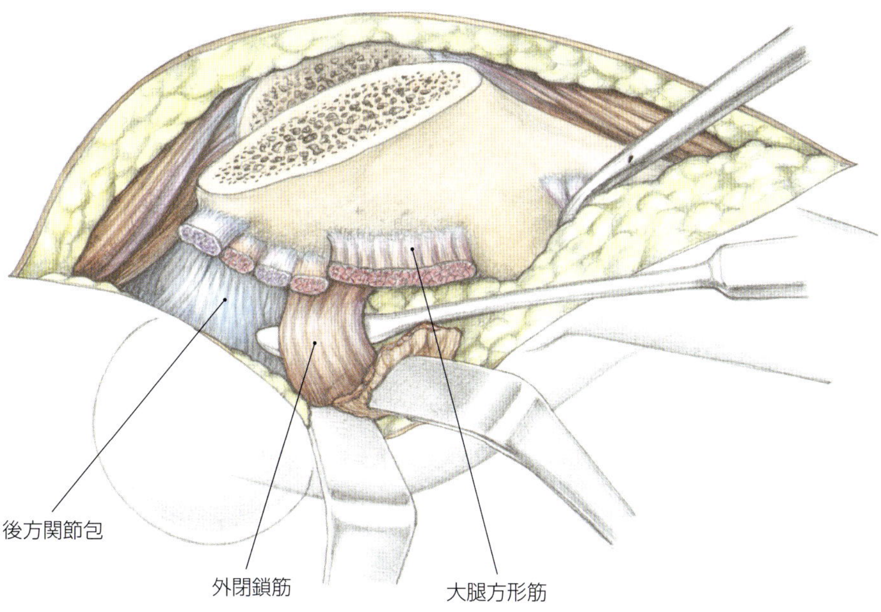


▶ポイント

**外閉鎖筋の露出**

- 大腿方形筋の中枢部の筋膜を慎重にエレバトリウムですくいながら切離していくと，固有の筋膜に包まれた外閉鎖筋が露出される．

- 脂肪組織と関節包後下方のあいだにある固有の筋膜をもつ外閉鎖筋を切離する．筋鉤で脂肪組織を遠位に軽く押さえるようにしながら，エレバトリウムですくい上げて完全に切離する．

## ⑦…関節包の輪状切開を行う

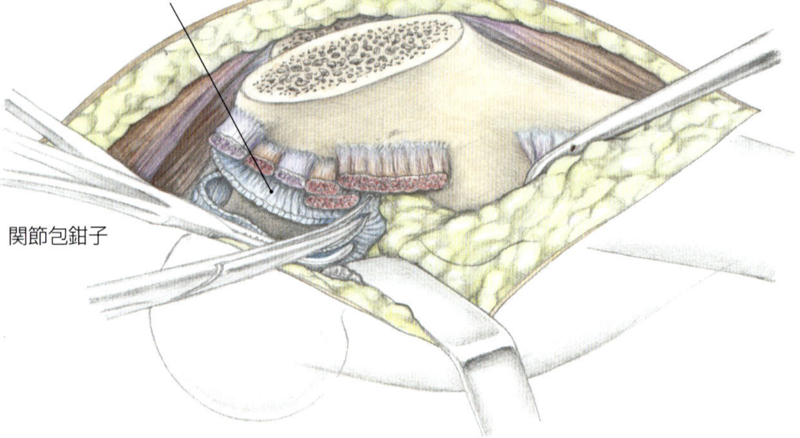


- 後方の脂肪組織の近位から指を挿入し，前方で大腿直筋とのあいだで剥離しておいた部位から挿入したエレバトリウムの先を触知し，関節包を全周性に剥離する．
- 次に，内旋位で，後下方から関節包鉗子を関節包をつかみながら挿入し，これに沿って切開を進める．鉗子の先端まで切開を進めたら，その鉗子をはずさずゆっくり下肢を外旋位とし，その先端へ向けて前方から切開を進める．

## ⑧…術前予測に沿った正確な骨切り線を決定し，骨切りする

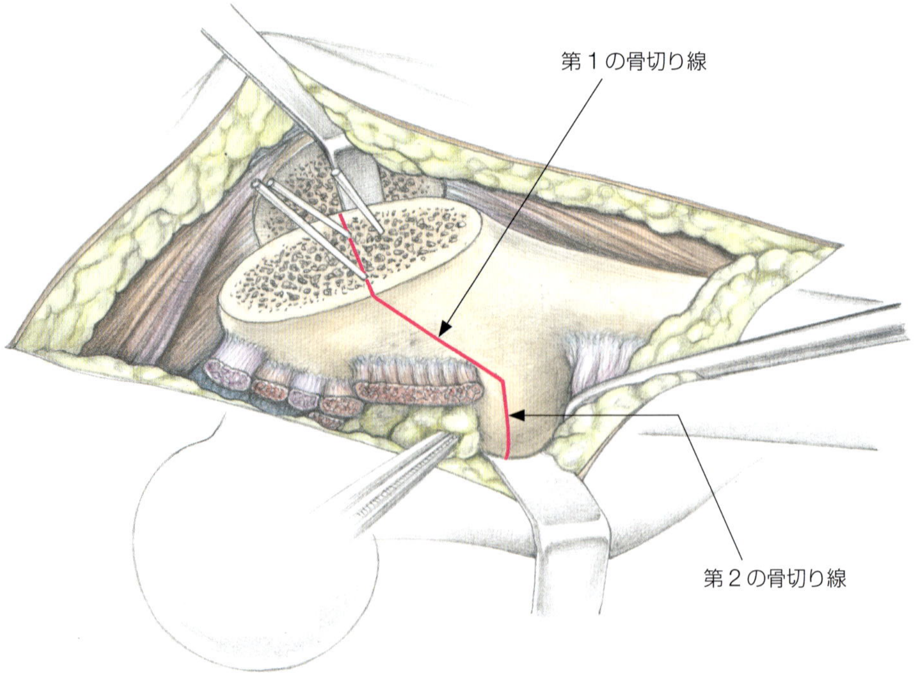


- Kirschner 鋼線を刺入後に撮影した X 線像と術前の作図を合わせて，意図した内反を得るために必要な骨切り線を決定する．第１の骨切り線は，栄養血管の損傷を防ぐため転子間稜から 1 cm 以上離す．大転子直上の骨切りラインも２本の Kirschner 鋼線のなす角度を参考にして決定する．この際，末梢骨片に十分な厚みと大転子接合部の面積が十分に確保できることを考慮する．
- さらに，第１と第２の骨切り線のなす角度は鈍角となるようにする．

## ❾…中枢骨片を回転し，固定する

- 骨切り部を開大し，両骨片にまたがって付着している外側広筋，腸腰筋腱を主に前方から切離する．
- 十分に回転できない場合は，必要な処置を追加する．
- これらの操作中，前方回転の場合は栄養血管を含む脂肪組織が頚部上方に移動，後方回転のときは後下方に移動していることを念頭におき，常にこれを損傷しないよう注意し，同時に骨片間で挟まれないよう注意する．
- 前方回転は 90° まで，後方回転では 140° 程度までの回転が可能である．いずれの場合も，寛骨臼荷重部に対する術後健常部占拠率が 34 %以上確保できるように作図し，必要に応じて内反角度を決定する[2]．

**ポイント**

**回転不足のときの処置**

- 十分に回転できない場合は，関節包の切り残し，残存した外閉鎖筋，中枢骨片へ付着する腸腰筋腱を切離する．関節包が回転に従って襟巻き状に締まるような場合は関節包の縦切開を追加する．

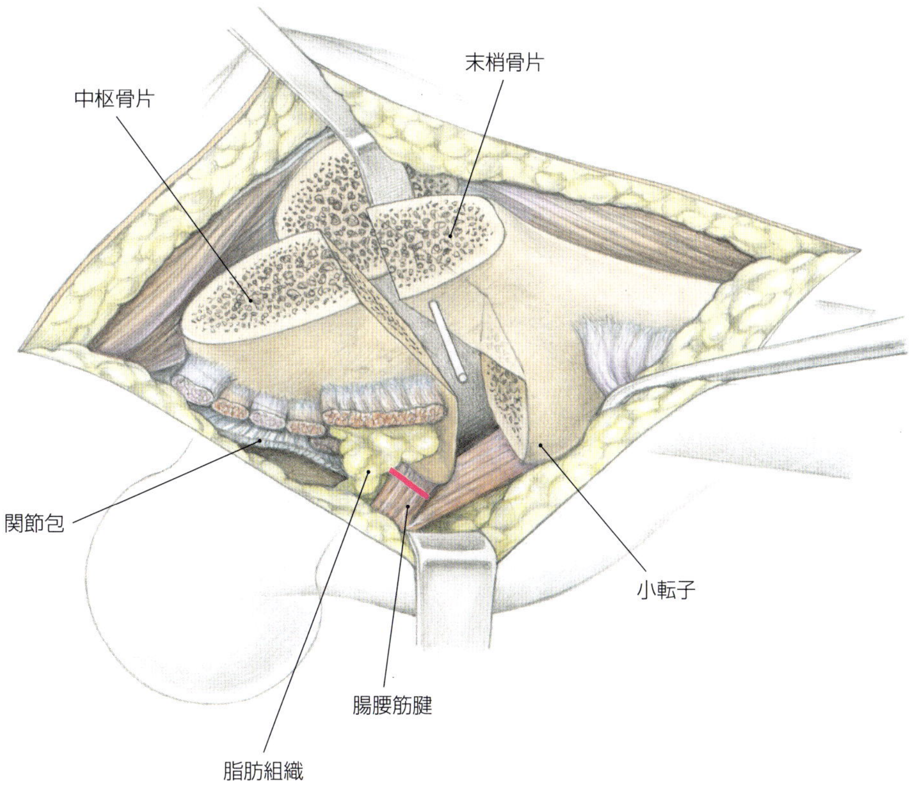


## ❿…大転子を固定し，閉創する

- 通常，1 本のソフトワイヤーにて大転子を締結する．

## 後療法

- 本手術は，回転により既存の骨梁構造が劇的に変わるため，通常の頚部骨折と同様の早期荷重は避けるべきである．部分荷重は内固定材料にもよるが，通常は5週程度から始め，全荷重は術後半年程度からとしている．
- 栄養血管の緊張を軽減するため前方回転では屈曲30°程度を3週間は保ち，逆に後方回転では伸展位とする．前方回転時は外旋傾向が出現しやすいため腓骨神経麻痺に注意する．

## まとめ

- 本術式で，最も重要なのは，術中を通じて骨頭栄養血管を保護することであり，さらに回転により血行障害をきたす場合もあるので，術中は中枢骨片からの出血を常に確認しながら回転角度を調節する．

（山本卓明，岩本幸英）

■文献

1. Sugioka Y. Transtrochanteric anterior rotational osteotomy of the femoral head in the treatment of osteonecrosis affecting the hip；A new osteotomy operation. Clin Orthop Relat Res 1978；130：191–201.
2. Miyanishi K, et al. Prediction of the outcome of transtrochanteric rotational osteotomy for osteonecrosis based on the postoperative intact ratio. J Bone Joint Surg Br 2000；82：512–6.

femoroacetabular impingement の手術

# 外科的脱臼術

## 手術の概要

- 股関節の外科的脱臼術（surgical dislocation of the hip joint）は，人工骨頭置換術や人工関節置換術に際して実施されている．しかし，関節温存手術に際しては，大腿骨頭への血行障害の危険性からほとんど実施されていなかった．
- Ganz らは，血行に関する基礎研究をもとに，股関節内病変の診断と治療が容易にできる関節温存手術としての外科的脱臼術を報告した[1,2]．
- 股関節温存手術としての外科的脱臼術の原法は，大転子を骨切り（trochanteric flip approach）することで十分な股関節の展開が得られる．筆者らは，原法の欠点の一つである骨切りした大転子の偽関節などの合併症を考慮した変法（modified transgluteal approach）を実施しているので，その両者を比較し femoroacetabular impingement（FAI）症例を参考に述べる．

### 適応

- 広範囲な関節唇損傷・軟骨損傷や軟骨下病変の剥離，骨軟骨腫症，FAI，関節唇骨化症，大腿骨頭壊死症や Perthes 病など，骨頭を含めた関節内展開が十分に必要な症例が適応である．
- 鏡視下手術で困難な関節唇骨化症などの新しい疾患概念の情報獲得や関節温存手術などに有用である．

### 手術のポイント

①体位：側臥位で行う．患側を術中に動かしやすいように固定する．
②大転子上に縦切開を加え，側方進入で展開する．同様に腸脛靱帯を切開する．
③大腿骨を骨切りする．大腿骨骨切りには，trochanteric flip approach を使用する原法と modified transgluteal approach（Dall 法）を使用する変法[3]がある．
④関節包を剥離し，Z 状に切開する．
⑤股関節を脱臼させる．
⑥関節内を処理する．
⑦関節包を縫合する．
⑧大転子を再固定し，閉創する．

## 手術手技の実際

### 1…手術体位とマーキング

▶ポイント

**健側の保護**

- 健側には，深部静脈血栓防止のため弾性包帯着用や間欠的空気圧迫法を使用する．
- 健側の腓骨神経麻痺予防のため，腓骨頭部にパットを敷く．

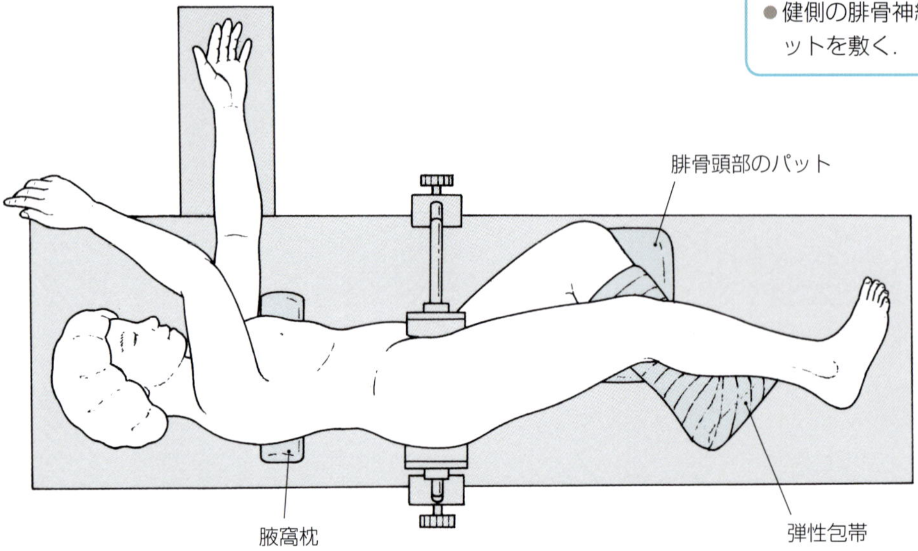


- 健側下の完全側臥位とし，前方は恥骨部，上前腸骨棘部，後方は仙骨部を固定する．患肢の股関節の動きが妨げられないよう注意する．
- 腋窩神経麻痺防止のため適切に腋窩枕を置く．

### 2…皮切とアプローチ

- 大転子を中心として約 15 cm の縦切開を行う．
- 皮切と同様に腸脛靱帯を切開する．

▶ポイント

**筋線維は横切しない**

- 腸脛靱帯の切開，近位の大腿筋膜の切開に際しては筋線維を横切しないよう注意する．

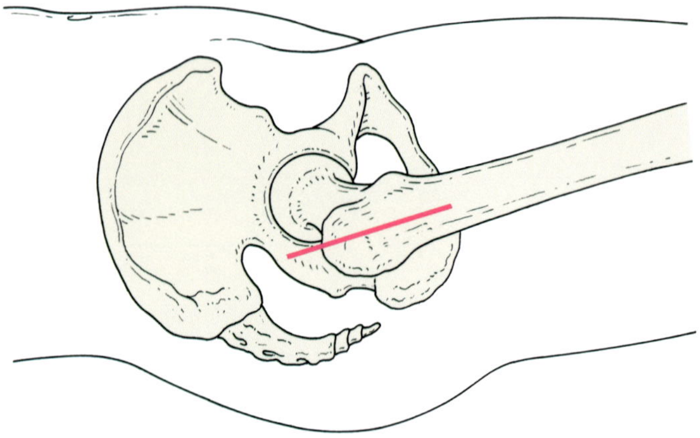

## ❸…大腿骨骨切りを行う

### 原法：trochanteric flip approach の使用

- 中殿筋後縁と外側広筋後縁を同定し，外側広筋は大腿骨粗線から挙上する．

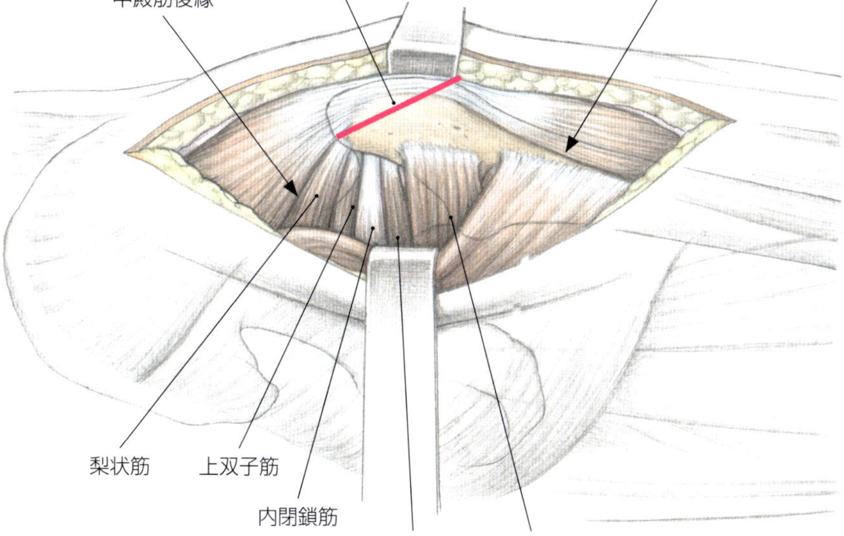


**ポイント**

**内側大腿回旋動脈を保護する**

- 中殿筋部の骨切り線が内側に寄ると内側大腿回旋動脈を損傷するので注意する．

**ピットフォール**

**前方部の骨切りを厚くしない**

- 原法，変法とも大転子の骨切りに際し，前方部の骨切りが厚くなった場合，関節内へ進入することになり関節包の展開が困難になる．

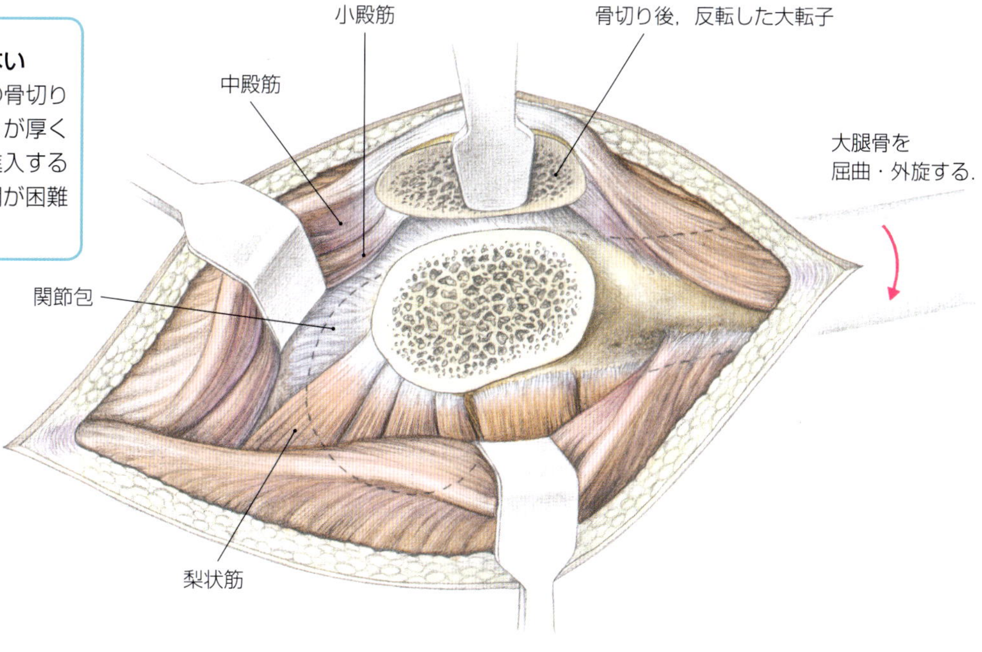


(Ganz R, et al. J Bone Joint Surg Br 2001 ; 83 : 1119–24[1] より)

- 大転子を bone saw を用いて後方から骨切りし，中殿筋，大転子と外側広筋の連続性を保ったまま，大腿骨を屈曲・外旋し，小殿筋を付着したまま，切離した大転子を前方へ反転させる．
- 小殿筋を梨状筋間から関節包近位側へ剥離する．
- この方法は，膝における内側傍膝蓋アプローチと同様である．大転子を骨切りすることで十分な関節包の展開が可能である．

## 変法：modified transgluteal approach（Dall 法）の使用[3]

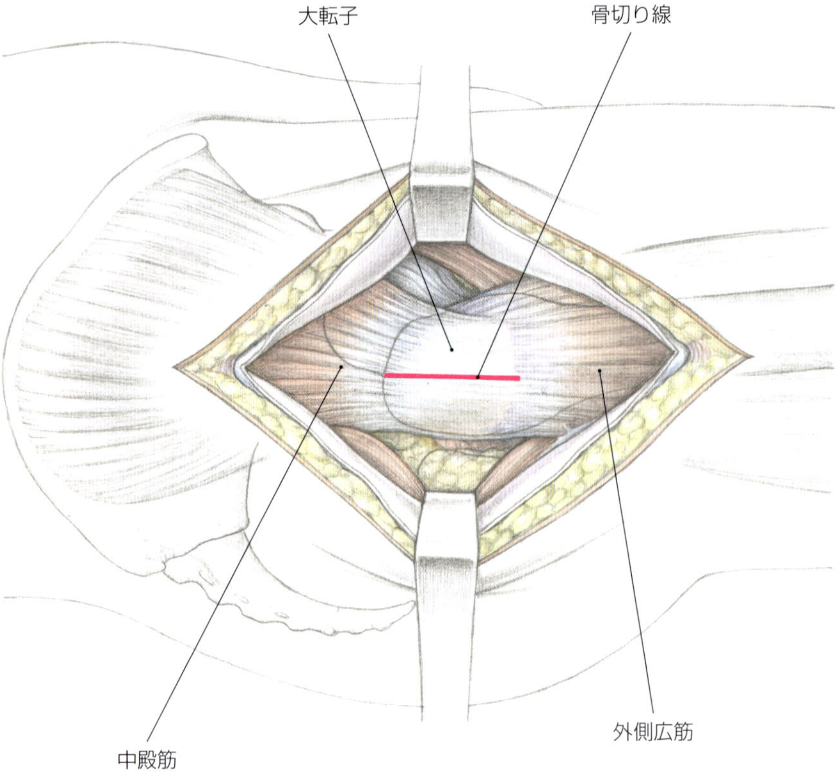


- 大転子の骨切りは，大転子のほぼ中央から頚部前面に向かって bone saw を使用して行う．

**ピットフォール**

**前方部の骨切りを厚くしない**

- 原法，変法とも大転子の骨切りに際し，前方部の骨切りが厚くなった場合，関節内へ進入することになり関節包の展開が困難になる．

- 切離した大転子骨片には，中殿筋と外側広筋の前半および小殿筋が付着しており，一緒に前方へ反転し，関節包を露出する．

**ピットフォール**

**広範囲の展開には向かない**

- 原法より侵襲は少ないが，広範囲の関節内の展開には不利である．

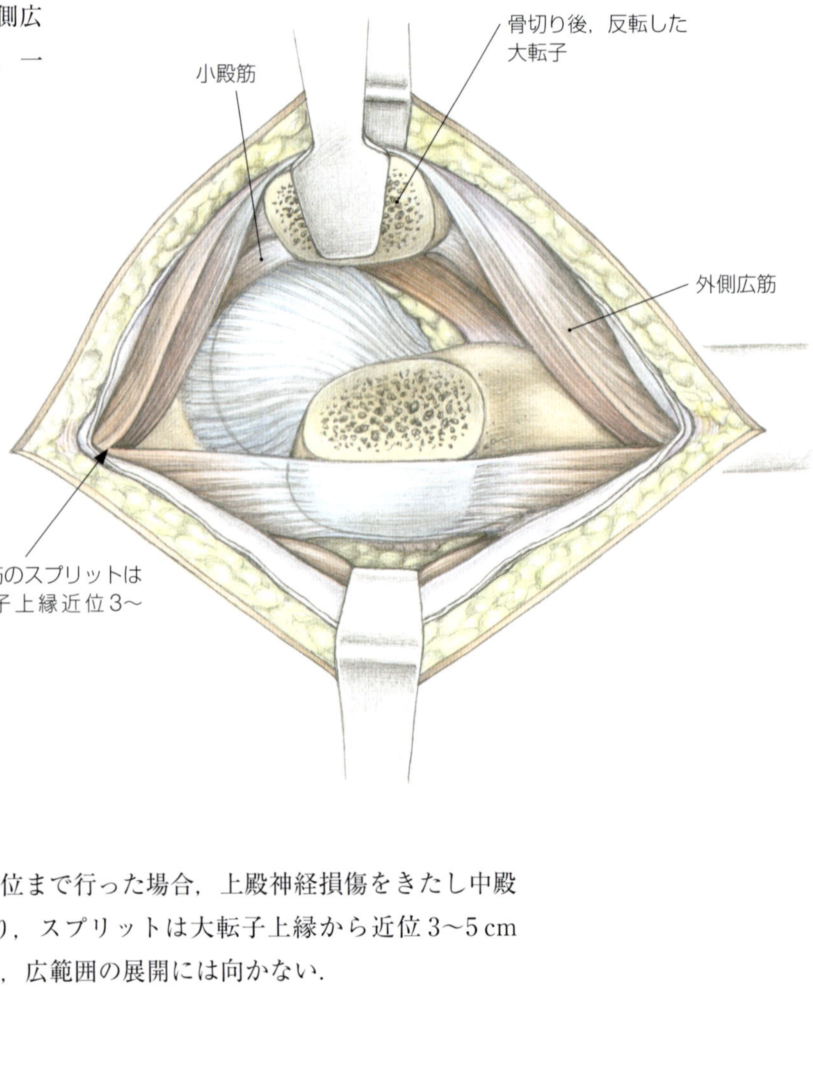


- 中殿筋のスプリットに際し，近位まで行った場合，上殿神経損傷をきたし中殿筋機能不全を生じる場合があり，スプリットは大転子上縁から近位 3～5 cm までが安全である．したがって，広範囲の展開には向かない．

## ❹…関節包を剥離，展開し，Z 状に切開する

[原法]

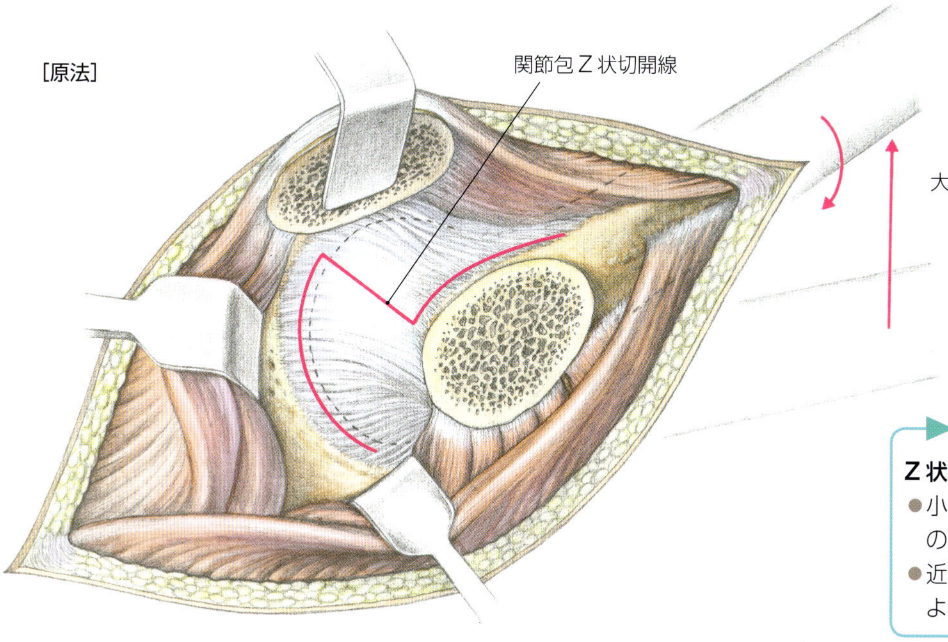


(Ganz R, et al. J Bone Joint Surg Br 2001 ; 83 : 1119-24[1] より)

**▶ポイント**

**Z 状切開時の注意点（1）**

- 小転子部では内側大腿回旋動脈の分枝があり出血に注意する.
- 近位部は，小殿筋を横切しないように注意する.

- 前方および近位側の関節包を展開する．十分な展開により関節内処置が容易になる.
- 関節包を Z 状切開する．関節内処置を容易にするためには十分な切開が必要である.

**▶ポイント**

**Z 状切開時の注意点（2）**

- 切開に際し，梨状窩周囲は内側回旋動脈損傷の危険性があるので切開しない.
- 臼蓋縁部を切開する際には，関節唇に注意する.

[変法]

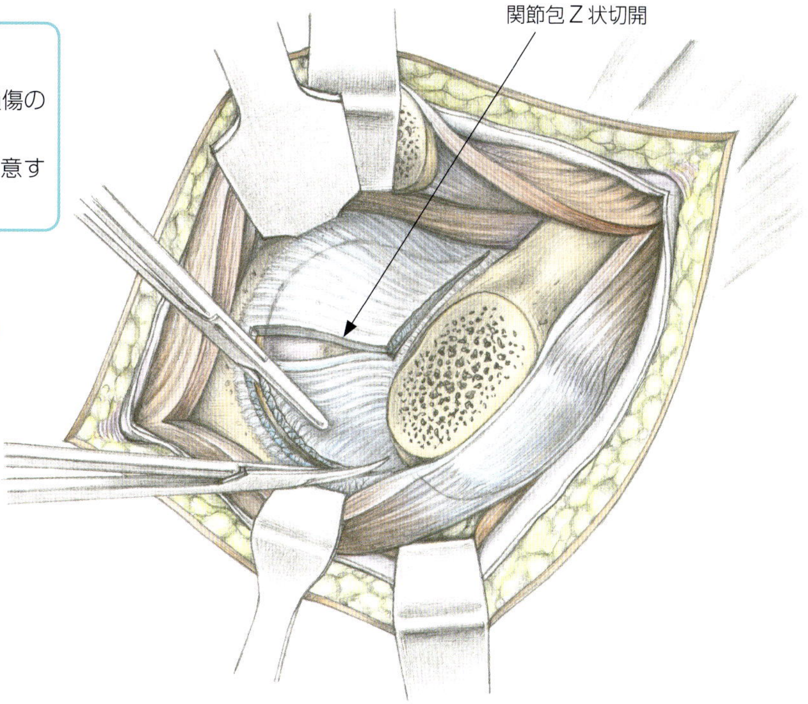

## ❺…股関節を脱臼させ，寛骨臼を展開する

- 股関節屈曲，外旋，内転にて骨頭を前方へ脱臼させる．困難な場合，単鋭（鈍）鉤を大腿骨頚部に挿入し前方へ持ち上げる．下肢は屈曲・外旋位で手術台の前方へおろし，下腿を清潔な袋に入れる．
- その際，円靱帯を切離することで完全脱臼でき，寛骨臼が展開される．

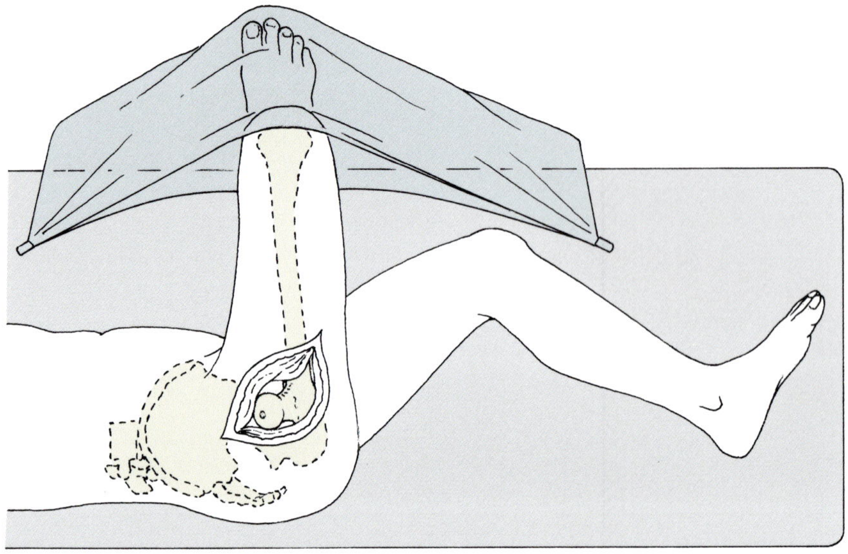

（Ganz R, et al. J Bone Joint Surg Br 2001；83：1119–24[1] より）

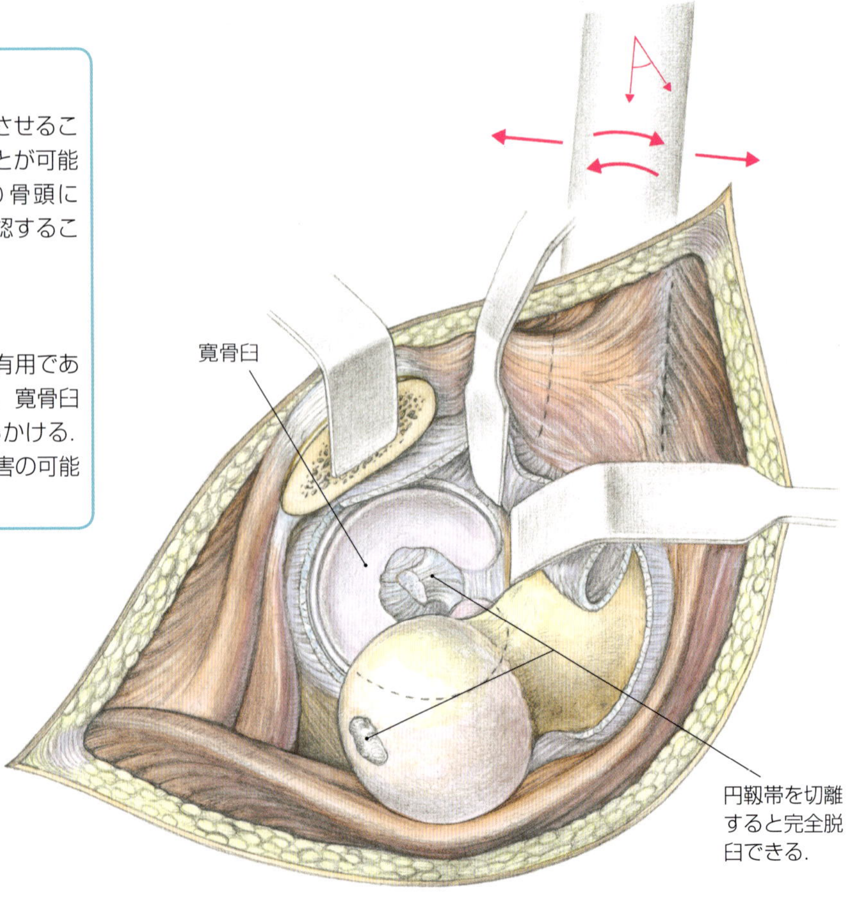
大腿骨を屈曲・外旋する．
寛骨臼
円靱帯を切離すると完全脱臼できる．

（Ganz R, et al. J Bone Joint Surg Br 2001；83：1119–24[1] より）

**ポイント**

**脱臼時の血流に留意**

- 外閉鎖筋が温存され，また前方へ脱臼させることで内側大腿回旋動脈の損傷を防ぐことが可能である[1-3]．術中に血流計を用いたり骨頭に Kirschner 鋼線で孔を開け，血流を確認することができる．

**寛骨臼展開時のレトラクター**

- 寛骨臼の展開に際し，レトラクターが有用である．寛骨臼後縁，上縁，前縁にかける．寛骨臼下方部の確認が必要な場合，下縁にもかける．頚部を長時間レトラクトすると血行障害の可能性も考えられるので注意する．

**手技のコツ**

**完全脱臼のコツ**

- 若年男性の場合，円靱帯が強固に付着しており切離が必要となることが多い．
- 下肢を下垂位にした状態のほうが脱臼しやすい場合がある．

## ❻…関節内を処置する

- 関節内の処置を行う.

**▶ポイント**

**脱臼した骨頭の処置**

- 脱臼した骨頭の処置は，下肢を内・外旋させることで可能である．肥満体や拘縮の強い症例の場合，原法のほうが容易である.

### pincer type FAI の関節内処置

- 寛骨臼側では寛骨臼縁の異常，関節唇骨化，骨棘などがあり，大腿骨側では頚部の異常，骨棘などのためインピンジメントをきたしている場合，切除形成する．**[1]** に関節唇骨化の切除を示す．本術式では全周にわたり確実な切除が可能である.

**▶ピットフォール**

**不安定性，骨折の可能性**

- pincer type の場合，インピンジメントを生じる原因の十分な切除・形成が必要である．しかし，切除量が多すぎる場合，股関節の不安定性をきたしたり大腿骨頚部の骨折を生じる可能性があるので注意する.

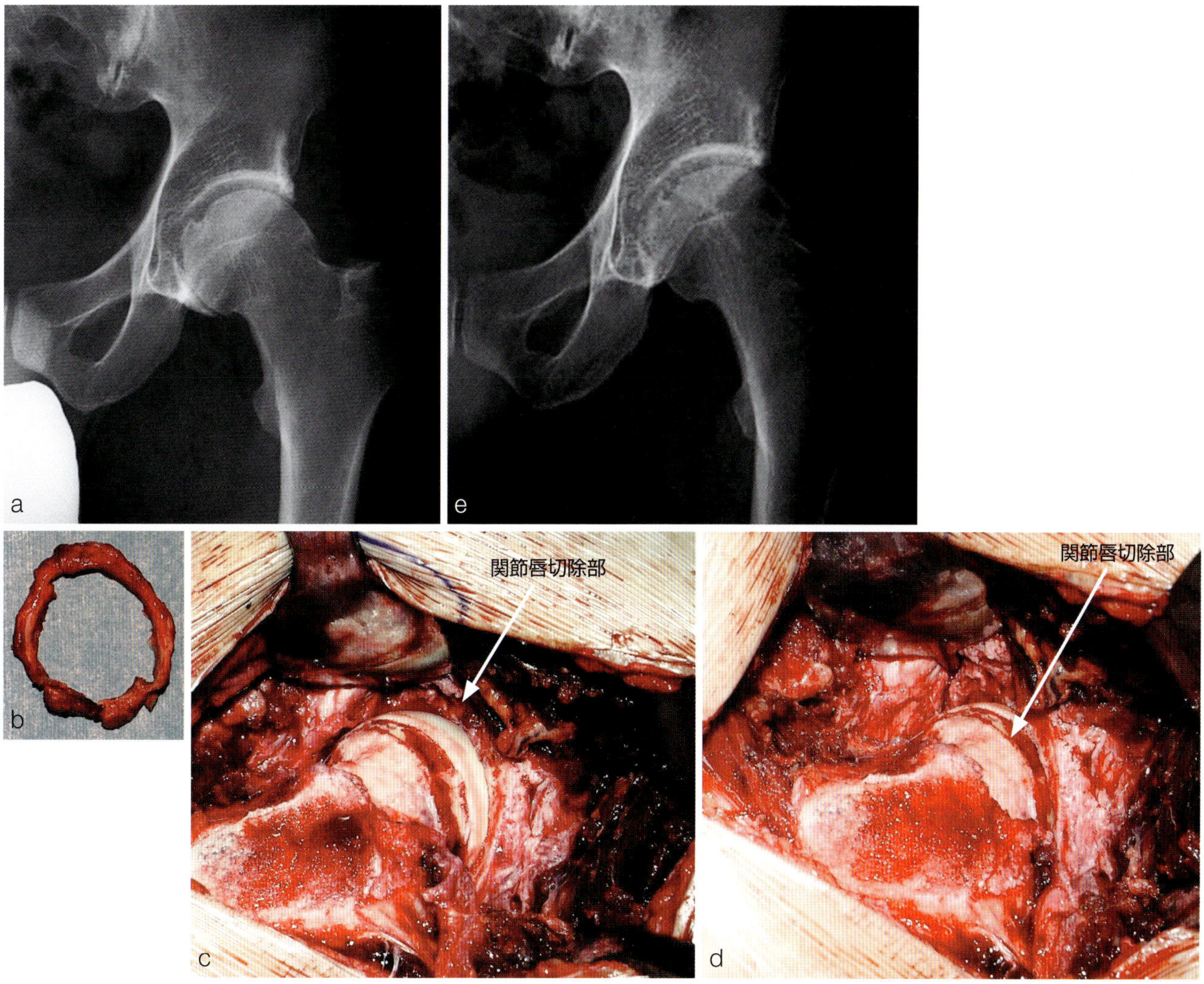


**[1]pincer type FAI に対する関節唇切除（左股関節）**

a：術前Ｘ線像.
b：切除した関節唇.
c：中間位でのインピンジメントの確認.
d：屈曲位でのインピンジメントの確認.
e：術後Ｘ線像.

### cam type FAI の関節内処置

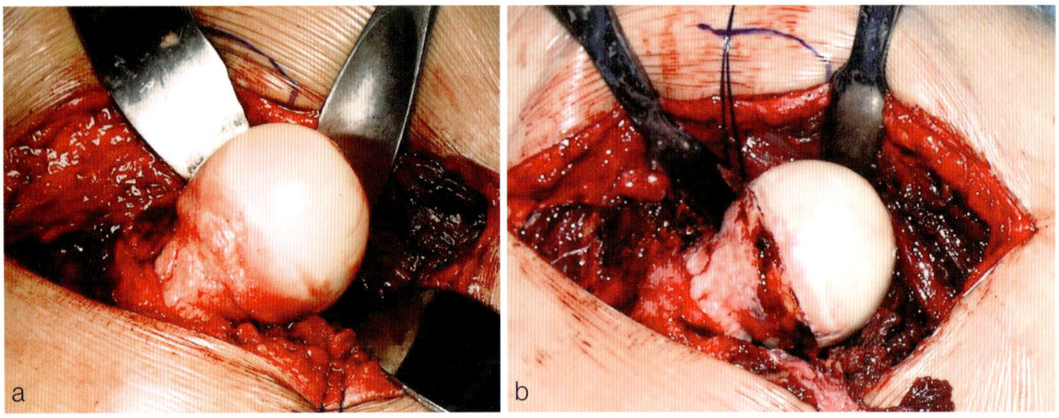


**[2] cam type FAI に対する osteochondroplasty（骨軟骨形成術）（左股関節）**
a：トリミング前.
b：トリミング後.

- 股関節においてオフセットの異常などのためインピンジメントにより関節唇損傷や大腿骨の head-neck junction に膨隆部（骨棘）が生じる．関節唇損傷がある場合，修復または切除・形成する．大腿骨側は，head-neck junction 部の osteochondroplasty（骨軟骨形成術）を行う **[2]**.

> **ピットフォール**
>
> **骨折の危険性**
>
> - cam type の場合，切除に際しては，血行障害および切除量が多すぎると頚部骨折の危険性があるので注意する.

## 7…関節包を縫合する

- 止血を確認し，持続吸引ドレーンを関節内へ留置し，股関節の不安定性が生じないよう関節包を確実に連続縫合する.

> **ポイント**
>
> **関節ねずみを防ぐ**
>
> - 関節ねずみが生じないように十分な関節内の洗浄と止血を行う.

## 8…大転子を固定し，閉創する

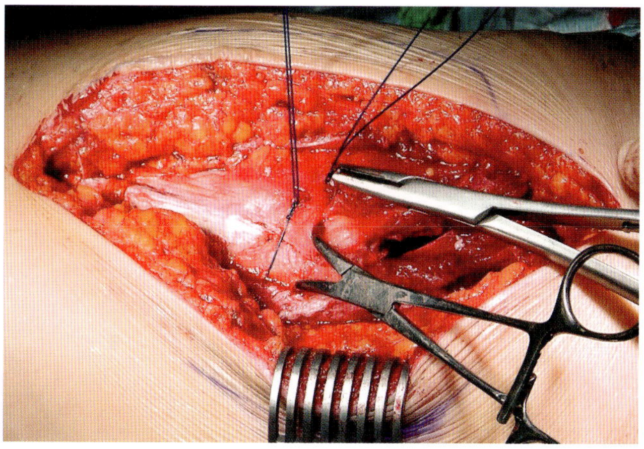

[3] 切離大転子骨片の再固定（左股関節，変法による）

- 大転子の再固定は，原法では皮質骨スクリューにて固定し[1]，変法ではナイロン糸や suture anchor にて固定する[3] [3]．大転子の偽関節を生じないように確実な固定が必要である．
- また，中殿筋から外側広筋へ連続縫合することで，切離大転子骨片の安定化を図る．

**▶ポイント**

**合併症に対する注意点**

- 関節包の剥離・切開部位と脱臼方向や脱臼させている時間に注意する．
- 神経麻痺や大腿骨頭壊死の発症，大腿骨頭壊死症例での壊死の進行に注意する必要がある．
- また，外転筋の筋力低下や大転子切離骨片の癒合不全にも注意を払う．
- 今まで合併症はほとんど認めていないが，未知の合併症も考慮する必要があるので，適応を選んで実施する必要がある．

### 後療法

- 術後 2〜3 日のベッド上安静後，離床訓練を開始する．

### まとめ

- 関節温存手術としての股関節の外科的脱臼術（surgical dislocation of the hip joint）について概説した．
- 本法は手術適応や手術時のポイントに留意し実施することで，骨頭や寛骨臼の十分な展開が必要な症例に対する手術法として有用である．
- 大転子の骨切り方法が異なる原法と変法を，病変に応じ使い分け可能である．

（帖佐悦男）

■文献


1. Ganz R, et al. Surgical dislocation of the adult hip : A technique with full access to the femoral head and acetabulum without the risk of avascular necrosis. J Bone Joint Surg Br 2001 ; 83 : 1119–24.
2. Notzli HP, et al. Perfusion of the femoral head during surgical dislocation of the hip. Monitoring by laser Doppler flowmetry. J Bone Joint Surg Br 2002 ; 84 : 300–4.
3. 帖佐悦男ほか．股関節手術的脱臼法の経験．Hip Joint 2003 ; 29 : 232–5.

femoroacetabular impingement の手術

# 骨軟骨形成術

MOVIE

## 手術の概要

- 近年，股関節痛や変形性股関節症の原因の一つとして femoroacetabular impingement（FAI）の概念は定着しつつあり，日本でもその観血的治療が徐々に行われつつある．
- 股関節鏡視下手術や外科的脱臼術（surgical dislocation of the hip joint：SDH）での報告が多いが，small incision 前方アプローチによる骨軟骨形成術の報告も徐々に増えつつある．
- 前方アプローチでの関節形成術は，とくに cam type FAI での大腿骨骨頭軟骨部での骨軟骨膨隆部の切除に有用である．SDH と比較すると，関節内の観察はできないものの大転子の骨切りなどを要さず，低侵襲である．股関節鏡と比較すると比較的手技が容易で術中にインピンジメントテストを行いながら，骨軟骨の切除が可能である．
- 本項では前方アプローチによる骨軟骨形成術について述べる．

### 適応

- cam type FAI で，骨頭頚部移行部での骨軟骨隆起がみられる症例が最も良い適応である．
- 一部の pincer type FAI で，臼蓋前方の処置のみが必要と判断される症例も適応となる．
- 関節内処置を必要とする症例では，股関節鏡の併用や SDH による手術が必要となる．

### 手術のポイント

①体位と皮切：仰臥位で行う．上前腸骨棘の若干外側から展開し，外側大腿皮神経の損傷を避ける．
②縫工筋と大腿筋膜張筋のあいだから骨頭～頚部を展開する．
③関節包を H 状切開し，骨頭～頚部を露出する．大腿直筋と関節包のあいだを剥離し，大腿直筋を内側にレトラクトすることにより，関節唇前縁まで展開が可能となる．前方アプローチ用の各種レトラクターを使用すると展開が容易となる．
④大腿骨頭頚部移行部に確認される骨軟骨隆起を切除する．実際にインピンジメントテストを行いながら，陰性になる適切な切除量を決定する．
⑤閉創する．関節包全縁を広く展開した場合は，骨アンカーを使用すると関節包の縫合が容易である．

## 手術手技の実際

### ❶…手術体位と皮切

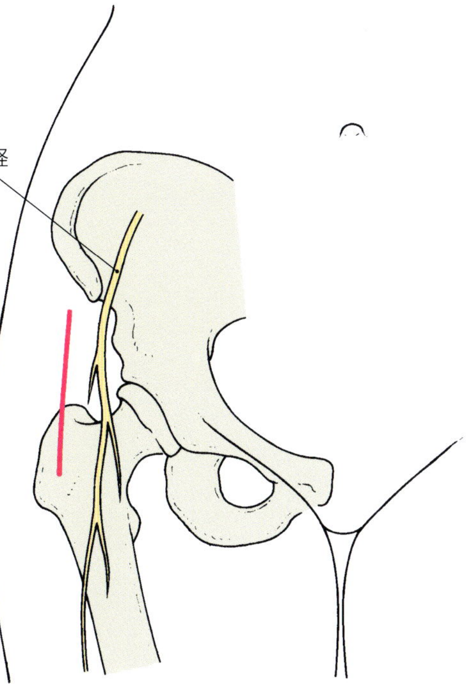


- 体位は仰臥位で行う．上前腸骨棘をメルクマールに，外側大腿皮神経損傷を避けるため，2〜3 cm 外側に約 10 cm 縦切開を行う．

### ❷…皮下組織を展開する

- 皮下脂肪層を分けていくと，大腿筋膜張筋の筋膜が確認できる．

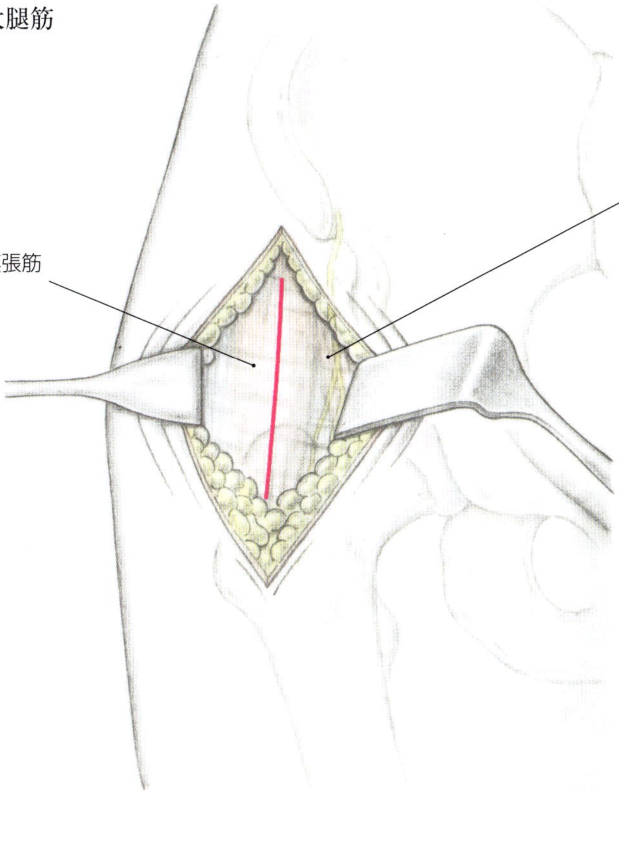

## 3…関節包を展開する

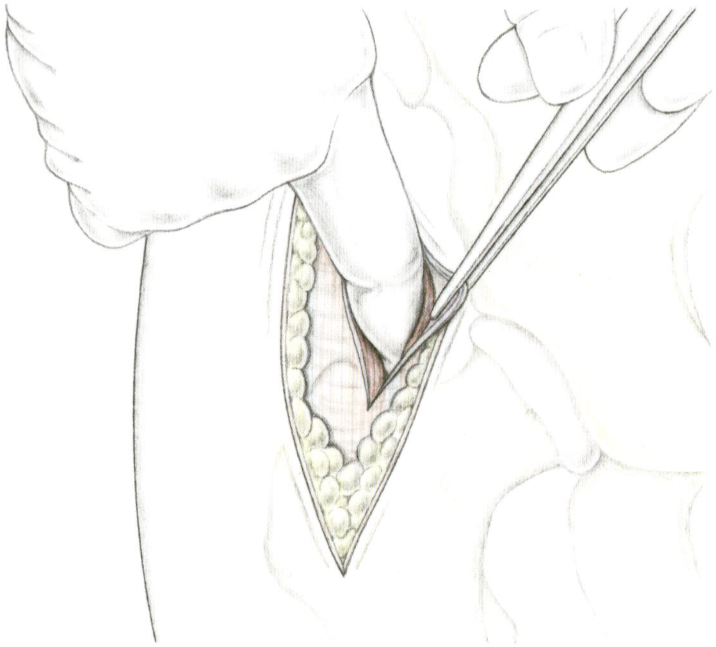

指で，縫工筋と大腿筋膜張筋筋腹
のあいだを鈍的に展開していく.


- 大腿筋膜張筋の筋膜を切開して，縫工筋–大腿筋膜張筋筋腹間を鈍的に展開していくと，関節包を触知する.

> **ポイント**
>
> **神経損傷を避ける工夫**
>
> - 縫工筋–大腿筋膜張筋間のやや外側で筋膜を切開し，筋膜–筋腹間の筋膜をめくり上げるように展開していくと，神経損傷を避けることができ有用である.

## 4…股関節前面を展開する

- 大腿骨頚部の近位，遠位と大転子外側，関節包と大腿四頭筋のあいだにレトラクターを挿入し，股関節前面を展開する．前下方に外側大腿回旋動脈が視野に入るが，可及的に温存している.
- 関節前内側の大腿直筋を関節包とのあいだで剥離し，レトラクターを挿入して大腿直筋を内側にレトラクトすると，臼蓋前縁までの展開が可能になる.

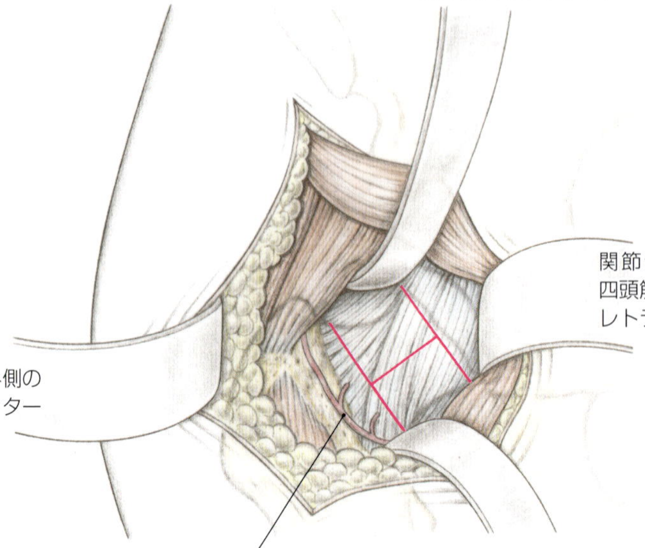


> **ポイント**
>
> **内側レトラクターは愛護的に扱う**
>
> - 内側を強くレトラクトすると外側大腿皮神経麻痺の原因となるので，とくに内側レトラクターは愛護的に取り扱う必要がある.

## ❺…大腿骨頭〜頚部を展開する

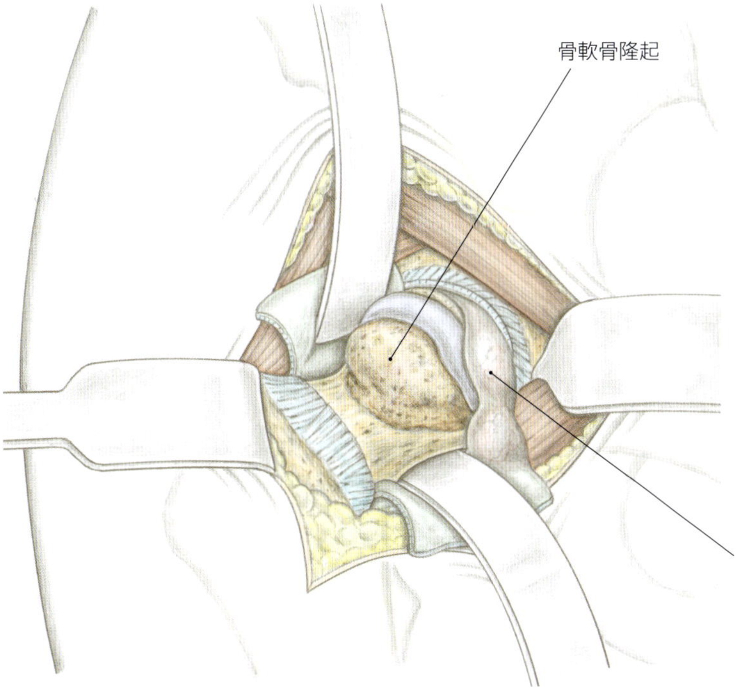
骨軟骨隆起
滑膜の増生

- 関節包を頚部軸に沿って，H状切開（あるいはZ状切開）すると大腿骨頭〜頚部が展開できる．
- cam type FAIの場合，大腿骨頭頚部移行部を中心に骨軟骨隆起，周囲の滑膜の増生が確認できる．

## ❻…骨軟骨隆起を切除する

- 滑膜切除と骨軟骨隆起の切除を行う．
- 前方から外側まで骨軟骨隆起をノミ，リュエルを用いて切除する．
- 実際にインピンジメントテスト（屈曲＋内旋）を行いながら陰性になる適切な切除量を決定する．

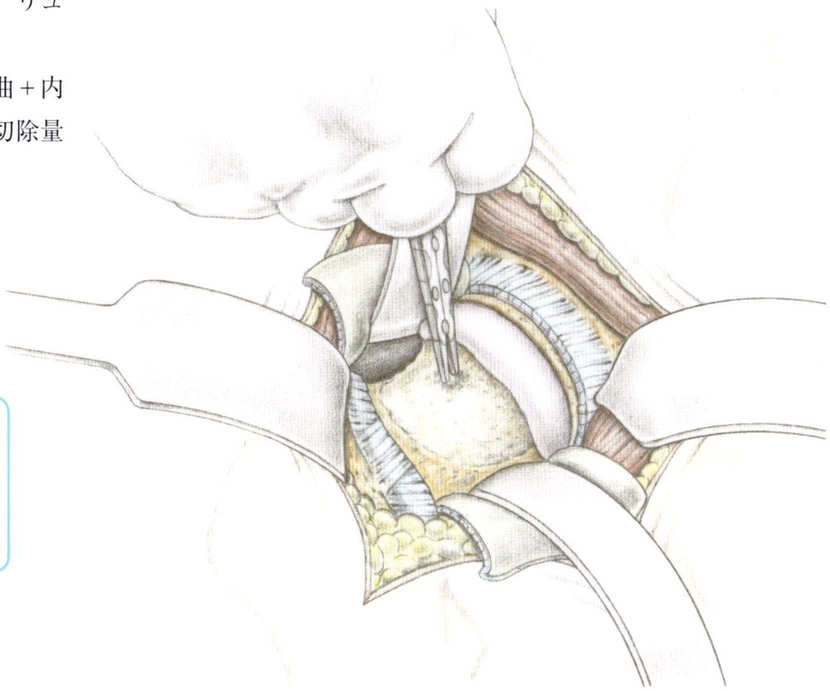
リュエルを用いて
骨軟骨隆起を切除する.

**手技のコツ**

**弯曲のあるノミを使用**

- ノミで骨軟骨隆起を切除する場合は，田川ノミなど，弯曲のあるノミのほうが切除しやすい．

## ❼…大腿骨頭〜頚部を形成する

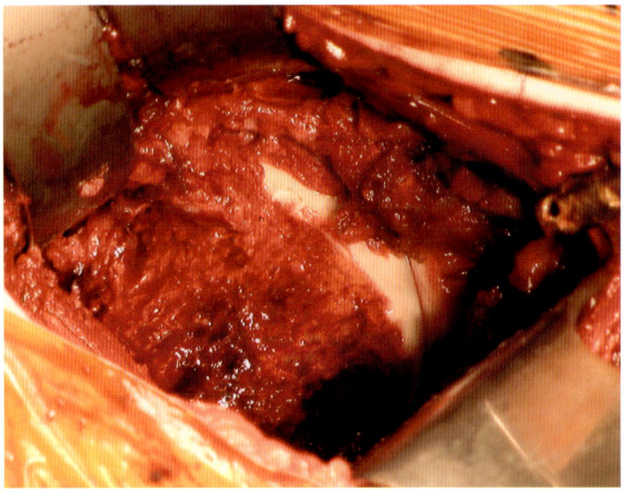

**[1] 骨軟骨隆起の切除**
最後にスピードバーを用いて切除辺縁を滑らかにトリミングする.

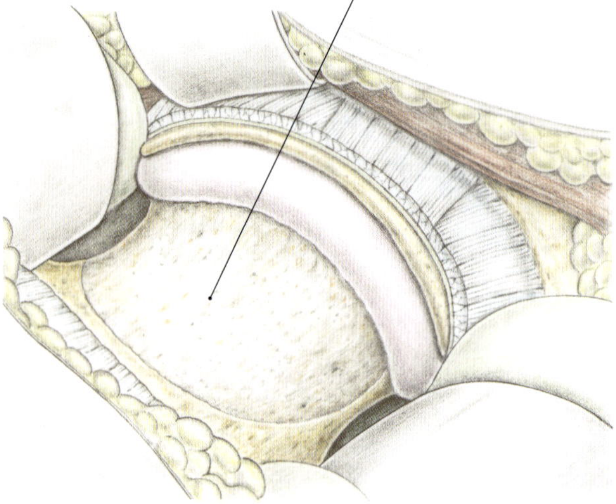


- 最後にスピードバーで辺縁を滑らかにトリミングし，頚部の処置を終了する.

> ▶ポイント
> **前方と後方のインピンジメントを確認する**
> - 必ず切除終了後にインピンジメントテストで形成が十分かを確認する．前方インピンジメントテスト（屈曲＋内旋）のみではなく，後方インピンジメント（屈曲＋外旋）を確認する必要がある.

## ❽…閉創する

- 臼蓋側の処置のために関節包を臼蓋から広く剥離したときは，骨アンカーを用いて関節包を縫合する.
- 関節包を縫合後に大腿筋膜張筋筋膜を縫合する.
- 皮下，皮膚縫合を行い手術を終了する.

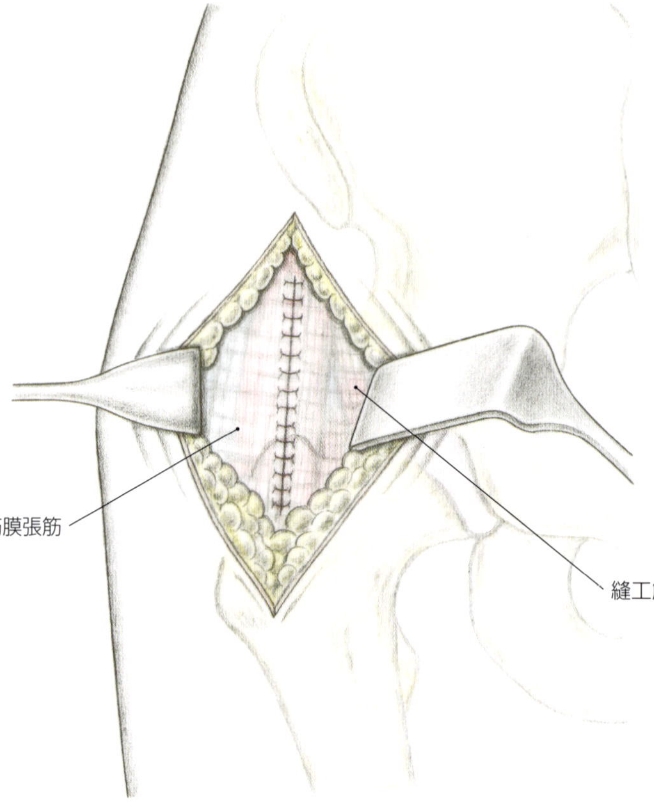

## 後療法

- 術翌日より杖もしくは歩行器を使用しながら可及的に荷重歩行を開始する．疼痛が軽減し，筋力が片脚起立可能となるまでに回復した後に，フリー歩行を開始する．
- 通常，軽運動へは術後 8 週から，スポーツへは術後 12 週から許可している．

## まとめ

- 臼蓋の前方から前外側までは前方アプローチで確認できる．臼蓋側でのインピンジメントや関節唇損傷がみられるときは切除や縫合術を追加する．
- 本方法の限界として，関節内や外側から後方にかけての臼蓋関節唇の状態は確認できないので，近年は股関節鏡を併用して骨軟骨形成術を行う報告が多い．
- 視野などで制限もあるが，低侵襲で比較的容易に骨軟骨の形成を行える術式として本方法は有用である．

（井上正弘）

■参考文献

1. Lincoln M, et al. Combined arthroscopic and modified open approach for cam femoroacetabular impingement：A preliminary experience. Arthroscopy 2009；25：392–9.
2. Cohen SB, et al. Treatment of femoroacetabular impingement in athletes using a mini-direct anterior approach. Am J Sports Med 2012；40：1620–7.
3. Malik AK, et al. Anterior approaches to the hip for the treatment of femoro-acetabular impingement：A cadaveric study. Hip Int 2010；20：482–8.

初回人工関節置換術

# セメントレス人工股関節置換術

## 手術の概要

- 通常の人工股関節全置換術（total hip arthroplasty：THA）はコモンサージャリーであり，技術的にも比較的容易である．セメントレス人工股関節置換術はすべての疾患に適応があるが，高度の骨欠損をもつ症例では適応は限られる．臼蓋後壁のボーンストック，同種骨移植（自家骨）の使用などを考慮し適応を判断する．
- スペシャルサージャリーとして，破壊性の股関節疾患，高位脱臼股，強直股や骨切り術後サルベージ手術がある．

### 適応

- 末期変形性股関節症や関節リウマチ，大腿骨頭壊死症などの疾患に対して適応がある．
- 適応年齢は再置換を考慮して 60 歳以上とされてきたが，60 歳まで待てない症例も多く，50 歳前後でも THA を余儀なくされることがある．
- 高齢者や関節リウマチなどの骨質の悪い症例も適応となる．

### 手術のポイント

①体位と皮切：側臥位とし，後側方アプローチで行う．
②股関節後方から展開する．
③頚部を骨切りし，臼蓋を展開する．
④臼蓋側にカップを設置する．
⑤大腿骨髄腔にステムを設置する．
⑥骨頭ボールを装着する．
⑦閉創する．

## 手術手技の実際

### 1…手術体位と皮切

- 体位は側臥位とし，後側方アプローチで行う．

### 2…股関節後方から展開する

- 皮下筋膜を切開し，大殿筋を線維方向に分け，股関節後方から展開する．
- 短外旋筋群を大転子付着部で切離した後，後方関節包を切開する．温存不可能な場合は切除する．

## ❸…頚部を骨切りし，臼蓋を展開する

- 骨頭を脱臼させ，術前に計画した高さで頚部の骨切りを行う．
- 残った関節唇，増生した滑膜などを切除する．
- 2本のホーマン鉤と筋鉤で臼蓋を展開する．

## ❹…臼蓋側にカップを設置する

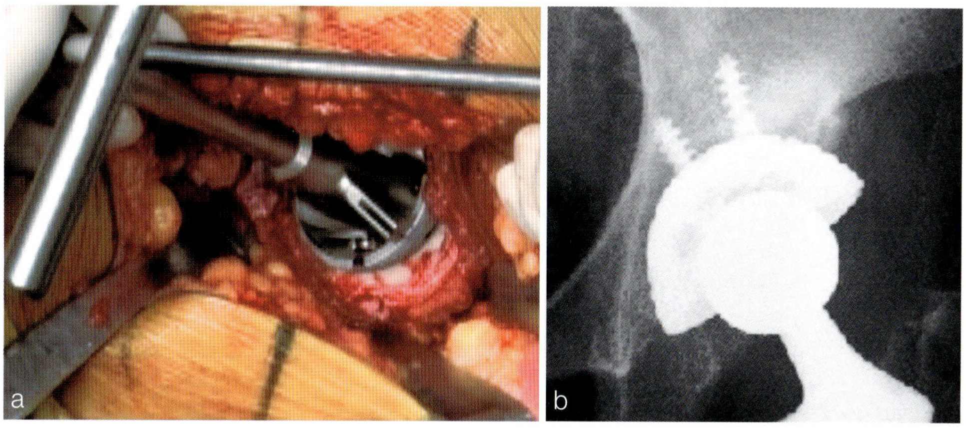

**[1]カップ設置**
骨盤の傾きや被覆度を参考にして，ガイドを傾けて設置する．
a：実際の設置．カップ全表面の70％以上が母床と直接接触するように注意する．
b：設置位置．原臼設置を基本とする．

- 予定された位置を臼蓋リーマーで掘削し，内方化する．
- 第1の原則は原臼設置である．第2の原則は強固な初期固定を重視することである．第3の原則は転子下骨切りを可能な限り避けることである．
- 臼蓋リーマーサイズは原則1mmアンダーとし，1mmアンダーリーミングを行う．
- 過酸化水素水，生理食塩水で洗浄後，press fitさせ，カップの全表面の70％以上が母床と直接接触するように設置する．アングルガイドを用いてカップを打ち込む．
- 最大のボーンストックのある位置に設置し，2本以上のスクリューで固定する**[1a, b]**．大きなブロック状の骨移植は避ける．
- インピンジメント防止のためにカップ周囲の骨棘を十分切除し，骨欠損部があれば，切除骨頭からの骨移植を行う．
- エレベーテッドライナーの頂点が後上方になるように設置する．
- 結果としてCrowe IIIまでは高位設置が多く，Crowe IVのうち殿筋内脱臼では転子下骨切り術を併用するため原臼設置となる．

## ❺…大腿骨髄腔にステムを設置する

- レトラクターで大腿骨髄腔を露出する．
- 徒手的な引き下げからさらに3cmの引き下げが可能である．3cm以上の引き下げが必要な症例，あるいは大腿骨近位部の変形症例では転子下の短縮骨切り術を併用する．

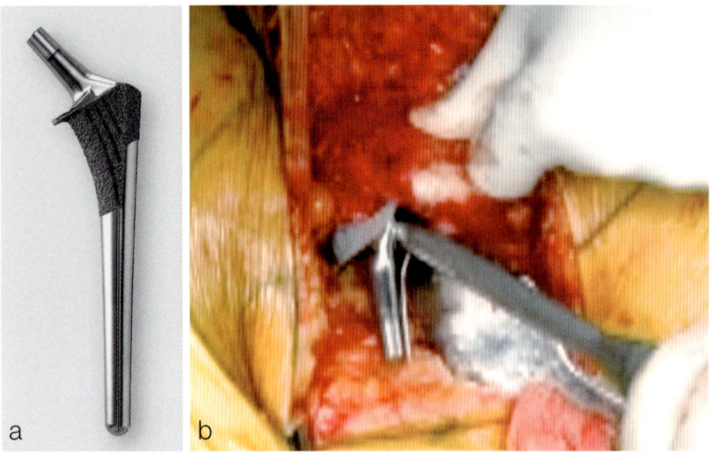


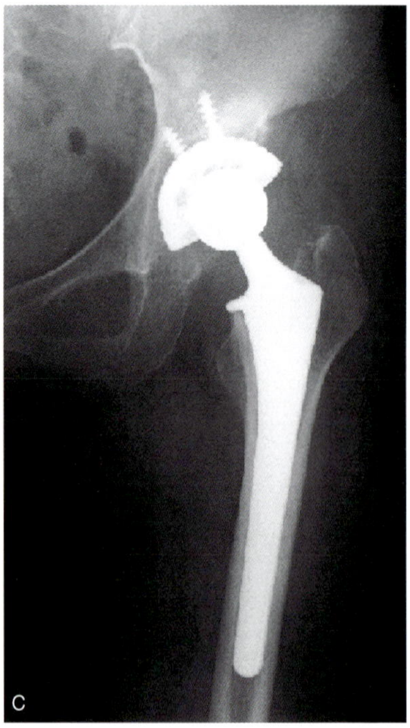


**[2]ステムの設置**
a：当院で使用しているセメントレスステム．沈み込み防止のためカラードステムを選択している．
b：実際の設置．大転子骨折の予防のため，打ち込みの際は助手が大転子を押さえるとよい．
c：術後Ｘ線像．脚長差は５mm以内を目標とする．

- 適正な前捻角（20～30°）で挿入を行う．大腿骨頚部過前捻の症例もあるが，セメントレスステムでも矯正可能である．
- 内反位にならないように大転子に沿って大腿骨リーマーでリーミングした後，ラスピングを行う．過酸化水素水，生理食塩水で洗浄後，ステムを挿入する[2]．
- 沈み込み防止のためカラードステムの使用が有用である．
- 脚長差は5mm以内を目標とし，整復時の緊張度，可動域チェックでインピンジメントを確認する．

## 6…骨頭ボールを装着する

- 骨頭トライアルを使用して適切な長さの骨頭ボールを選択し，装着する．
- 可動性，安定性を確認する．

## 7…閉創する

- 後方関節包を縫合し，短外旋筋群を転子部に縫着する．
- 吸引ドレーンを留置する．
- 筋膜，皮下，皮膚を縫合する．

## 転子下骨切り術併用 THA

- 高位脱臼股関節，大腿骨近位部の変形などのある股関節に対しては転子下で骨切りを併用する [3].
- 後側方アプローチで進入し，関節包は全周に切除する.
- 腸腰筋腱は原則として切離し，弛んだ大腿外側広筋は縫縮する.
- インピンジメントの原因となる筋・軟部組織は切離，切除する.
- カップは原則として原臼設置だが，時に低位設置になることがある.
- 殿筋内脱臼股に代表される臼蓋側骨質，骨量の悪い症例では，カップ固定のスクリューを 4～7 本使用する.
- カップの前開きが小さくなりやすいので大腿骨前捻は 30° 以上を目安に設置する.
- 短縮距離（骨切除量）は，殿筋内脱臼で最も大きく，通常 40～50 mm 程度である.
- 回旋固定性の対策が必要で，骨切りジグを用いたV字カットが有用である.

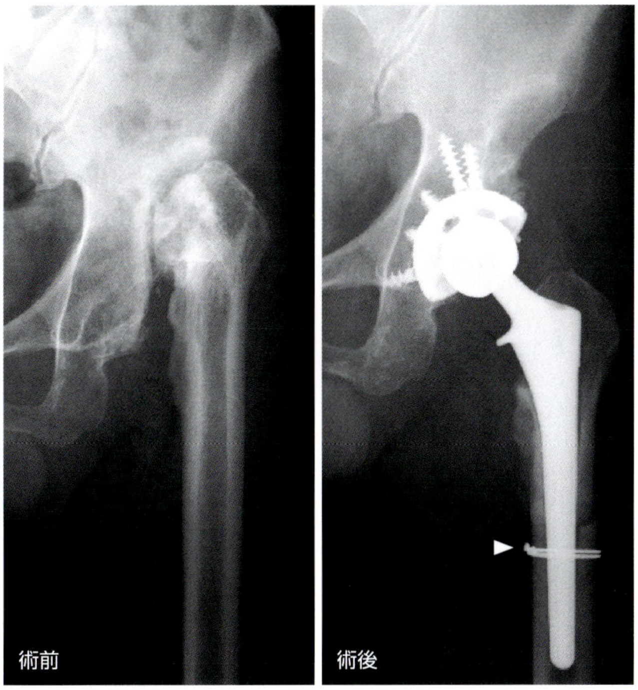


**[3] 転子下骨切り術併用 THA**

高位脱臼股関節など脚延長が大きくなる症例では，神経麻痺の危険性があるため転子下骨切り術を併用する.
►：縦割り防止のワイヤリング.

**▶ポイント**

**V 字カットの利点**

- 骨切り部の形状はいずれでも可能だが，V 字型は回旋性を得られやすい．近位と遠位を正確に V 字にカットし，適合させる.

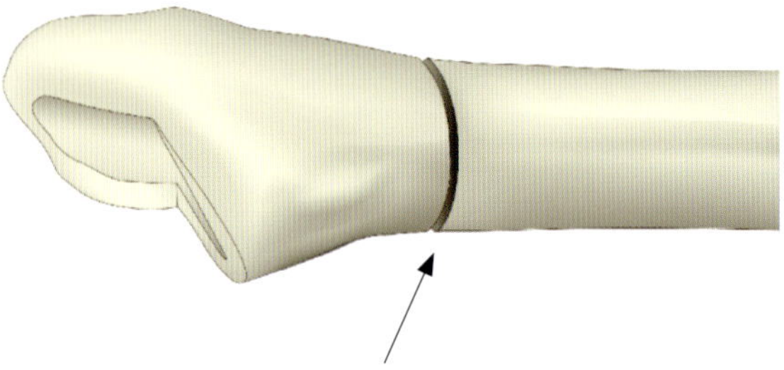


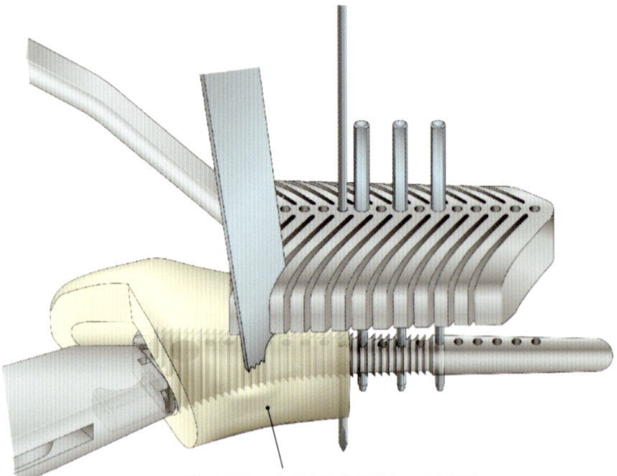


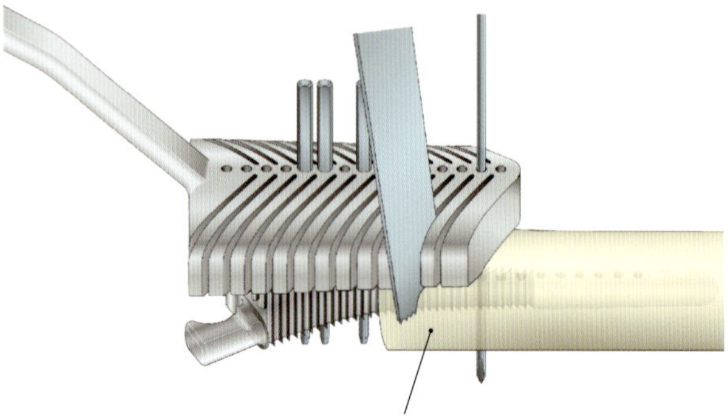


**▶手技のコツ**

**デバイスを用いてカットする**

- 穴あきラプスとカッティングデバイスを平行に設置しカットするが，固定ピンの遊びがあるため目視にて平行に合わせる．近位大腿骨のV字カット時には，2次性変化で骨隆起がありあらかじめ骨切除を行っておくと，デバイスの設置が容易となる．

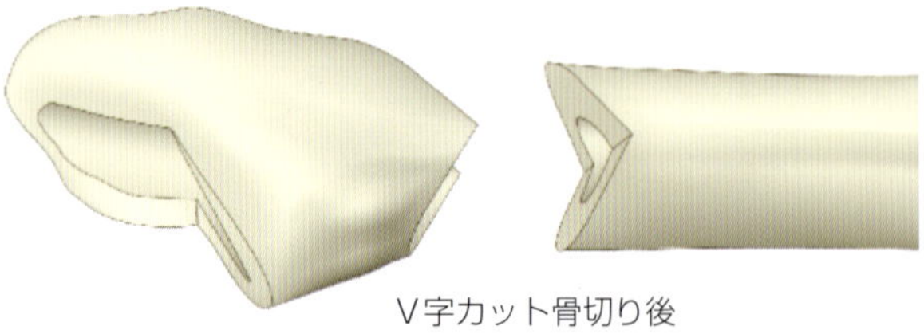


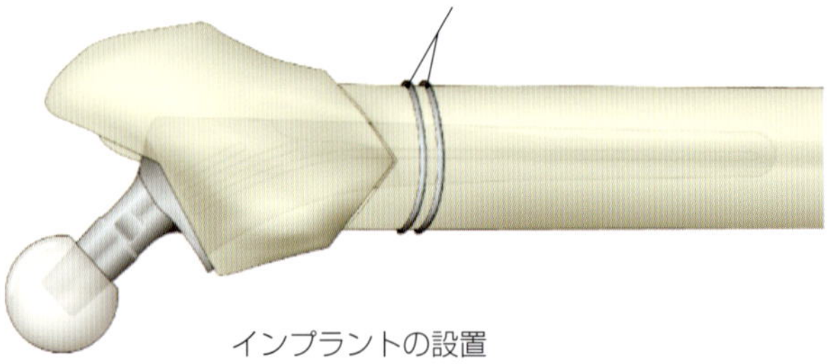


**▶ピットフォール**

**整復困難の原因**

- 軟部の緊張度，大腿骨骨切除量，ステムの挿入深度などのバランスの違いが整復困難の原因となる．

（佛淵孝夫．X線像でみる股関節手術症例アトラス．医学書院；2010. p. 97[1] より）

## 強直股関節に対する THA

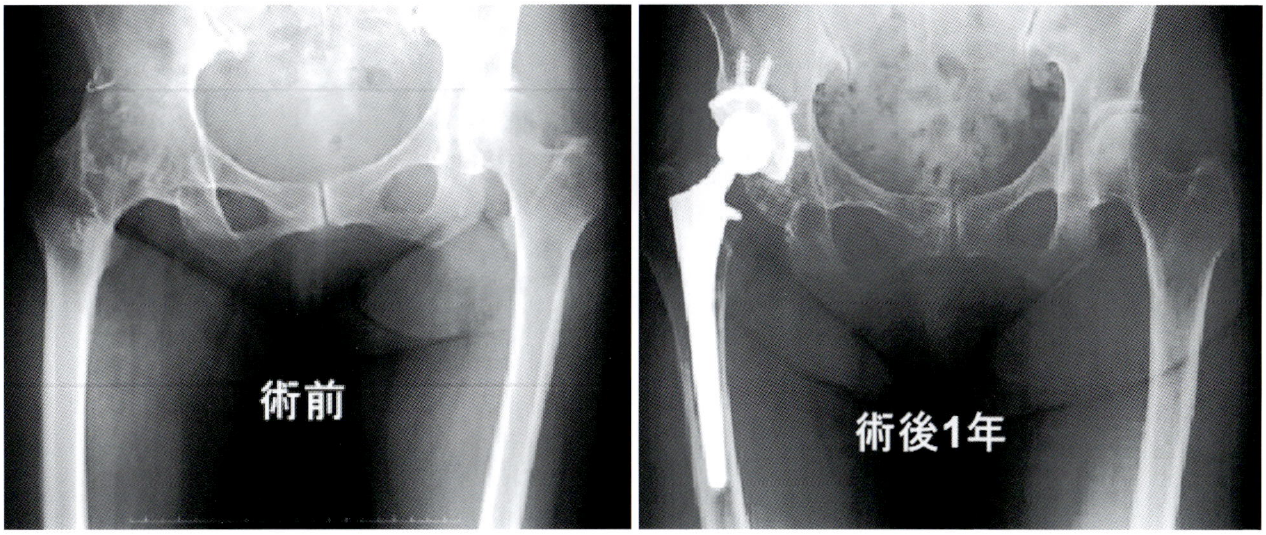


**[4]強直股関節に対する THA**
近接関節の障害のため手術に至ることが多い．術前は難易度に影響する中殿筋付着部の変形を確認しておく．

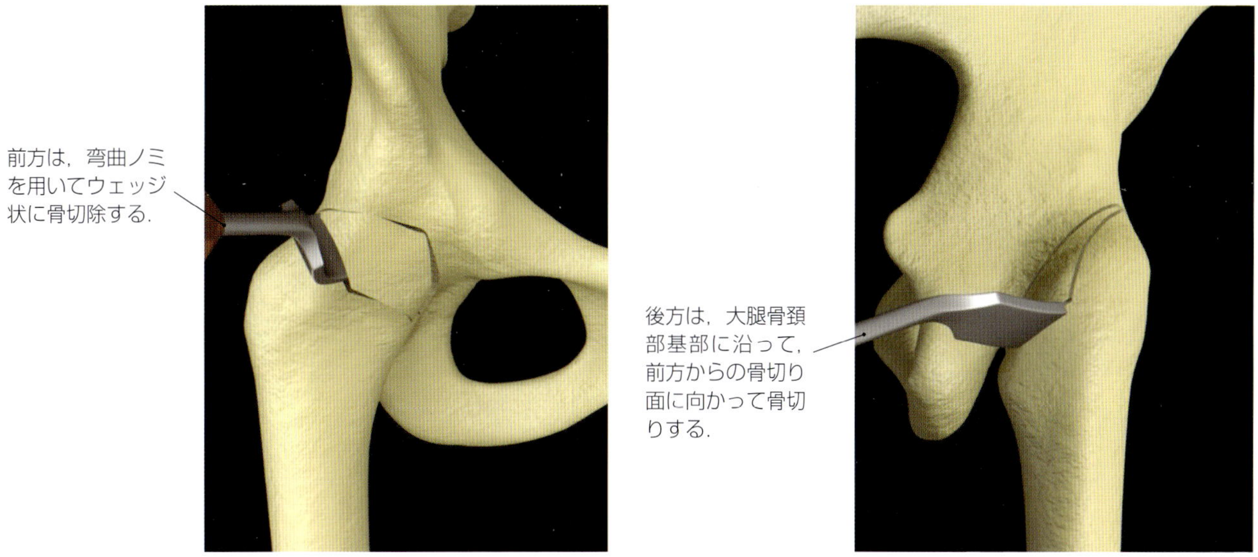

前方は，弯曲ノミを用いてウェッジ状に骨切除する．
後方は，大腿骨頚部基部に沿って，前方からの骨切り面に向かって骨切りする．


- 外側縦切開により，中殿筋の前縁と後縁から股関節（大腿骨頚部）にアプローチし，関節包は全周切除する．
- 外旋位強直では大腿骨頚部前方を十分に展開し，頚部の基部から関節縁に向かって２横指以上の幅で大腿骨頚部を中心としてウェッジ状に骨切除する．
- 骨切りにはボーンソーと寛骨臼移動術（臼蓋回転骨切り術）用の弯曲のみを使用する **[4]**．
- 後方からは坐骨神経に注意しつつ骨膜下に軟部組織を大腿骨頚部の上縁から下縁まで十分に展開し，大腿骨頚部の基部に沿ってボーンソーと弯曲ノミで前方からの骨切り面に向かって骨切りを行う．この際，外旋位強直では後方臼蓋を十分に温存しておかないとカップの前方開角が少なくなる．

▶ポイント

**内転拘縮の防止**

- 術後の内転拘縮は成績不良の原因となるので，可動域制限の原因となる関節周囲の瘢痕組織は切除しておく．

## 高度頚部短縮股関節に対する THA

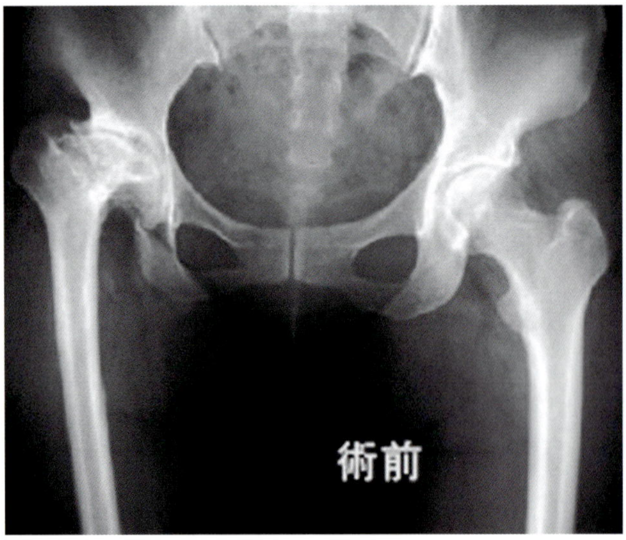


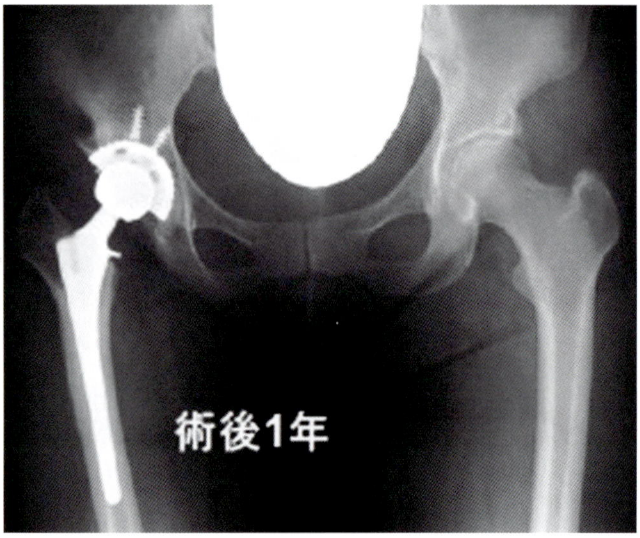


**[5] 高度頚部短縮股関節に対する THA**
高度の頚部短縮と高度の拘縮では難易度が高くなる．術前の可動域が良好であれば 4 cm 前後まで延長可能である．

- 高度の頚部短縮では，高度の拘縮と過前捻のために難易度が高くなることが多い［5］．
- 通常は後側方アプローチで進入する．
- 脚延長が必要となるが，術前の可動域が良好であれば 4 cm 前後まで延長可能である．
- 屈曲拘縮の強い場合は腸腰筋腱の切離が必要である．
- カップは原則として原臼設置．内方化しすぎるとインピンジメントしやすい．
- 髄腔径が小さいことが多いため，小さめのステムが必要である．
- ステムは過前捻になりやすいので，エアドリルなどで減捻操作を行う．

**ポイント**

**屈曲拘縮の防止**
- タイトになると術後の可動域制限が残る．屈曲拘縮が残るときは腸腰筋腱の切離を加える．

## 骨切り術後に対するTHA

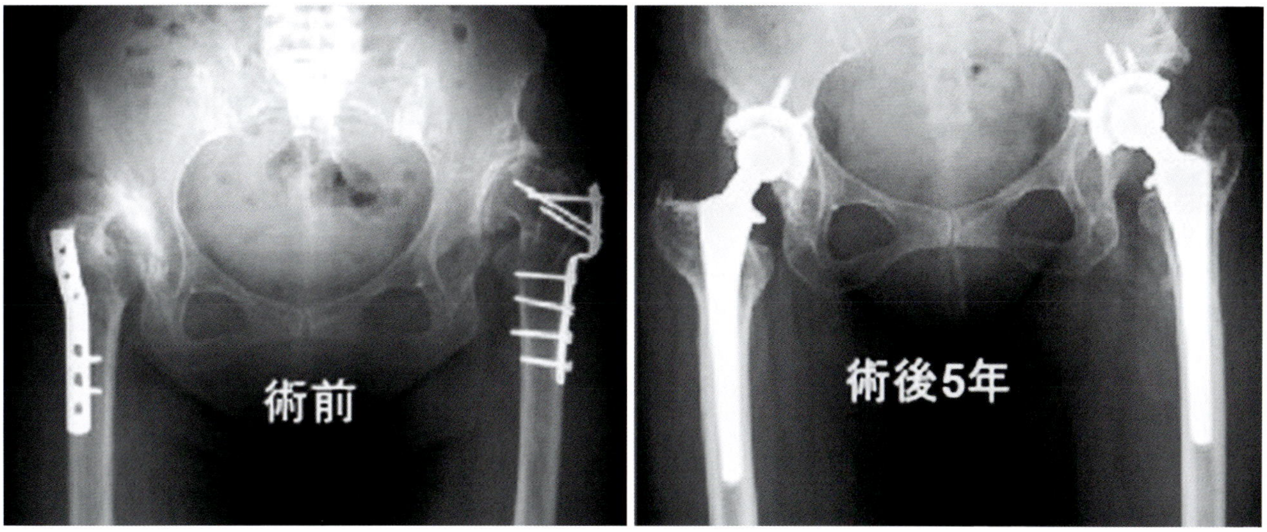


**[6]外反骨切り術後に対するTHA**
拘縮が強い場合には中殿筋の前縁からもアプローチする．外反骨切り術後の形状に注意し，適切な部位で骨切りする．

- 大腿骨骨切り術後では骨切り部での骨硬化，骨性インピンジメントに注意する **[6]**．
- 拘縮が強い場合には中殿筋の前縁からもアプローチする．
- 変形や硬化した骨切り部に対処するためにエアトームなどを準備する．
- 転子部の外反骨切り術後では大転子が外方化し突出することがある．
- 骨頭回転骨切り術後では転子部の前後径が厚くなっているのでインピンジメントに注意する．
- 転子下での内反，外反骨切り術後では矯正骨切り術が必要となることもある．

▶ポイント
**臼蓋後壁のボーンストック**
- 臼蓋後壁のボーンストックを確認しておく．通常は骨欠損があるためリーミングしすぎないように注意する．

## 後療法

### 通常THA

- 術後2日目から車椅子，術後2日目から全荷重にて歩行開始，術後1〜2週でT杖歩行にて退院．

### 転子下骨切り術併用THA

- 術後2日目から車椅子，術後4〜7日目から部分荷重にて歩行開始，術後3週目から下肢伸展挙上（SLR）と全荷重，術後4〜5週でT杖歩行にて退院．

### 強直股関節

- 術後2日目から車椅子，術後1週目から部分荷重にて歩行開始，術後2週目から下肢伸展挙上（SLR），外転筋訓練と全荷重，術後3〜4週でT杖歩行にて退院．

### 高度頚部短縮股関節，骨切り術後THA

- 術後の可動域が良好なら通常どおり．術後の拘縮や筋力低下が高度の場合には強直股関節に準ずる．

## まとめ

- 通常の人工股関節置換術に精通し，徐々に難易度をあげていくことが望ましい．
- 機種も最初は絞って使用し，器具の使用方法に慣れる．

（馬渡正明，北島　将）

■参考文献

1. 佛淵孝夫．X 線像でみる股関節手術症例アトラス．東京：医学書院；2010.
2. 佛淵孝夫，園畑素樹．V 字骨切りデバイスを用いた転子下骨切り併用人工股関節全置換術．整形外科 2008；59：95–9.

初回人工関節置換術

# セメント人工股関節置換術

MOVIE

## 手術の概要

- セメント人工股関節置換術（THA）はCharnley以来50年以上の歴史があり，優れた長期成績が多数発表されている．北欧のregistryにおいてもセメント非使用THAに比し良好な成績が報告されており，今日においてもgolden standardであることに変わりはない．
- 手技において重要な点は，①骨移植により良好なcontainmentを得ること，②骨母床の清掃と止血を確実に行うこと，③適切な粘度の骨セメントを挿入すること，④挿入した骨セメントにpressurizationをかけ，骨母床とのinterdigitationを得ること，である．
- 通常のセメント法においても優れた長期成績が報告されているが，さらなる超長期の耐用性を獲得するため，当科では界面生体活性骨セメント手技（IBBC法）を採用している．通常のセメント法との差異はハイドロキシアパタイト顆粒（HA）をセメント挿入直前に播種するか否かだけで，手技的には同じであるので，本項では併せて概説する．

### 手技のコツ

**セメントTHAに使用する小道具**

- セメントTHAでは，一般的な器械以外にいわゆる“小道具”が有用である．

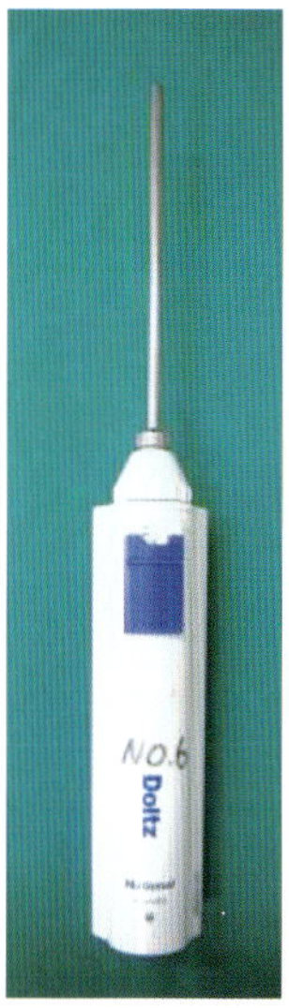

口腔内洗浄機

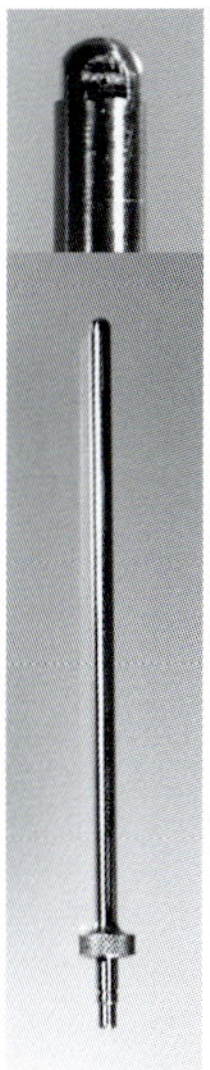
長めのノズル

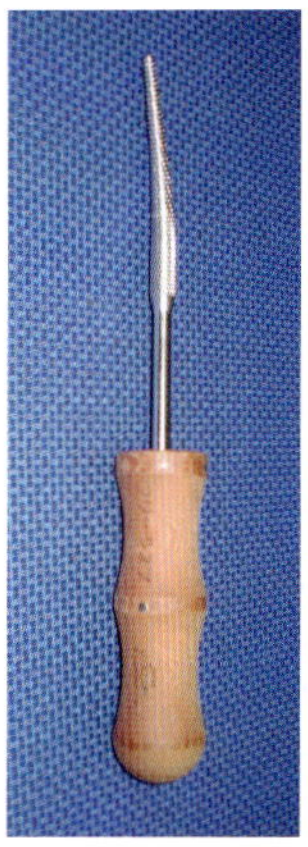
フリーラスプ

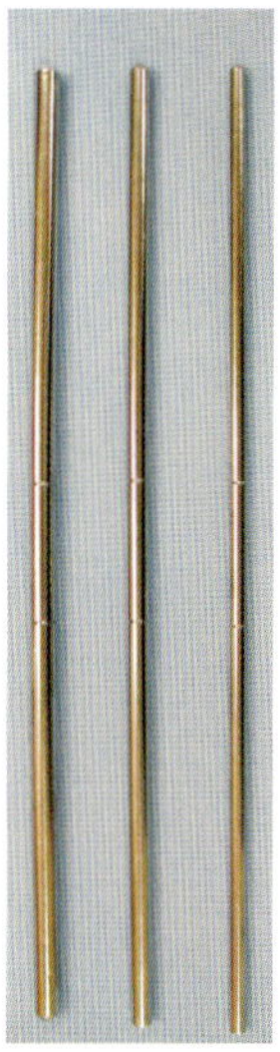
通称“三本棒”

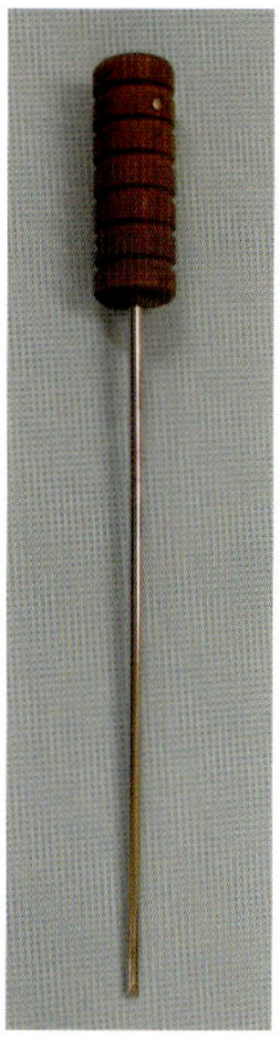
通称“ガーゼ押し込み棒”

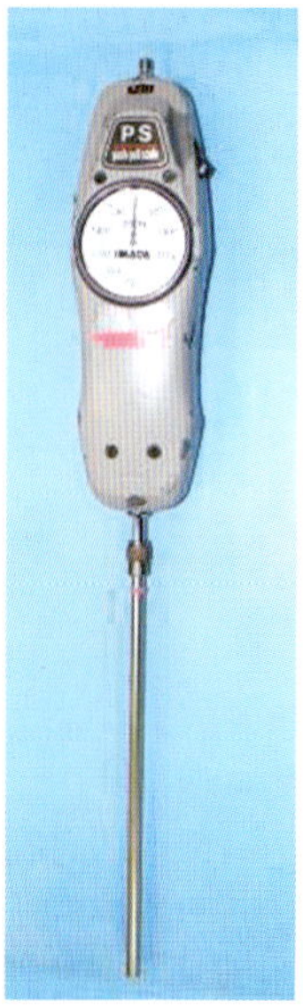
ばね秤

## 適応

- Crowe III, IV や臼蓋高度骨欠損例，頚部過前捻，stove pipe canal，狭小髄腔，高度粗鬆骨を含むすべての症例に適応がある．
- 臼蓋高度骨欠損例には塊状骨移植，impaction bone grafting（IBG）を併用する．
- 原則として原臼位設置を行うが，10 mm までの軽度高位設置は状況により許容している．

## 手術のポイント

①股臼を展開し，骨母床の準備を行う．進入法は術者の経験と好みにより選択する．全周性に股臼を観察することが mal-position や骨性 impingement の回避に重要である．
②股臼側セメンティングを行う．
③大腿骨側の進入口の作製とリーミング・ラスピング，試験整復を行う．
④骨栓の打ち込み，洗浄，乾燥化を行う．
⑤大腿骨側セメンティングを行う．

## 手術手技の実際

### 1…股臼を展開し，骨母床の準備を行う

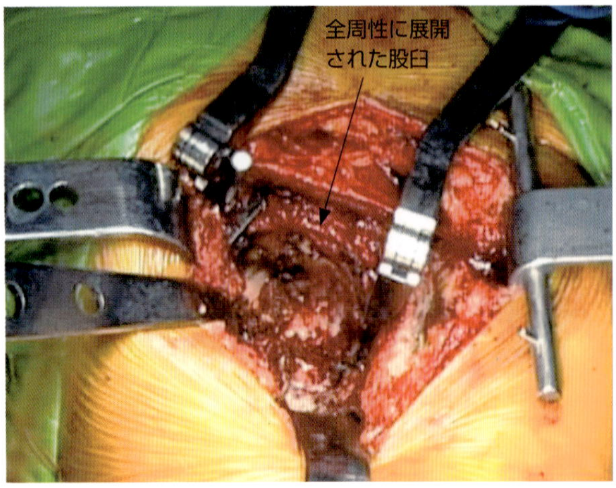


[1]股臼の展開

- 股臼を展開する［1］．全周性に股臼を観察することが mal-position や骨性 impingement の回避に重要である．

- 横靱帯を指標にリーミングを開始し，acetabular notch の底面の深さまでとする．2 mm のオーバーリーミングとしている．前後の壁はできるだけ温存するようにし，大きめのカップを入れようとする過度のリーミングは避けることが肝要である［2］．

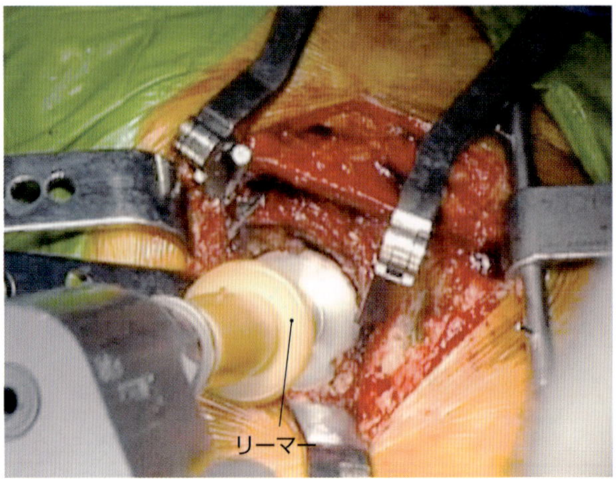


[2]リーミング

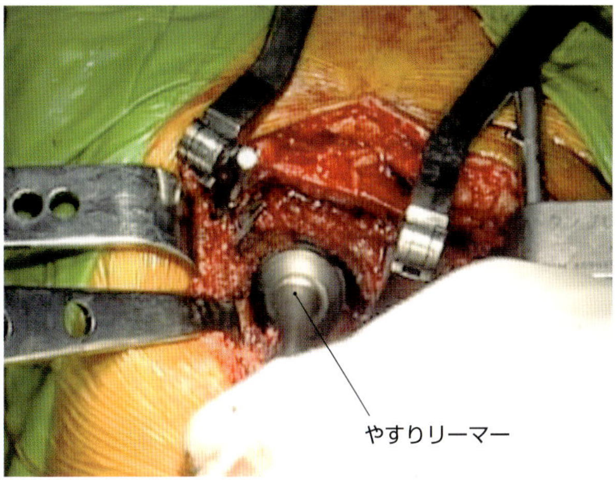


[3]股臼上方のリーミング

● 股臼上方に硬化骨が残ることが多い．その部分の表面を粗にするようにやすりリーマーで削る [3]．

● アンカリングホールをあける．直径6 mm，深さ6 mm の孔を腸骨に6～10個，恥骨と坐骨に各1個穿つ [4]．臼底部は薄いため孔が貫通しやすくセメント漏れの原因となるため，避ける．股臼上方部は進入法によっては孔を穿ちにくいため，セボトームを使うなど工夫が必要である．

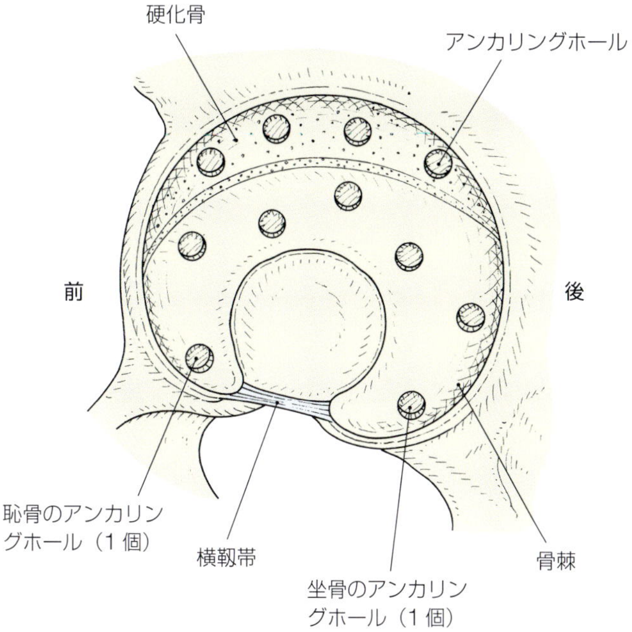


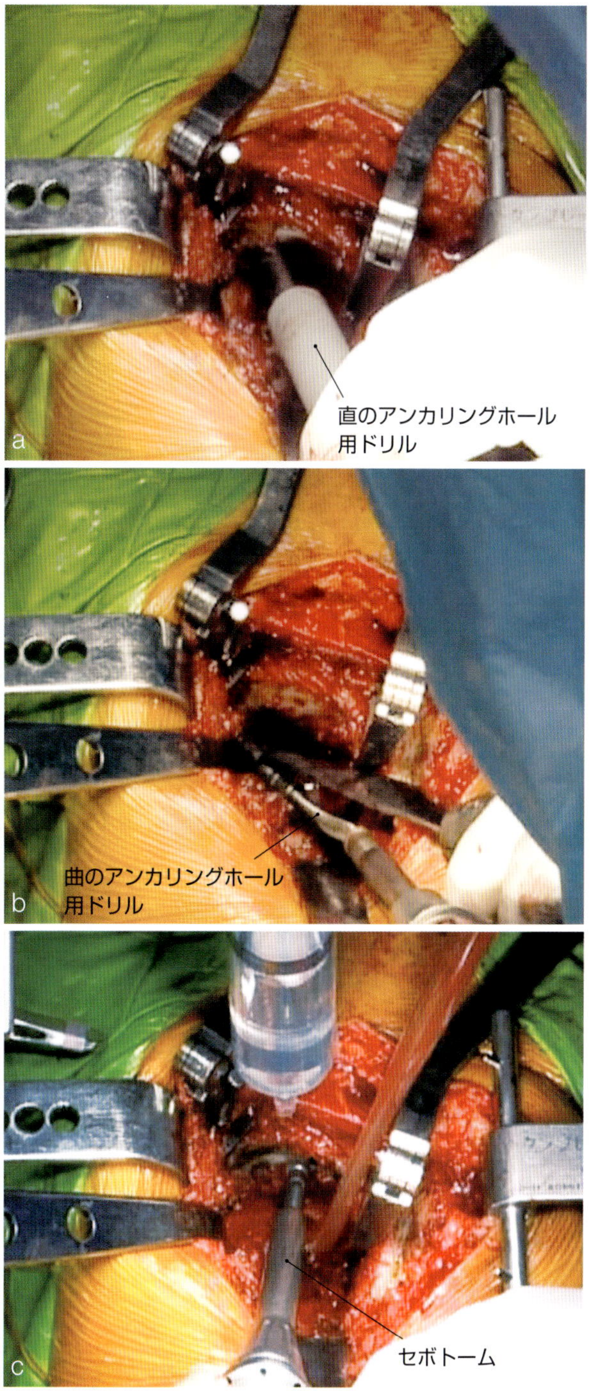


[4]アンカリングホールの作製

**▶ 手技のコツ**

**孔を穿ちにくい場合**

● 進入法によっては，股臼上方部のアンカリングホールは穿ちにくい．セボトームを使うなど，工夫する．

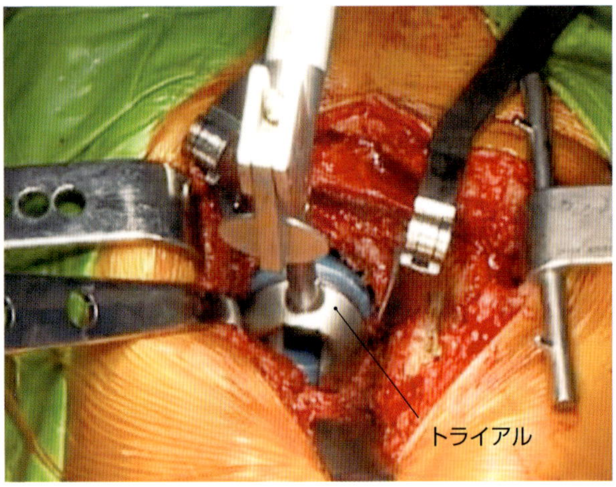

[5] トライアルの挿入

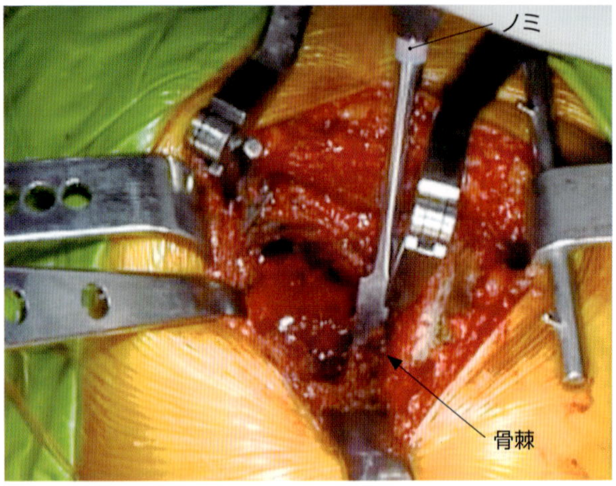

[6] 骨棘の切除

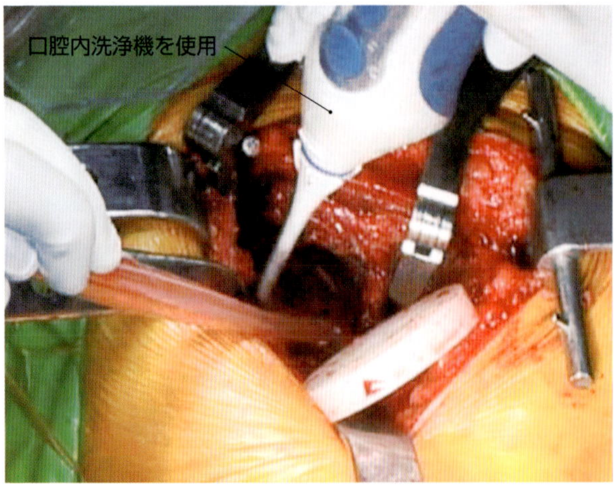

[7] ジェット洗浄

- トライアルにより骨欠損があれば骨移植を行う．欠損が大きければIBGを行うこともある [5]．
- トライアルにて骨棘が確認されれば，骨性impingementの予防のため，ノミなどで切除する [6]．前方からの進入法のときはとくに後下方の骨棘に注意する．
- ジェット洗浄により余分な骨粉，血餅，脂肪を洗い流す．当科ではジェット洗浄として安価な市販の“口腔内洗浄機”を使用している [7]．
- アンカリングホールのとくによく出血している部分を中心にガーゼを充填し，トライアルソケットで圧迫して止血を図る [8]．この操作はセメント混合中も継続して行い，セメント挿入直前に解除する．出血が止まりにくいときはリーミングによって得たreamed boneを骨面に塗布した後，同様の手技を行う．この場合，セメンティングまでにreamed boneを洗い流す必要がある．

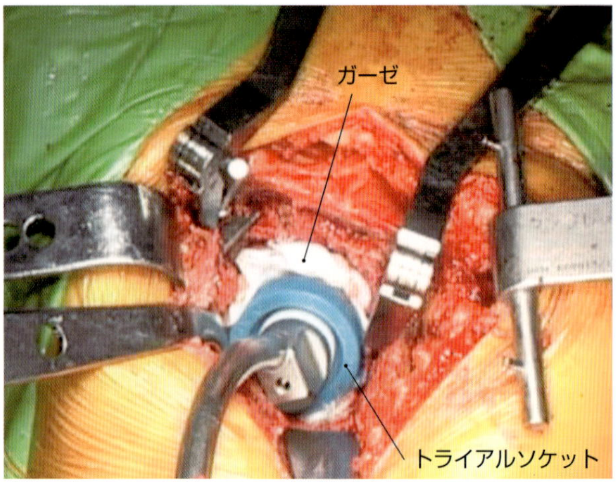

[8] ガーゼ充填，圧迫による止血

## ❷…股臼側セメンティングを行う

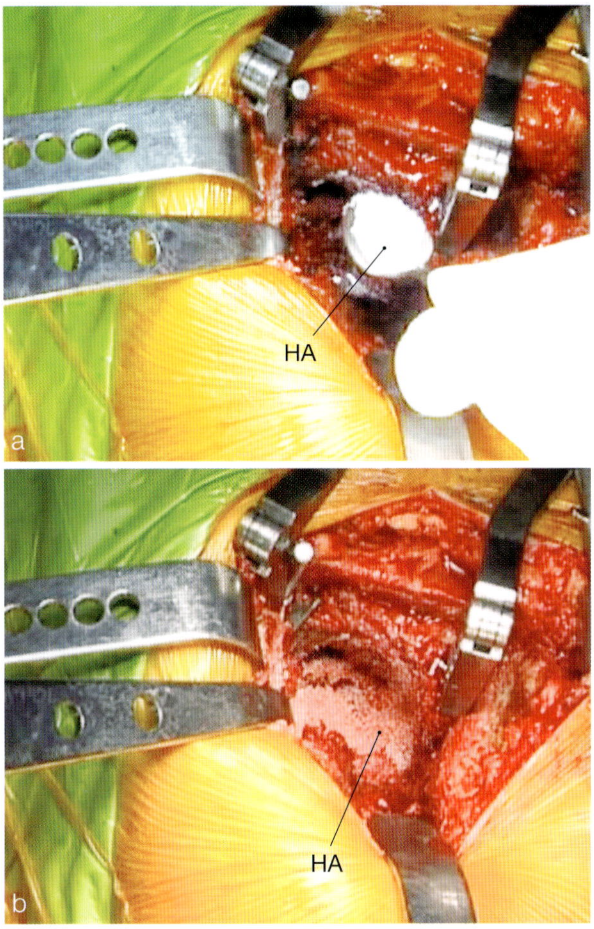


[9] HA の播種

- 母床の止血と乾燥化およびセメンティング用の器具の準備が整っているのを確認した後，セメントの混合を開始する．
- ティースプーンを使用して HA 2 g を骨面に播種する [9]．播種中に出血がみられた場合は，ガーゼにより乾燥させた直後に次の操作を行う．

- dough stage（グラブに付かなくなった状態）に達したセメントを股臼に充填する [10]．通常 1 パック（40 g）で足りるが，52 mm 以上のカップを使用するときは 2 パック（80 g）としている．

> ▶ 手技のコツ
>
> **dough stage のセメントを用いる**
>
> - 臼蓋側のセメンティングでは，セメントがちょうどグラブに付かない粘度になるまで使用しない．

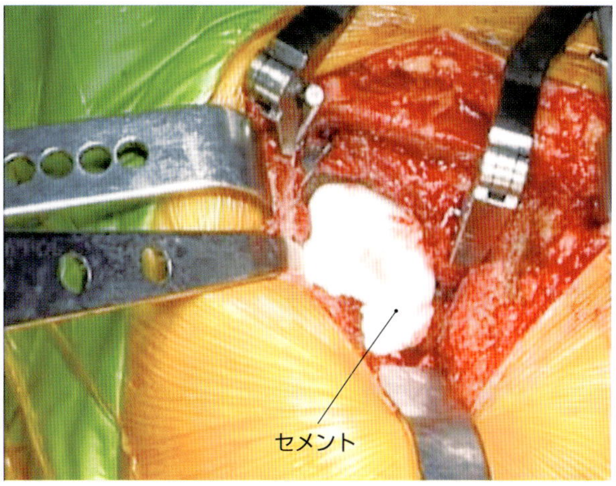


[10] セメント充填

- pressurization を行う．市販のものを使用するが，股臼よりわずかに大きなもので縁を閉鎖できるものが圧をかけやすい [11]．セメントの漏出がなくなるまで続けるが，通常 30 秒程度である．

> ▶ 手技のコツ
>
> **pressurizer の大きさ**
>
> - pressurizer は股臼の縁をちょうど塞げる大きさのものを使用する．

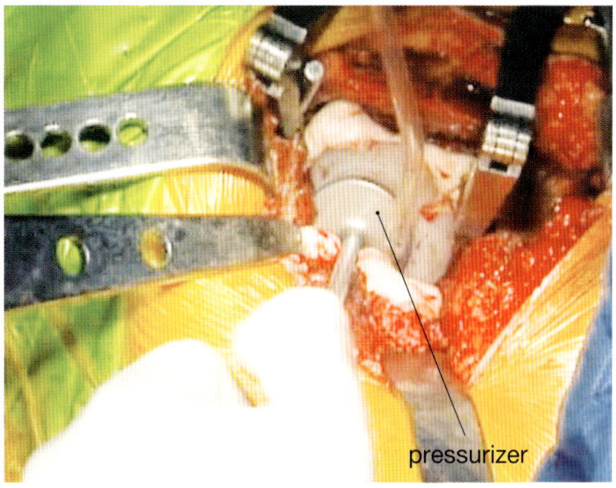


[11] pressurization

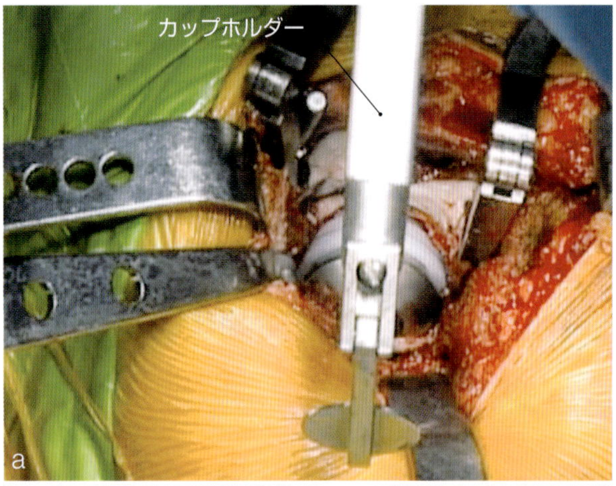


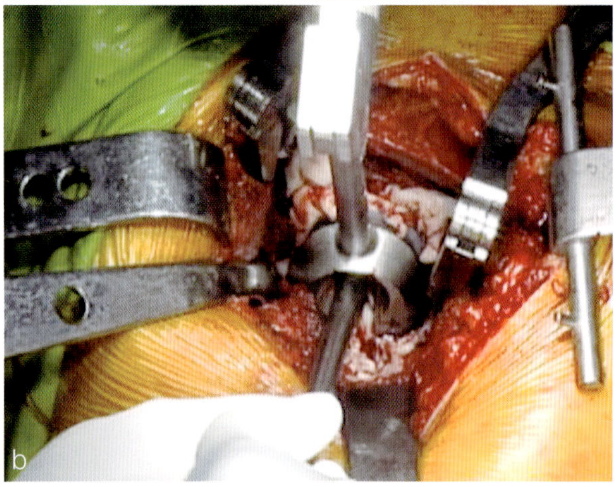


[12]ソケットの圧迫

- カップホルダーを使用し，カップを目標の角度に設置する [12]．その際，術者はカップをかぶせ気味にして内方への圧をかけ，十分内方に到達したことを確認してから，助手が内上方に押しながらカップの外転角度を徐々に大きくするように調整すると適正なセメント層の厚みを確保しやすい．

**▶ピットフォール**

**カップの外転角度を減ずることはできない**

- セメント固定では大きな外転角度に到達したカップを外転角度を減ずる方向に調整することができないので，注意が必要である．

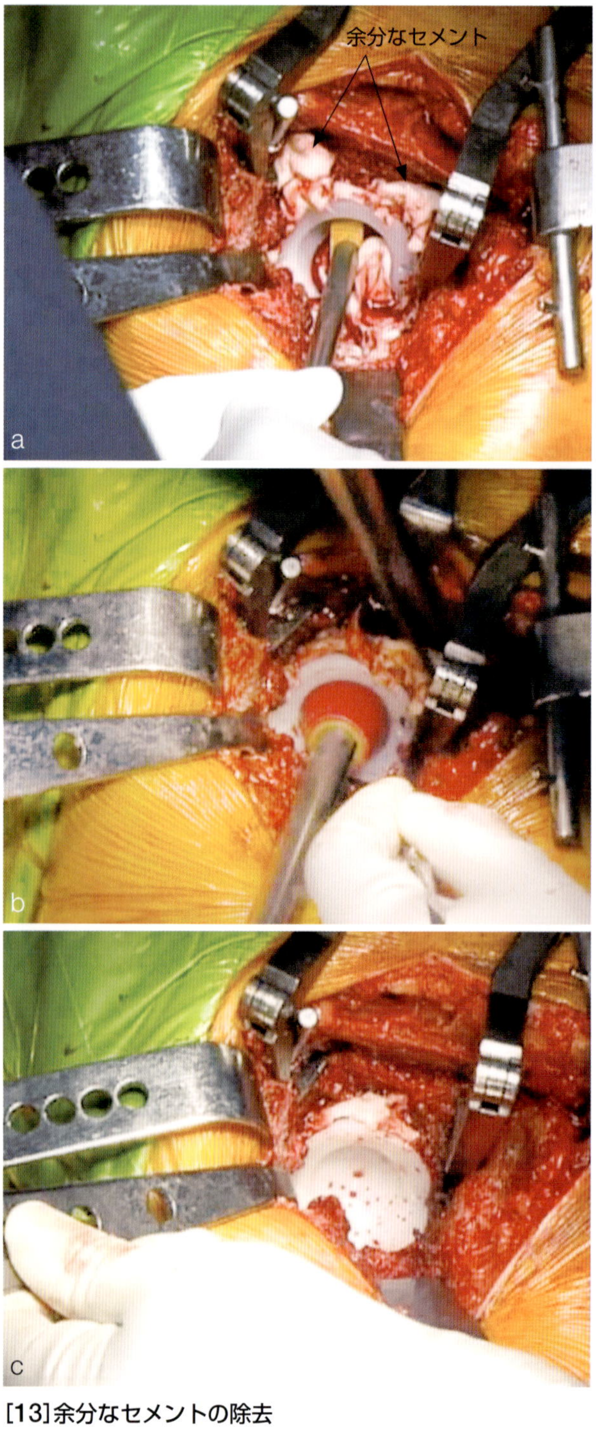


[13]余分なセメントの除去

- カップ周囲にはみ出した余分なセメントを除去する [13]．その際，セメントを神経剥離子などで切ってから除去することが重要である．最初から引っ張ってしまうと，固定に必要なセメントまで除去してしまうことになるからである．

## ❸…大腿骨側の進入口の作製とリーミング・ラスピング，試験整復を行う

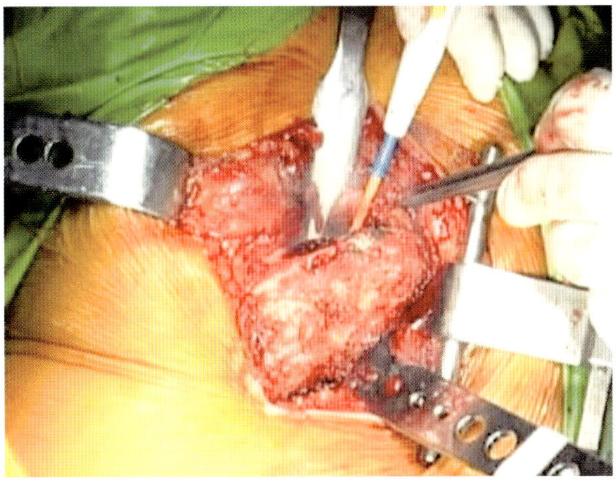

[14] 梨状筋窩の露出

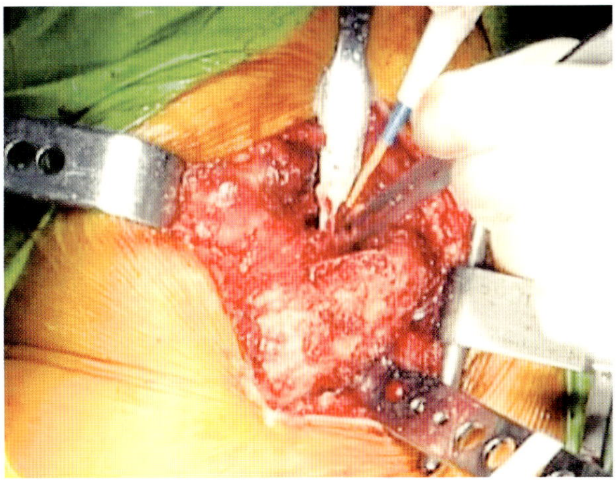

[15] 頚部の追加骨切り

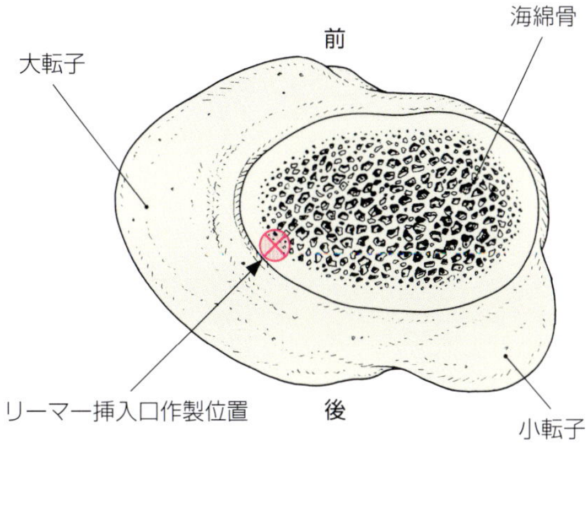


- 大腿骨のセッティングを行い，器具の出し入れが十分に可能となるような状況をつくり出すことが重要である．
- 矢状面および冠状面でのステムの mal-alignment は薄いセメントマントルを惹起し，弛みの原因となりうる．それを避けるため，ステムは梨状筋窩から挿入する必要がある．十分に軟部組織を切除し，梨状筋窩を露出させる **[14]**．
- 頚部が長すぎると解剖学的な理由によりステムが近位前方から遠位後方に入る mal-alignment となりやすいため，頚部の追加骨切りを行い，小転子上縁から 0〜10 mm 程度に切除している **[15]**．
- 挿入口を作製する．リーミング時の骨髄内圧上昇は髄内組織を静脈内に圧入し，静脈血栓塞栓症の原因となる．まず，丸ノミで海綿骨に孔を穿ち，吸引してからリーマーを挿入するようにしている．孔の位置は骨切り面の後外方である **[16]**．

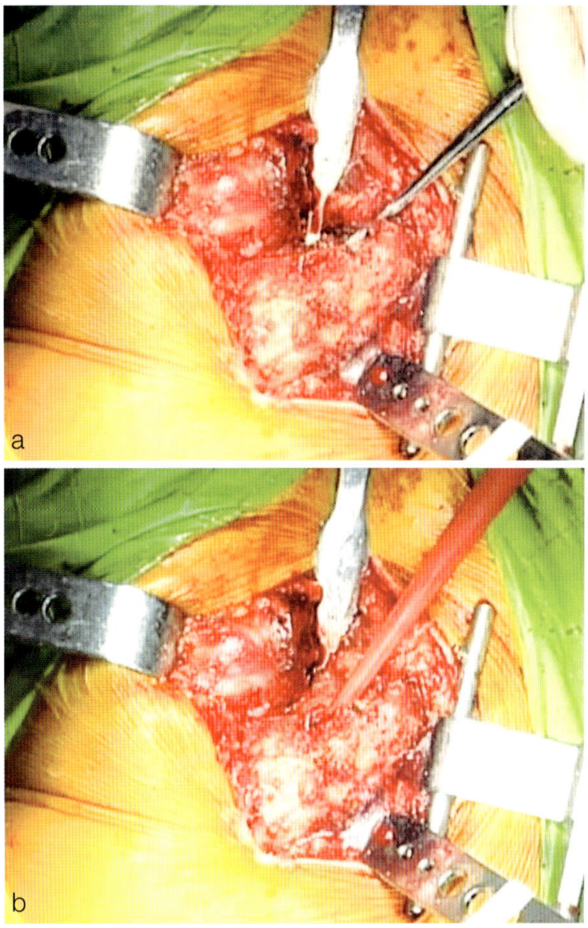


**[16] リーマー挿入口の作製**
（[16] a, [18] b, [20] a, [24] a, b, [25] b, [26], [27], [28] a は，藤田　裕．日整会誌 2012；86：685-90[1] より）

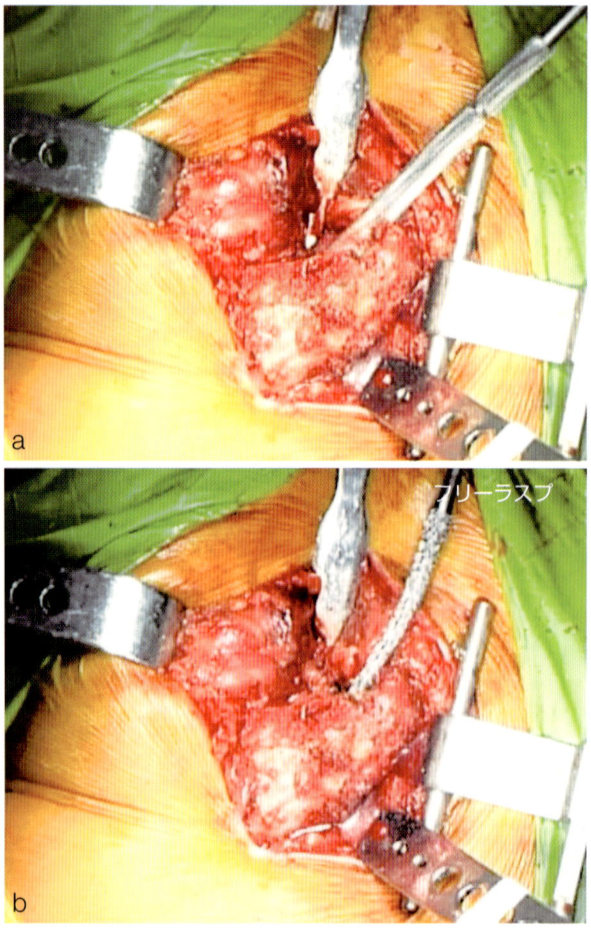


**[17] リーミング**

- リーミングを行う．リーミングの目的は髄腔の方向を確認するのが主で，遠位の海綿骨はできるだけ温存するほうがセメント固定に有利である．そのため，強い力で行わず，トルクが強くなるまでに中止し，次の操作に移ることが肝要である．サイズ変更の間に吸引を行い，“フリーラスプ”で転子間部の後外側の海綿骨を削る操作を併用する **[17]**．

- 予定より 1 つ小さいサイズから順次ラスピングを行う **[18]**．この操作もあまり強く叩き込まずに，軽くハンマーで叩いて進む程度で中止する．骨折を起こさないことが最も重要である．機種によっては全周に 2 mm のセメントマントルを確保するラスプを推奨しているが，体格の小さな日本人ではサイズアップし全周 1 mm のセメントマントル確保にとどめる場合もあってよい，と考える．

**▶ポイント**

**リーミング・ラスピング時の注意点**

- リーミングは過度に行わず，髄腔の方向性を確認する程度とし，遠位髄腔内の海綿骨を残すように努める．
- 近位のラスピングは後外側を削るようにし，ステムの近位前方から遠位後方に入る mal-alignment を避ける．

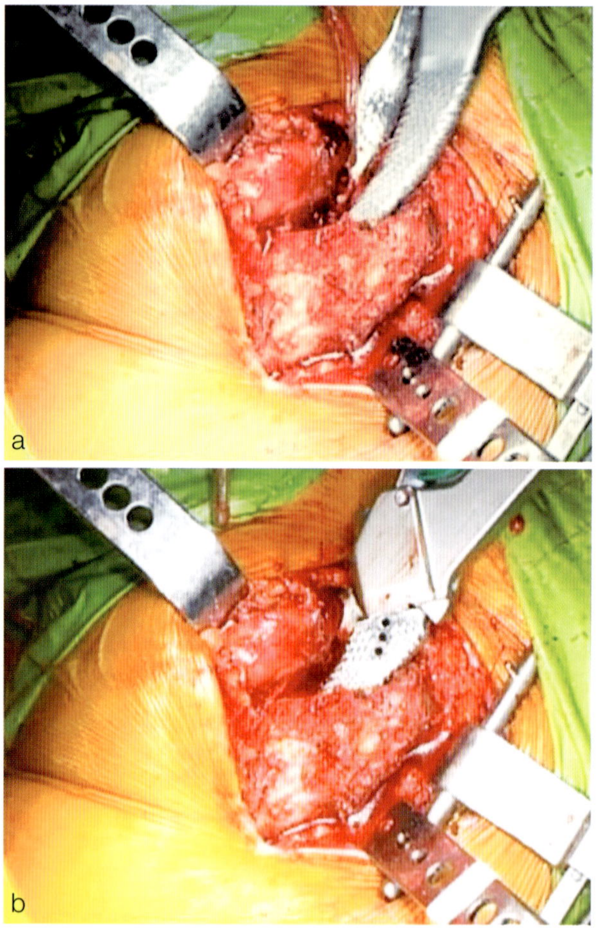


**[18] ラスピング**

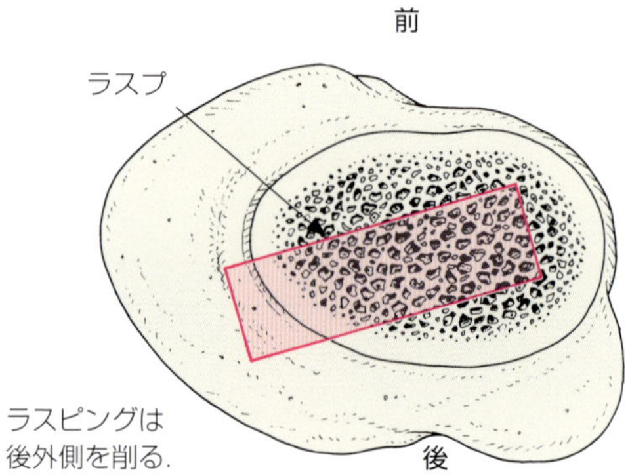

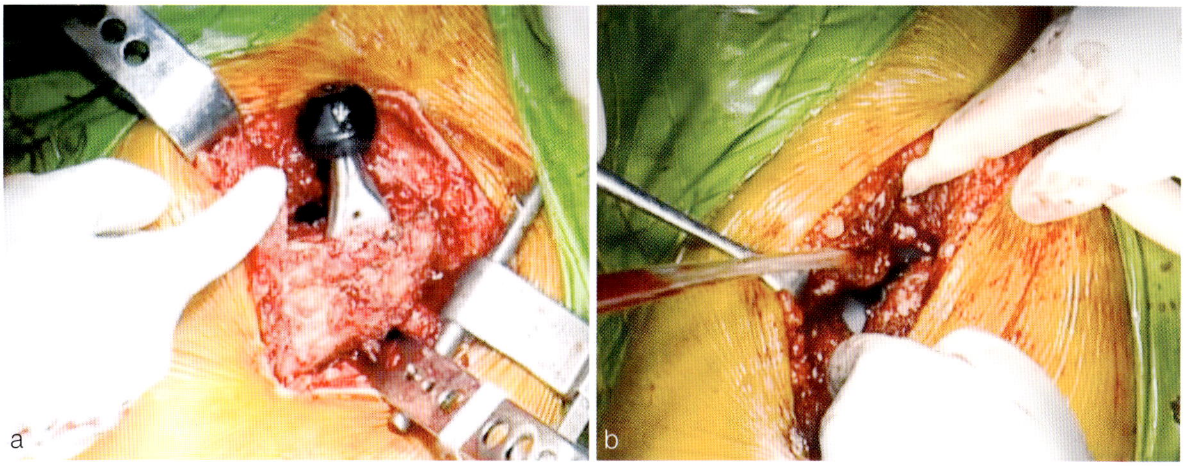


[19] トライアルの挿入と試験整復

- トライアルを挿入し，試験整復を行う [19]．この際，必要であれば，軟部バランスの最終調整を行う．頚部過前捻症例でも前後捻の調整は容易であることもセメントステムの利点の一つである．脚長の調整も頚部骨切り部位とステム挿入の深さで容易に調整可能である．

▶ピットフォール

**遠位髄腔の不完全な閉鎖**

- 骨栓による確実で強固な遠位髄腔の閉鎖は，市販のプラグでは不完全であることが多い．

## 4…骨栓の打ち込み，洗浄，乾燥化を行う

- 切除骨頭から髄腔狭部直径の 1/2〜2/3 程度の骨片を 10 個程度，リュエルなどで採取し，順次髄腔内に押し込んでいくと，狭部で impaction 効果により強固な骨栓が形成される [20]．直径 8，10，12 mm，長さ 30 cm 程度の金属製の棒，通称“三本棒”を使用すると便利である．深さはトライアルで確認し，強さは“ばね秤”で確認している [21]．25 kg の力を加えて骨栓の移動がないことを確認している．多くの場合，骨栓形成後に髄腔内出血が著明に減少する．狭部後方から髄腔内に進入する動脈の出口を閉鎖できたことによると思われる．

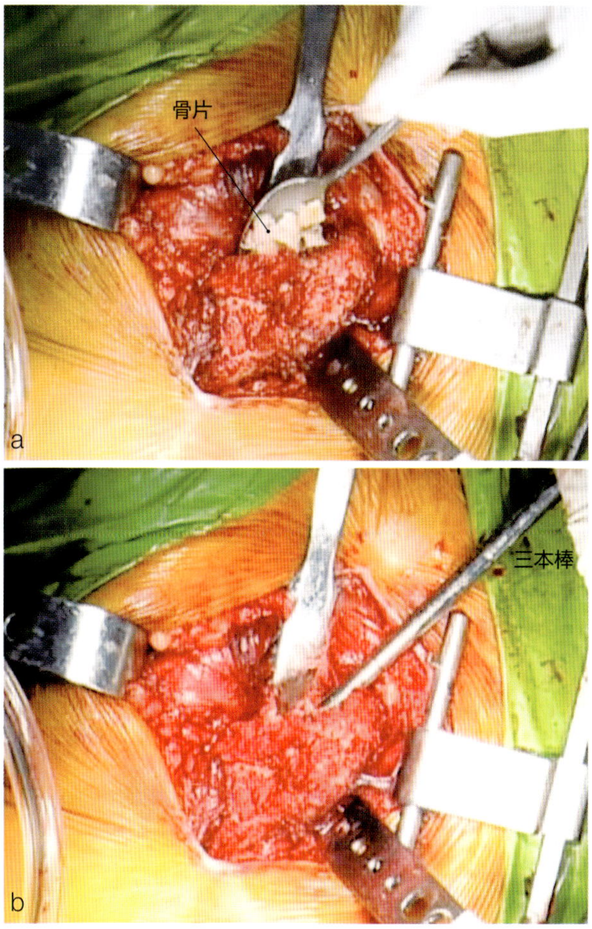


[20] 骨栓の打ち込み

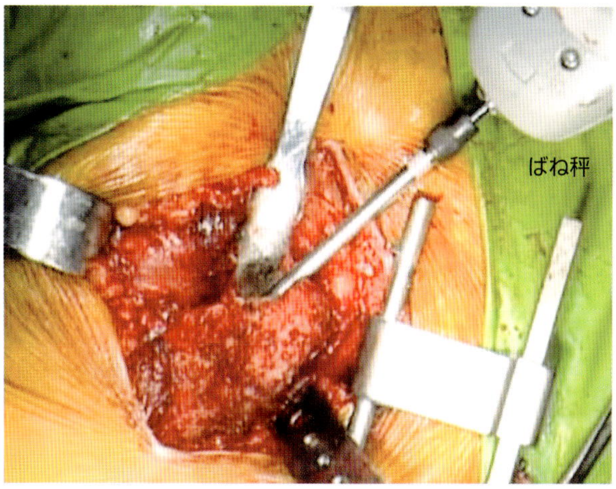


[21] ばね秤による骨栓の強度の確認

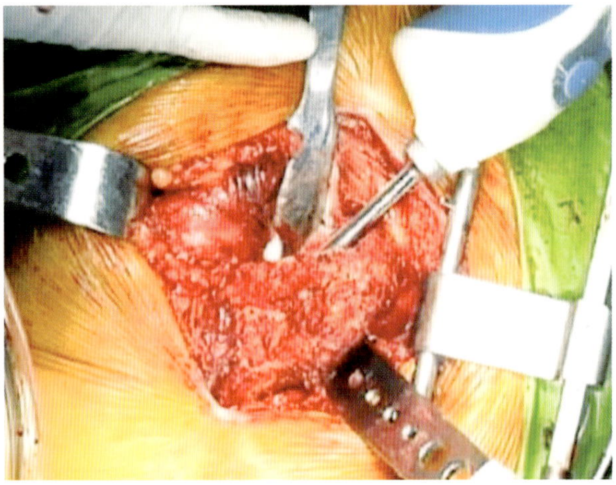

[22]ジェット洗浄

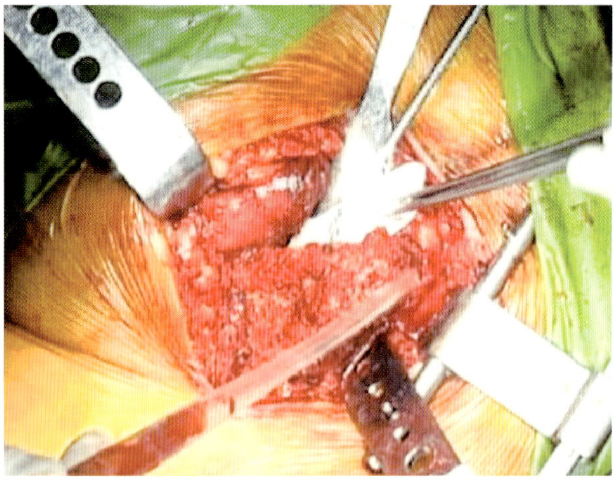

[23]ガーゼによる髄腔内の乾燥化

- ジェット洗浄を行い，髄腔内の骨粉，血餅，脂肪を洗い流す [22]．当科ではジェット洗浄として安価な市販の“口腔内洗浄機に長めのノズルを付けたもの”を使用している．

- 髄腔内に乾燥したガーゼを挿入し，乾燥化を図る [23]．その際，先が二股に割れた通称“ガーゼ押し込み棒”を使用すると奥までガーゼを詰め込みやすい．セメント混合中も術者は継続して行う．

## 5…大腿骨側セメンティングを行う

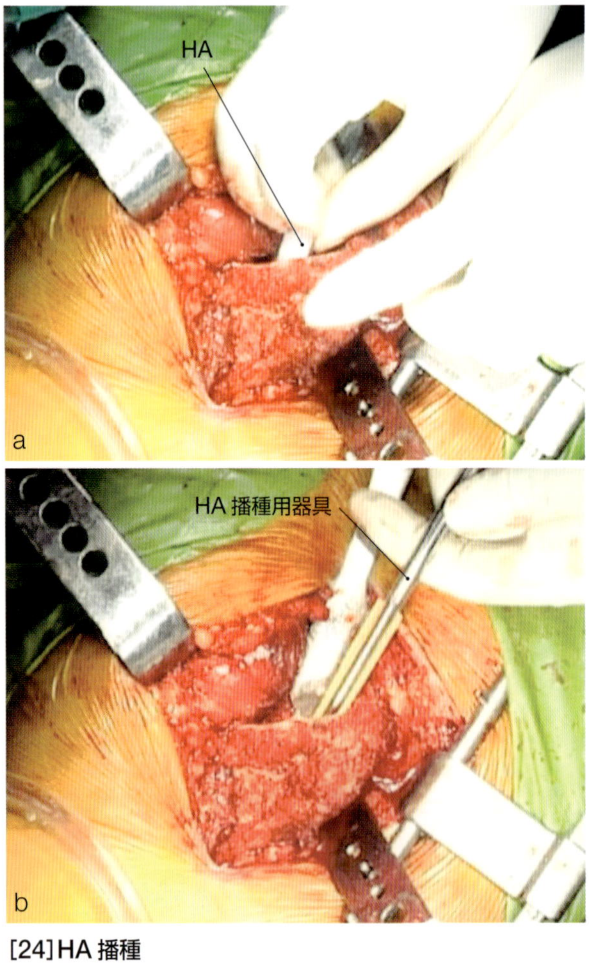


[24]HA 播種

- セメンティング用の器具の準備が整っていることを確認した後，セメント混合を開始する．
- HA 2 g を髄腔内入口に播種し，“ゴム製のネラトンカテーテルを半割したものを長めの鉗子に挟んだ器具”で髄腔内全体に塗布する [24]．

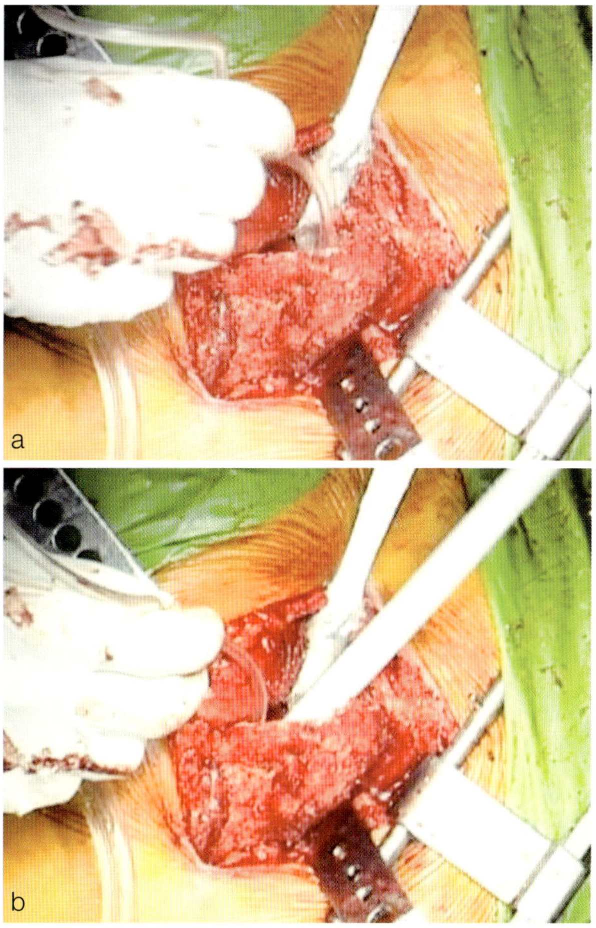

[25]セメント充塡

- 吸引の効いた vent tube を髄内奥に挿入した後，セメントガンを使用し，stringy stage（ノズル先端の空気に触れた直後のセメントがグラブとの間に糸を引く状態）に達したセメントを髄腔内に充塡する **[25]**．通常2パック（80 g）で足りるが，極端に髄腔が広いときは3パック（120 g）としている．

- ノズルを折り，市販の pressurizer をノズル基部に装着し，骨切り面を塞ぐ．その後，ガン操作で圧をかけて pressurization を行う **[26]**．

- 骨切り面内側を指で閉鎖しつつ，ステムをゆっくりと挿入していく **[27]**．

**▶ 手技のコツ**

**stringy stage のセメントを用いる**

- 大腿骨側のセメンティングでは，ノズル先端の空気に触れた直後のセメントがブラグとのあいだに糸を引く状態になるまで使用しない．

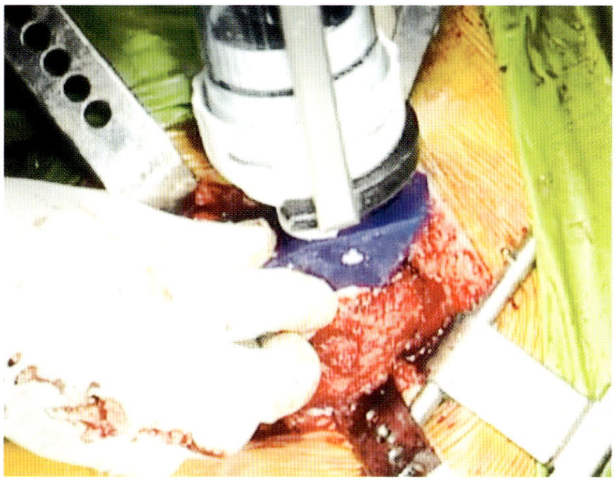

[26]pressurization

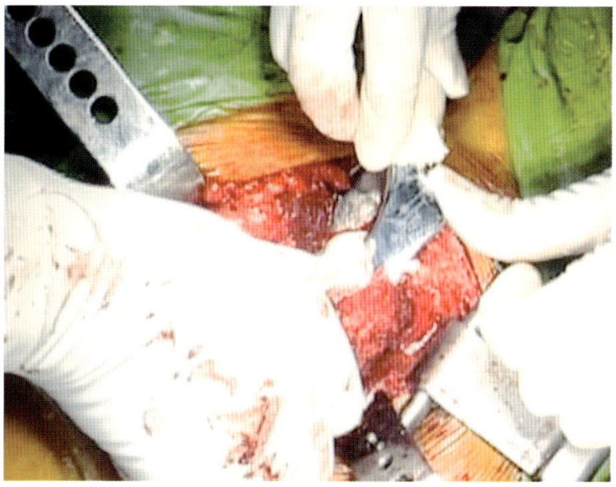

[27]ステム挿入

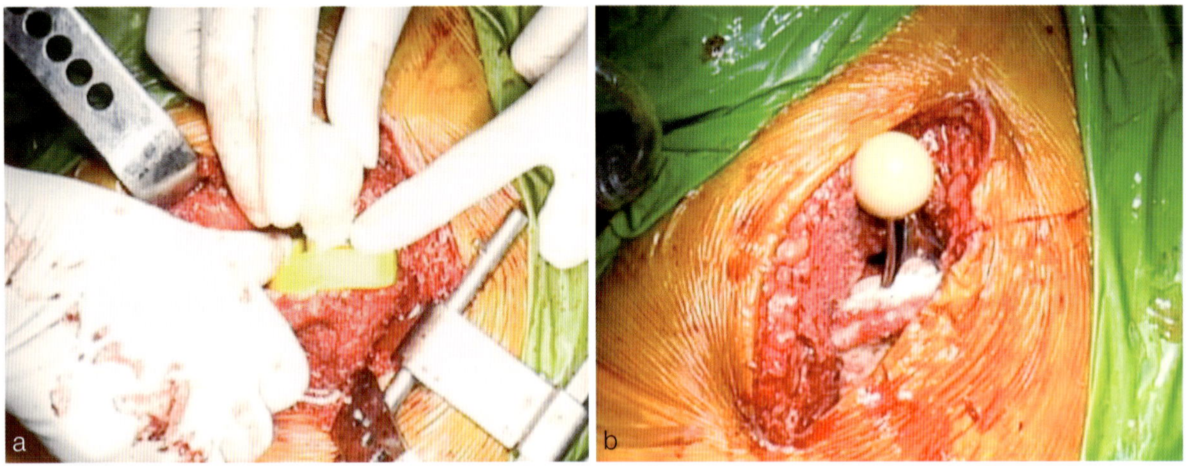

[28]余分なセメント除去，近位端のセメント圧迫

- ステム周囲にはみ出した余分なセメントを除去する [28]．その際，セメントを神経剥離子などで切ってから除去することが重要である．カラーのないステムでは専用の pressurizer を使用し，硬化するまで近位端のセメントに圧をかけ続ける．

## 後療法

- 荷重制限の必要性はまったくない．術直後より全症例において全荷重でリハビリテーションを開始できる点が，セメント THA の最大の長所である．

## まとめ

- セメント THA は，いくつかのピットフォールに注意して行えば，すべての初回 THA に適応可能な確立された手技である．
- IBBC（interface bioactive bone cement）法はセメント挿入直前に HA 顆粒を播種する点だけが，通常のセメント THA と異なる点であるが，超長期の成績の向上が期待できる．

（藤田　裕）

### ■参考文献


1. 藤田　裕．セメント THA の真髄と課題―大腿骨側．日整会誌 2012；86：685-90.
2. Breusch SJ, Malchau H 編，飯田　寛和ほか監訳．セメント人工股関節置換術の真髄．東京：シュプリンガー・ジャパン；2009.
3. 藤田　裕．IBBC 手技を使用したセメントテクニックについて．Orthopaedic Ceramic Implants 2005；25：57-62.
4. 藤田　裕，大西啓靖．シンポジウム　人工関節インプラントの固定の現状と展望　セメント固定の改良　界面バイオアクティブ骨セメント手技．日本人工関節学会誌 2006；36：14-5.
5. 藤田　裕ほか．界面バイオアクティブ骨セメント手技に必要なセメントテクニック．中部整災誌 2007；50（2）：329-30.
6. 藤田　裕，大西啓靖．誌上シンポジウム　人工股関節手術における骨セメント使用時の工夫と問題点　臼蓋側：界面バイオアクティブ骨セメント手技．臨床整形外科 2007；42：649-58.
7. 藤田　裕ほか．エクセターステムと界面生体活性骨セメント手技を使用した THA の経験．中部整災誌 2007；50（5）：913-4.
8. 藤田　裕．Impaction bone grafting と Interface bioactive bone cement（IBBC）を併用した人工股関節再置換術．MB Orthop 2009；22（7）：17-24.
9. 藤田　裕．Impaction bone grafting と HA 顆粒を併用した人工股関節再置換術．関節外

科 2010；29（10）：28–37.
10. Shen G. Femoral stem fixation. An engineering interpretation of the long-term outcome of Charnley and Exeter stems. J Bone Joint Surg Br 1998；80（5）：754–6.
11. Williams HD, et al. The Exeter universal cemented femoral component at 8 to 12 years. A study of the first 325 hips. J Bone Joint Surg Br 2002；84（3）：324–34.
12. Iida H, et al. Cemented total hip arthroplasty with acetabular bone graft for developmental dysplasia. Long-term results and survivorship analysis. J Bone Joint Surg Br 2000；82（2）：176–84.
13. Oonishi H, et al. THA with hydroxyapatite granules at cement-bone interface: 15- to 20-year results. Clin Orthop Relat Res 2008；466（2）：373–9.
14. Fujita H, et al. Radiological evaluation of the femoral component fixed with interface bioactive bone cement（IBBC）in revision THA. J Arthroplasty 2008；23（5）：689–93.

人工関節再置換術

# 大腿骨側の無菌性弛みに対する人工股関節再置換術

## 手術の概要

- 大腿骨側の弛み例に対する人工股関節再置換術は古いインプラントを抜去し，新しいインプラントを再度挿入する作業であるが，骨折などを生ずることなくいかに安全に確実な固定を得るか，予定した再建を行うかが鍵であり，術前計画や準備を綿密に行う必要がある[1]．そのポイントとして以下がある．
- 関節可動域の確認：後方アプローチの場合，術中肢位で内旋位が必要になる．術前から外旋拘縮などが存在する場合は術中内旋位での骨幹部骨折に注意する．
- 抜去インプラントの確認と障害となる残存骨の確認：抜去するステムを確認し，必要な抜去デバイスを準備する．インプラントを抜去する際に大転子部のセメントや骨が邪魔になることが多い．どの程度，大転子部の骨を除去しなければならないか確認する．大転子が内反している場合など大転子切離を要することが予想されるときは大転子 wiring などの準備をする．
- 骨欠損の程度と部位の確認：X 線や CT で骨欠損の部位と程度を確認する．近位固定が可能かどうかを確認すると同時にステム先端部に骨欠損がある場合は術後の骨折が危惧されるため，その部を越える long stem による再建を計画する[2]．
- 再建インプラントの選択とテンプレーティング：さまざまな症例およびコンセプトがあり一概にいえないが，再再置換を行う可能性を考慮して選択するのが望ましい．テンプレーティングで適切なステムサイズが存在するか確認する必要がある．また，大腿骨が弯曲している場合は long stem の挿入が困難なことがある．非常に narrow canal であれば impaction bone grafting は困難な場合がある．
- 臼蓋側の状況と脚長補正：臼蓋側を温存する場合は再建後に現在の位置に整復できるか，逆に脱臼を生じない十分な頚部長やオフセットのステム，骨頭が選択できるか確認する．再置換術では周囲瘢痕組織のため脚延長が予想以上に困難なことがある．また CT でカップの前方開角や骨溶解の確認とその対処を考えておく．

### 適応

- 筆者らは原則としてセメントレスステムを用いている．しかも近位固定できる骨組織が残存していれば近位ポーラス型を積極的に用いている[3]．
- しかし，骨幹部の骨菲薄化が顕著な拡大髄腔の場合などセメントレスステムの遠位径が 15 mm 以上になる症例では，骨回復を期待して同種骨移植を用いた impaction bone grafting をセメント固定で行っている[4,5]．

### 手術のポイント

**cementless long stem**

①体位と皮切：完全側臥位とし，皮切は大腿骨後方 1/3 で大腿骨軸方向へ，近位は大転子頂部で 45° 後方へ延ばす.
②軟部組織を展開する.
③インプラントを探す.
④抜去の障害となる骨やセメントを除去する.
⑤インプラントやセメントを抜去・除去する.
⑥髄腔内を掻爬する.
⑦ガイドピン挿入とリーミングを行う.
⑧インプラントを挿入する.

**impaction bone grafting（IBG）**

①から⑥までは cementless long stem と同じである.
⑦ボーンプラグを挿入する.
⑧ impaction bone grafting を行う.
⑨インプラントをセメント固定する.

## 手術手技の実際

### 1…手術体位と皮切

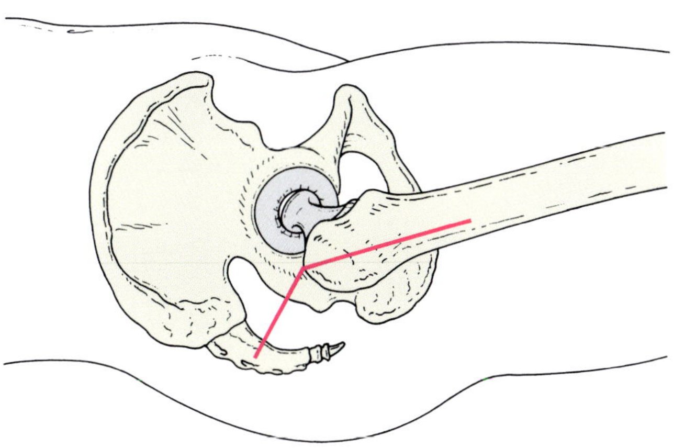

- 完全側臥位で後側方アプローチを行っている. 大転子切離は極力行わない.
- 大腿骨後方 1/3 で大腿骨軸方向へ皮切をおく. 必要に応じて遠位へ延長する. 通常，近位は大転子頂部で 30〜45° 後方へ皮切を延ばす.

### 2…軟部組織を展開する

- 大腿筋膜を骨軸方向へ切開し，深部を展開する.
- 内旋拘縮がある場合，大殿筋腱付着部を切離する.
- 大転子後縁を切開する. 中殿筋を横切しないように注意する.

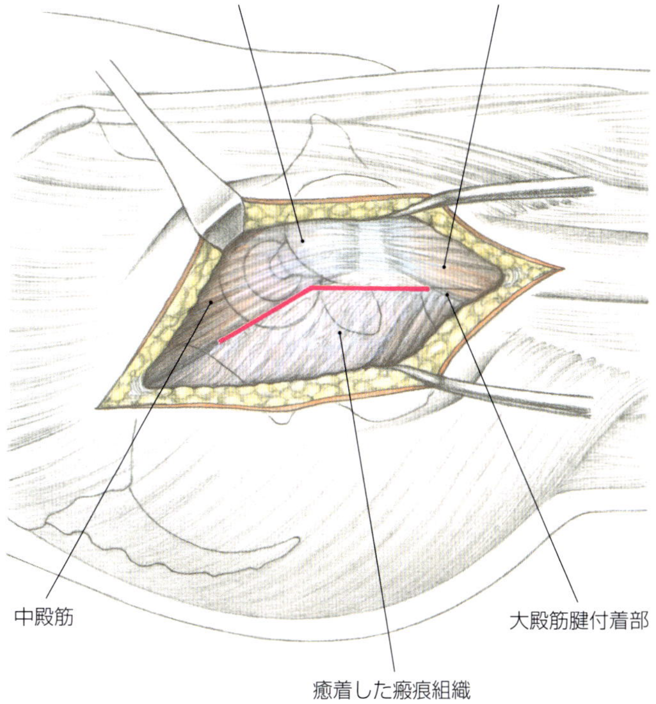

## ❸…インプラントを探す

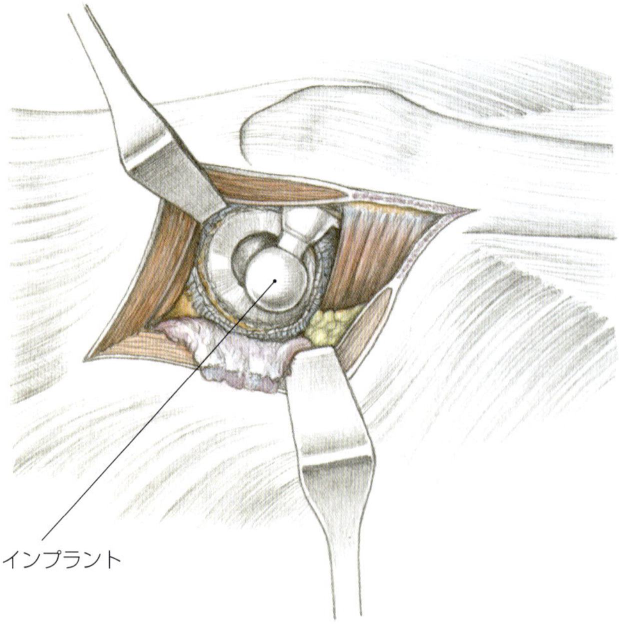


- X 線で大転子頂部とステム頚部や骨頭の位置関係を把握しながら，大転子後縁の切開を深部に進めるとインプラントに到達するはずである．硬い感触や金属を確認することでオリエンテーションをつける．
- その後，脱臼させることを焦らず，小転子周囲まで瘢痕組織を骨から剥がす．また同様に臼蓋側周囲の瘢痕組織も切除する．

## ❹…抜去の障害となる骨やセメントを除去する

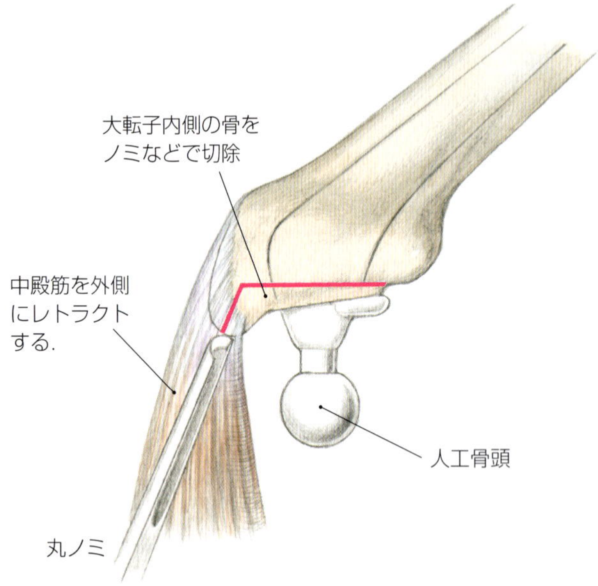


**▶ピットフォール**

**大転子を削りすぎない**

- 弛みを認めてもステムが外反し，大転子部の骨を切除しないとステム抜去できないことがある．術前にX線でステム外側縁の延長線上まで大転子を削らなければならないが，削りすぎると中殿筋が大転子から極端に剥がれたり，大転子骨折を生じることがある．

- 脱臼させた後，さらに大腿骨周囲の瘢痕組織や大転子内側でインプラント抜去の障害になる組織を切除する．
- X 線でインプラント抜去の障害になる大転子部の骨を確認しておく．
- 大転子内側の骨を丸ノミなどで切除し，中殿筋を外側にレトラクトする．

## 5…インプラントを抜去する

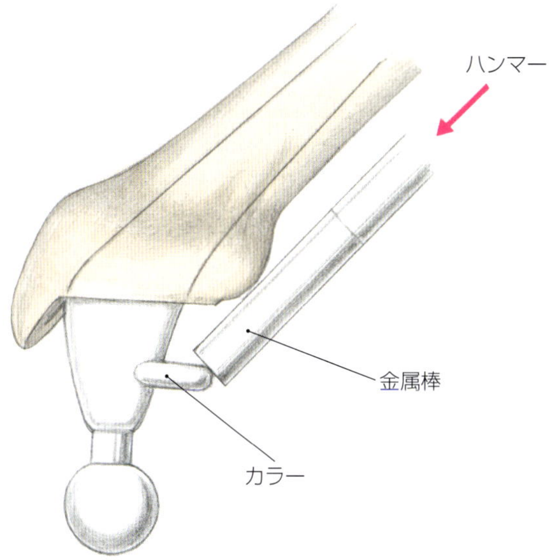


- 弛んだインプラントは用手的に動きが確認できる．骨やセメントを除去すれば抜去できる．抜去には機種特有の抜去器を用いたり，カラーがあるものでは叩き上げて抜去する．骨セメント使用例ではセメントをノミなどで除去する．

▶手技のコツ

**ステムの専用抜去器の準備**

- 挿入されているステムの機種を確認し，専用抜去器を準備しておく．ただし，うまく使えない場合もあるため，ステム頚部を把持して抜去する器械を準備しておいたほうがよい．セメントステムの場合，ステムだけ抜けてセメントが残存することが多い．セメントが全周性に弛んでいる場合はセメント抜去用タップ **[1]** を遠位セメントに噛み込ますと抜去しやすい．

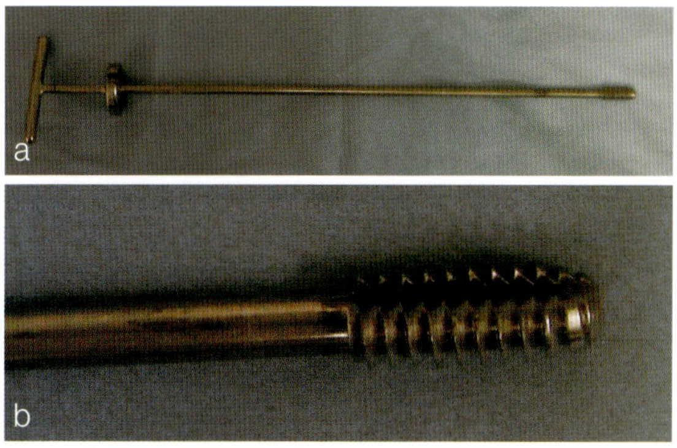


**[1] セメント抜去用タップ**

## 6…髄腔内を掻爬する

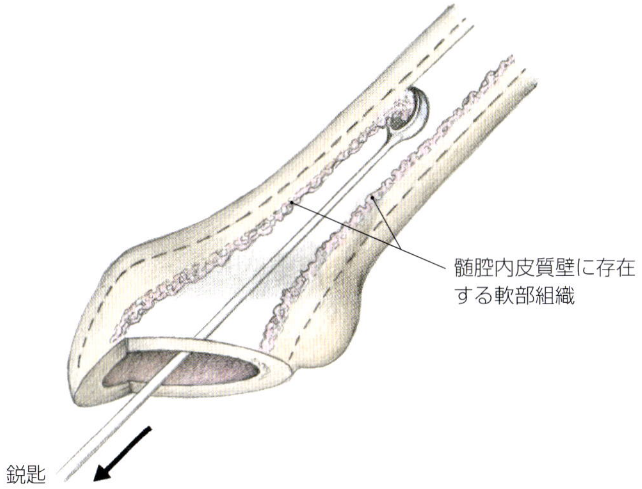


▶ポイント

**髄腔内掻爬は入念に行う**

- 髄腔内皮質に軟部組織が残存しているとインプラントと骨の bone ingrowth が阻害される可能性がある．

- 髄腔内皮質壁の軟部組織を長い鋭匙やリバースキュレットを用いて徹底的に掻爬する．
- これ以降の手技は髄腔の状態や挿入するインプラントによって方法が異なる．

## cementless long stem

# ❼…ガイドピン挿入とリーミングを行う

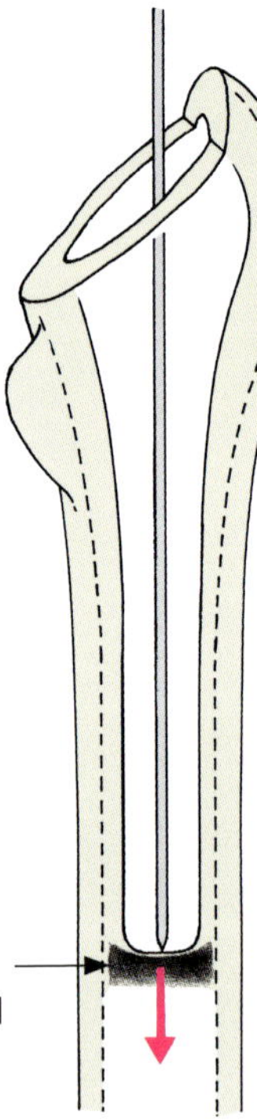


- distal pedestalが存在する場合，これを適切に穿破し，long stemを挿入する髄腔を形成しなければならない．この場合，まずガイドピンをpedestalを穿通させる必要があるが，われわれは確実に髄腔内に挿入するためCPT distal packer **[2]** を挿入し，その中空にガンマネイル用ガイドピンを通すことで確実に髄腔内にガイドピンを挿入している．その後，ガイドピンにガンマネイル用ラグスクリュー用ドリル **[3]** を通してドリルすることでpedestalの穿孔した部位を拡大できる．

**ピットフォール**

**弛みに伴いステムが内外反することがある**

- ステムが内外反していた場合，ガイドピンを挿入しやすい方向に入れると必ずステムが挿入されていた部位に先端がいくため，ガイドピンは皮質を貫通し，骨外に抜けてしまう．

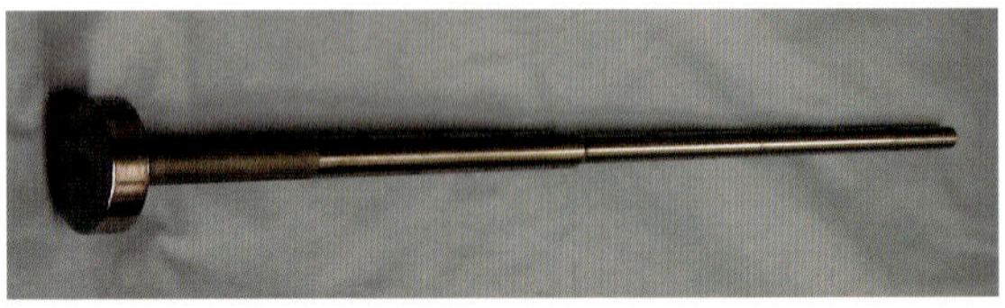

**[2]CPT distal packer**

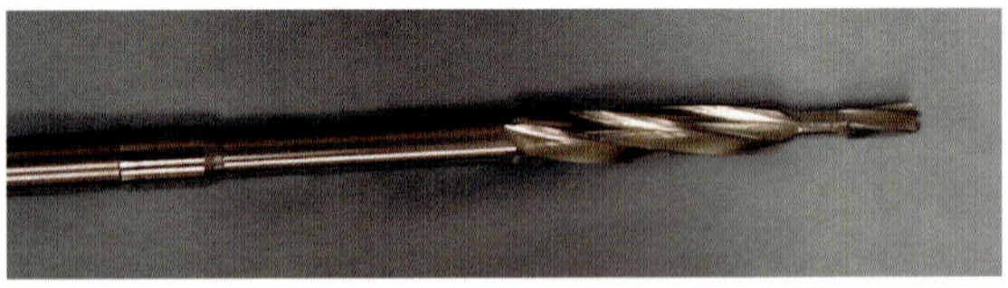

**[3]ガンマネイル用ラグスクリュー用ドリル**

- その後，小さなリーマーから開始して徐々に貫通した孔を拡大する．挿入したいインプラントに応じて髄腔径を拡大し，また近位用リーマーなどで髄腔形状をインプラントに合わせて整える．

**ポイント**

**近位用リーマーは慎重に使用**

- 近位用リーマーは削りすぎないように慎重に使用する．骨欠損をできるだけ拡大しないように必要最小限リーミングし，スリーブを挿入してみる．挿入したスリーブが安定したら多少骨欠損が残存しても許容し，これを使用インプラントと決定する．

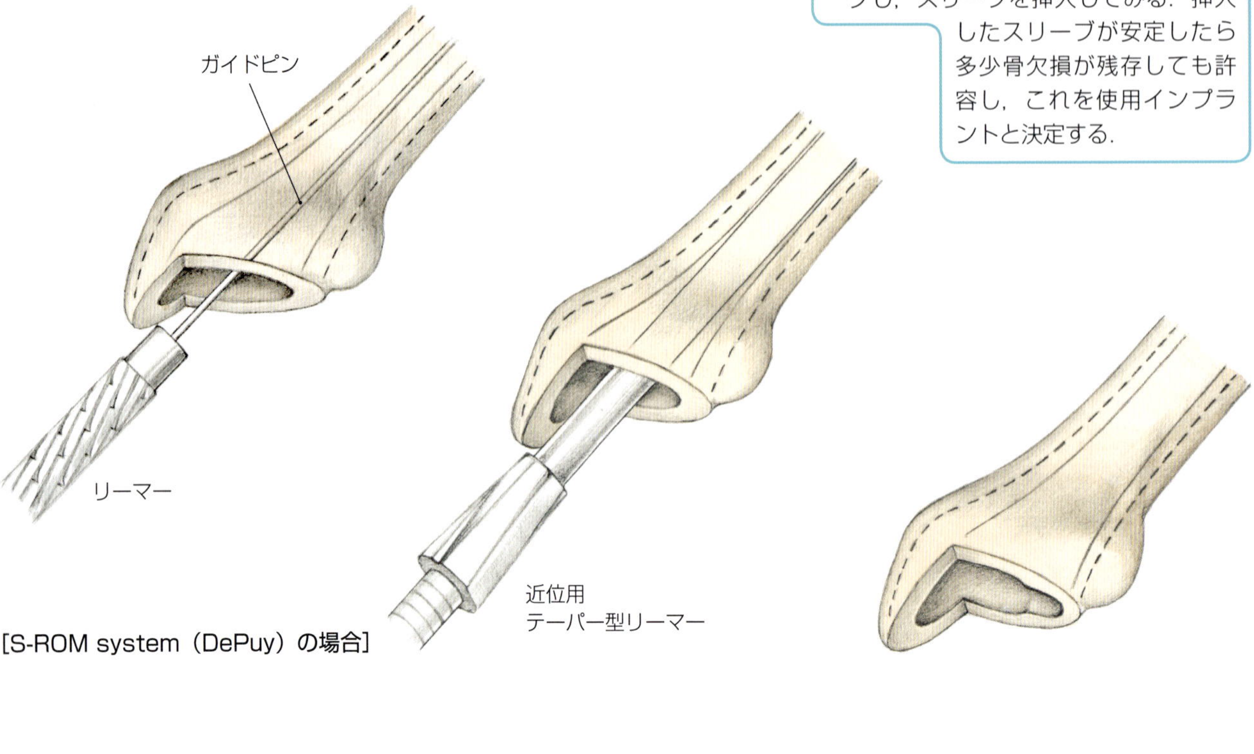


[S-ROM system（DePuy）の場合]

## 8…インプラントを挿入する

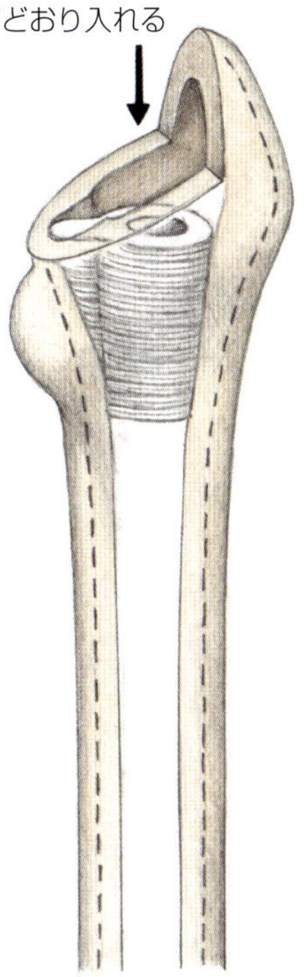


**▶ピットフォール**

**S-ROM system の場合の注意点**

- S-ROM の場合，ステムの遠位径は実寸より約 1 mm 大きい．たとえば 11 mm のステムの実寸は約 12 mm ほどであるため，再置換で大腿骨骨幹部が硬化骨の場合や菲薄化している場合，1 mm のサイズ差を許容できず骨折を生じることがあるので注意する．

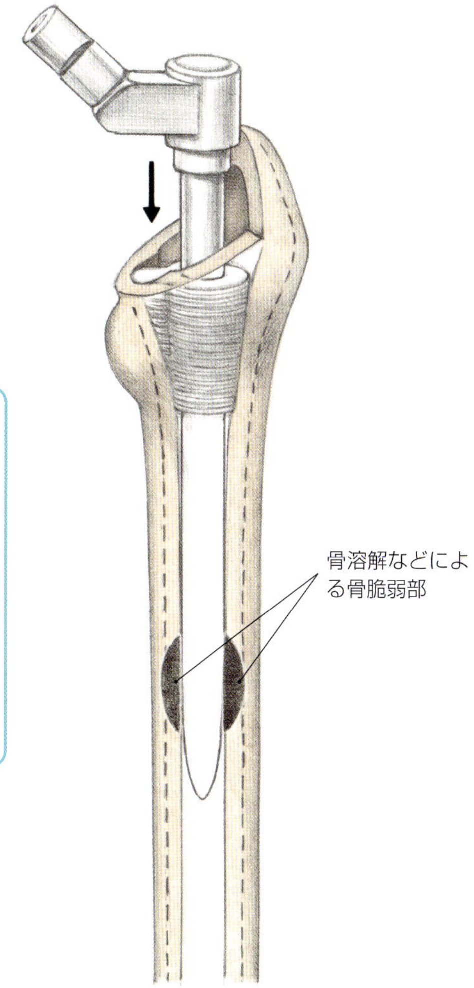


[S-ROM system（DePuy）の場合]

- 抜去したステム遠位に骨脆弱部が存在する場合，その部を数 cm 越える長さの long stem を挿入する．挿入方法や固定方法は各インプラントにより異なる．
- 遠位骨溶解部は徐々にリモデリングする[3] [4].

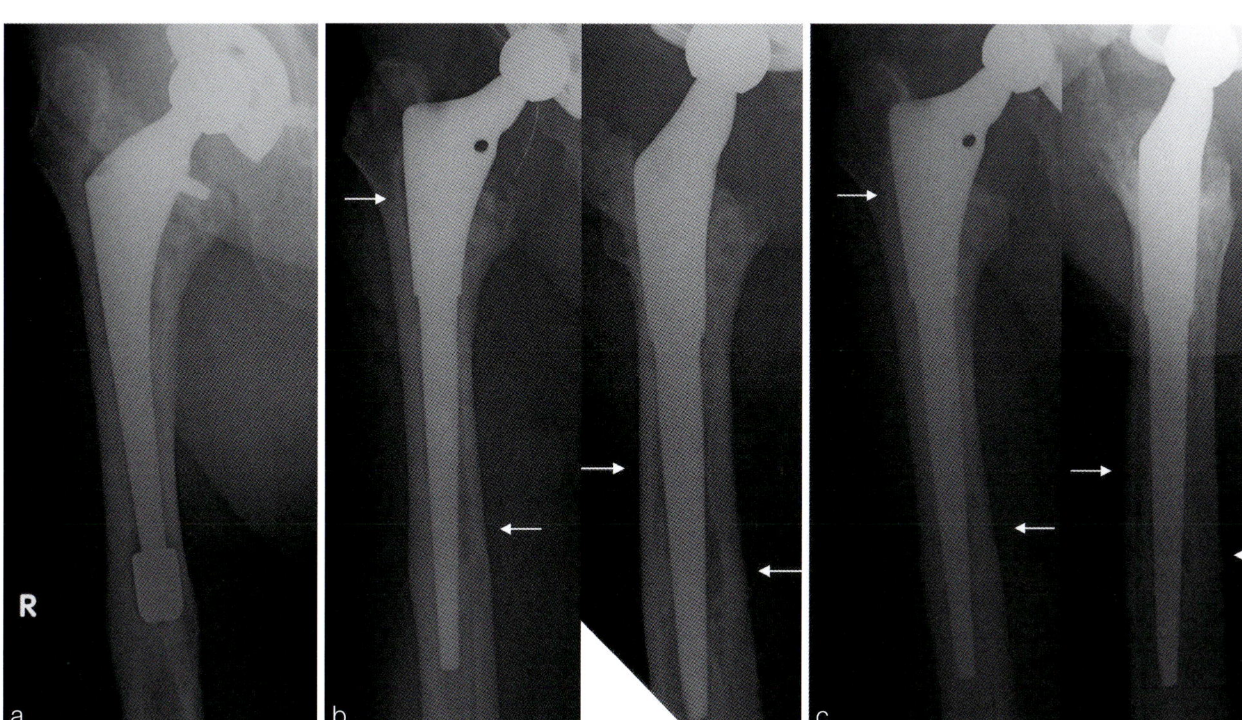


**[4]術前，術後の単純 X 線像**

a：術前．セメントレスステムの弛み例．遠位チップ周囲に骨溶解が存在する．
b：術後．骨皮質がしっかりしており，髄腔拡大もないため，cementless long stem（ZMR system, Zimmer）で revision を行った．
c：術後 4 年．近位，遠位とも骨欠損部のリモデリングがみられる．

## impaction bone grafting

### 7…ボーンプラグを挿入する

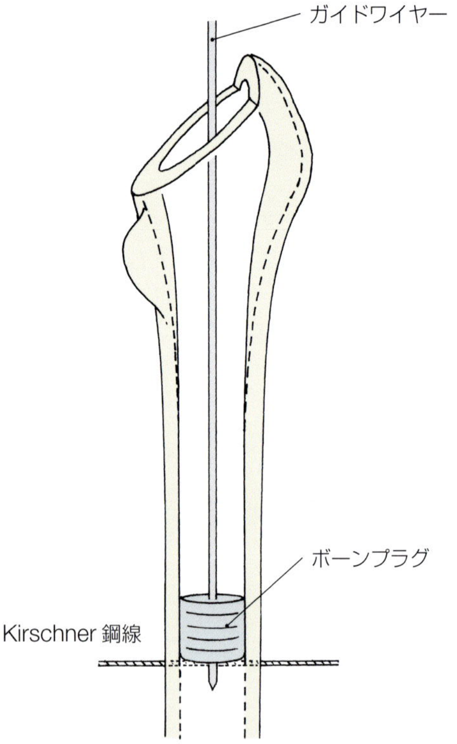


- 挿入したいステム長より 2～3 cm 遠位にボーンプラグを挿入する．この際，ガイドワイヤーをボーンプラグに刺入し，その後のパッカーやタンプ挿入のガイドにする．プラグの固定が不安な場合はプラグ自体もしくはプラグ遠位を支えるように Kirschner 鋼線を刺入する．

**▶ピットフォール**

**大腿骨皮質骨が菲薄している場合**

- impaction bone grafting を行う前に大腿骨皮質骨の菲薄度合いをチェックする．菲薄している場合，強く impaction していくと大腿骨骨折が生じることがあるため注意する．骨折予防に小転子遠位部，骨幹部の骨菲薄部にワイヤリングを行うとよい．

### 8…impaction bone grafting を行う

- 同種冷凍保存大腿骨頭から径 3～4 mm の morselized bone を作製する．これを髄腔に移植する．10 mL の注射器の先端をカットして内部に移植骨を詰めると便利である．
- パッカーを使い，移植骨を髄腔に詰める．粗く詰めた状態でタンパーを用いて impaction をかける．

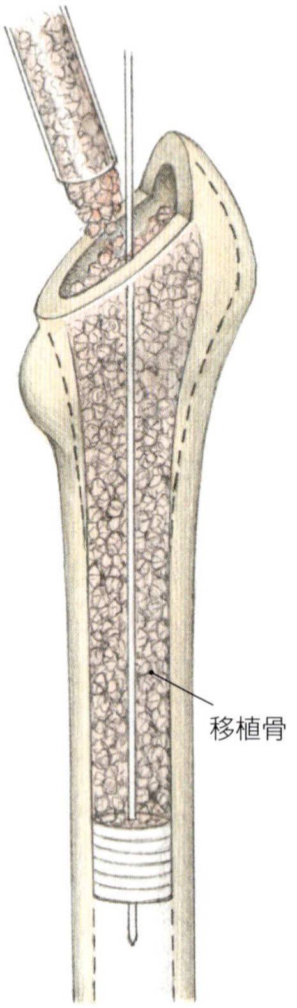


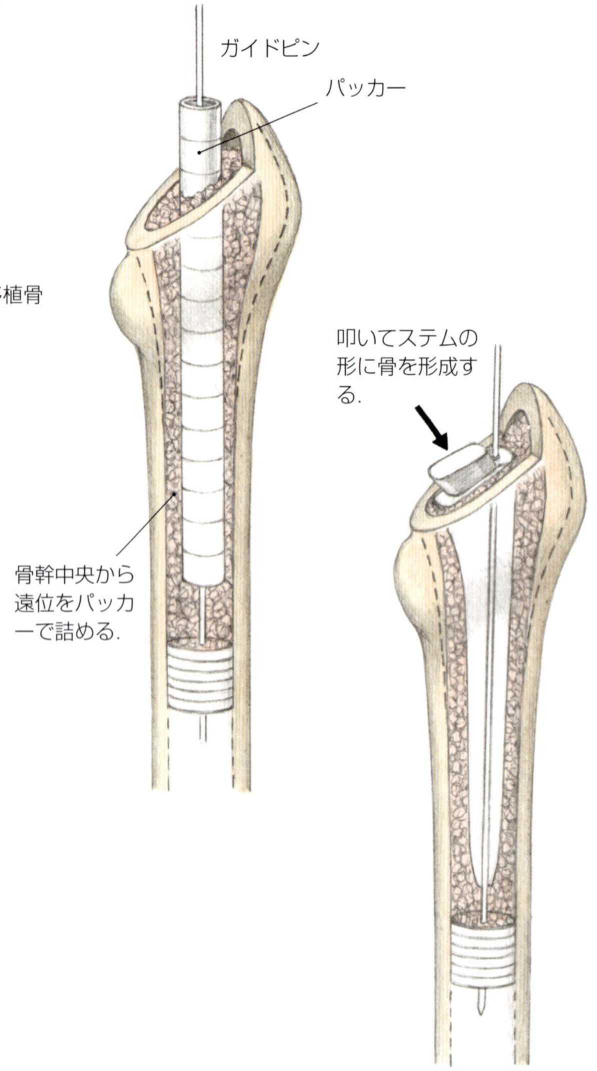

- しばらくこの操作を繰り返した後，近位部にはプロキシマルパッカーで骨に圧迫をかけて充塡する．
- 最終的にタンパーを抜去しても骨が崩れない程度の硬さまで impaction する．

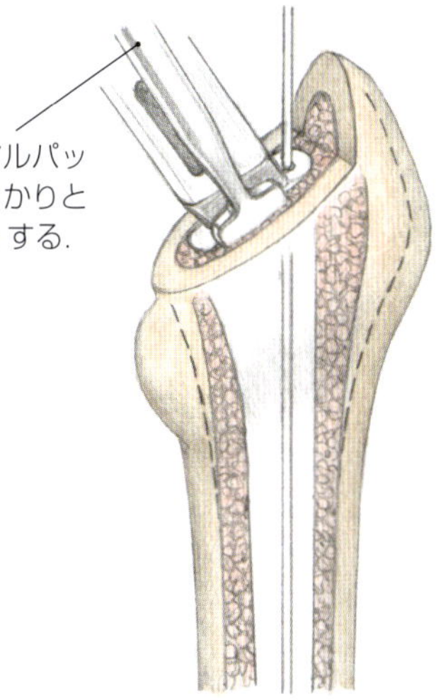


> **▶ポイント**
>
> **容易に崩れない固さまで impaction する**
>
> - パッカーで骨片を詰めた後，タンパーで新たな髄腔を形成していくことになる．この際に内外反のアライメントや前捻が決定される方向を考えながら移植骨を impaction していく．ステム中間部分に移植骨が充塡されにくいため，注意を要する．最終的にタンパーを抜去しても容易に崩れない固さまで impaction することが重要である．

## ❾…インプラントをセメント固定する

- 細いノズルのセメントガンでセメントを挿入する．新しい髄腔内の血液などを吸引し，なるべくドライな状態でセメンティングし，インプラントを挿入する．この際，セントラライザーは通常のものではなくスリムなものを使う．

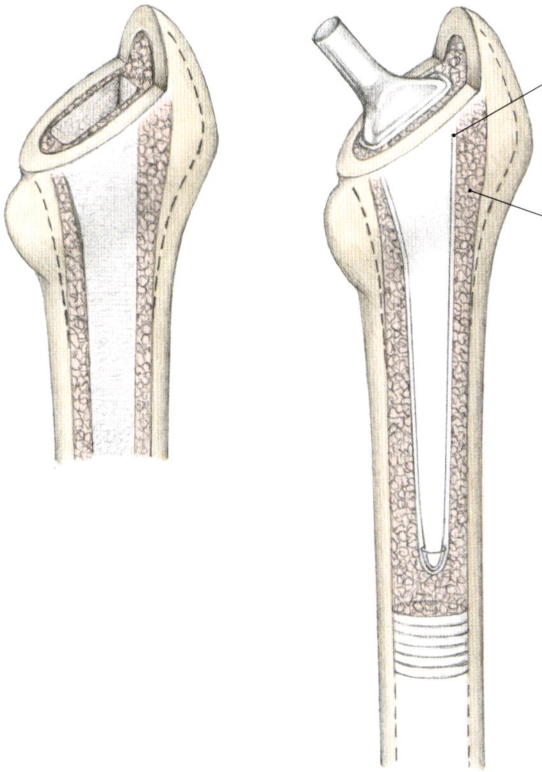


## 後療法

- 臼蓋側の処置によるが，非常に強固で安定したステム再建ができれば術後1週間ほどで荷重を開始できる．しかし，通常の場合，3〜6週間免荷することが多い．後療法では早期からの積極的な可動域訓練は避けたほうがよい．再置換のほうが脱臼率が高いためである．

## まとめ

- 大腿骨側の再置換術は術者のコンセプトやポリシーにより使用するステムや方法が大きく異なる．それぞれの患者さんに最適な機種や手法を選択するのがよい．また，初回手術と異なり，さまざまな術中・術後リスクを伴う．骨折などの術中リスクを考慮して，準備することが重要である．

（兼氏　歩，松本忠美）

## ■文献


1. 兼氏　歩，松本忠美．再置換術 インプラント抜去法．岩本幸英編．OS NOW Instruction 人工股関節置換術 MIS から再置換まで応用できる手技のコツ．東京：メジカルビュー社；2009. p. 122–35.
2. Longjohn DB, Dorr LD. Bone stock loss and allografting: Femur. In：Bono JV, et al, editors. Revision Total Hip Arthroplasty. New York：Springer-Verlag New York；1999. p. 100–11.
3. Kimura H, et al. Revision total hip arthroplasty by nonmodular short and long cementless stems. J Orthop Sci 2008；13：335–40.
4. 松本忠美．股関節同種 impaction bone grafting による再置換術（大腿骨側）．高岡邦夫編．新 OS Now No.6　新しい人工関節置換術と再置換術．東京：メジカルビュー社；2000. p. 157–62.
5. 兼氏　歩ほか．Impaction bone grafting 法を用いた再置換術の適応と手技の実際．MB Orthop 2009；22：71–6.

人工関節再置換術

# 大腿骨側の同種骨を利用した人工股関節再置換術

## 手術の概要

- 大腿骨の再建には，大腿骨側の欠損分類を参考にして再建法を選択する．欠損分類にはすでにEndo-Klinik分類（1987）[1]，Engh分類（1988）[1]，Mallory分類（1988）[1]，Gustilo分類（1988）[2]，Chandler-Penenberg分類（1989）[1]，Paprosky分類（1990）[1]，AAOS分類（1993）[1]などが知られているが，筆者は大腿骨側の同種骨移植の適応を考慮して，独自の分類を考案し，minimal deficiency（微小欠損），proximal deficiency（近位部欠損），diaphyseal deficiency（骨幹部欠損），extensive deficiency（広範囲欠損）の4群に分類した **[1]**.

### 適応

- **[1]** の分類に従って適応を述べる．
- 微小欠損では骨移植を併用することなく，再置換術が可能である．
- 大腿骨近位部の骨欠損は骨融解が大多数を占めるが，時にステム抜去時やセメント摘出時に発生し，これらは小転子を中心とする頚部に発生することが多い．このような骨欠損に対しては同種骨のうち骨頭あるいは大腿骨や脛骨の顆上部および顆部から欠損部に適合した塊状骨を作製して欠損部を補填する．
- 骨幹部の骨欠損は，骨融解よりもセメント除去やステム抜去のための骨開窓により大腿骨外側が欠損することが多く，骨皮質の極端な菲薄化あるいは大きな骨欠損がある場合は，同種骨大腿骨骨幹部（あるいは脛骨骨幹部）から bone

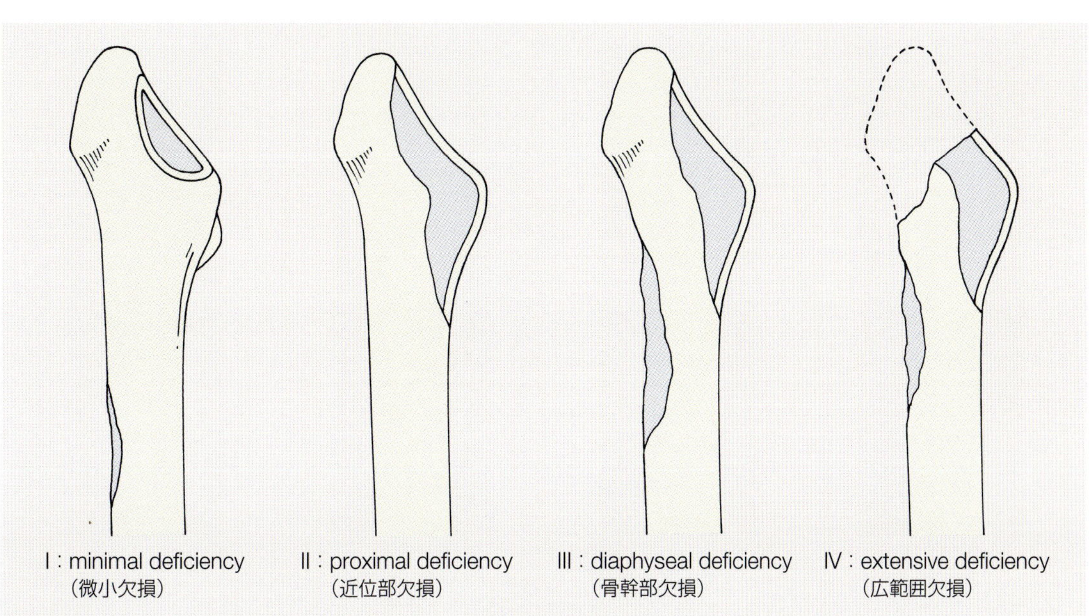


**[1] classification of femoral deficiency（大腿骨側欠損分類）**

plate を作製して脆弱化した部分を補強する.

- 頚部から転子下あるいは骨幹部まで広範囲に骨欠損している場合でも，頚部欠損が小さい場合は同種遠位大腿骨を反転して欠損部に適合するように形成して用いる.
- 広範囲欠損で頚部欠損が大きい場合は，同種近位大腿骨を allograft stem composite として使用する.

### 手術のポイント

①体位：半側臥位で行うが，側臥位あるいは半腹臥位でも可能である.

②皮切：半側臥位では，Hardinge 進入によるやや後方凸の弓状皮切で約 12 cm とする．側臥位あるいは半腹臥位では，Moore 進入による前方凸の弓状皮切で約 12 cm とする.

③使用する同種骨は目的に応じて塊状骨，細片骨，泥状骨に形成する.

④近位部欠損に対しては大腿骨や脛骨の顆上部および顆部あるいは摘出大腿骨頭から欠損部に適合した塊状骨を作製して用いる.

⑤骨幹部欠損に対しては同種大腿骨骨幹部あるいは脛骨骨幹部を micro bone saw で縦割して 2 つの bone plate を作製し，その一方あるいは両方を用いる.

⑥広範囲欠損でも頚部内側の欠損が小さい場合は，同種遠位大腿骨の内側または外側を反転して欠損部に適合するように形成して用いる.

⑦広範囲欠損で頚部内側の欠損が大きい場合は，予定のステムを形成した同種近位大腿骨に挿入して固定し，proximal femoral allograft stem composite を作製して用いる.

## 手術手技の実際

### 1…手術体位

- 半側臥位で行うが，側臥位あるいは半腹臥位でも可能である.

### 2…皮切

- 半側臥位では，Hardinge 進入による大転子を中心に中枢は上前腸骨棘よりやや後方から，末梢は大転子下端より 4 cm 遠位までのやや後方凸の弓状皮切で約 12 cm とする．側臥位あるいは半腹臥位では，Moore 進入による殿部中央から大転子後方を通り，その後は大腿骨に平行な前方凸の弓状皮切で約 12 cm とする.

## 3…同種骨を形成する

- 同種骨の供給には施設内骨銀行と地域骨銀行がある [2] が，施設内骨銀行の同種骨は手術時摘出した骨頭であり塊状骨として使用するには限界がある．
- 地域骨銀行では骨盤から下腿下中 1/4 まで摘出するので，目的に応じた同種骨の供給が可能である．
- 使用する同種骨は目的に応じて，塊状骨（block bone，strut bone，bulk bone），細片骨（morselised bone，chipped bone），泥状骨（mushed bone，paste bone）に形成する[3]．
- 細片骨は bone mill により作製するのが，均一となり最適であるが，なければリュエルで作製する．
- 泥状骨は大腿骨顆部，脛骨顆部または大腿骨頭を臼蓋リーマーで削ることにより作製する．
- これら 3 者のうち，いずれを選択するか，あるいは単独使用か併用使用かは欠損部の位置と形状により判断する．
- 塊状骨については，骨形成に有利な海綿骨のほうが無難であるが，力学的には皮質骨のほうが優れているので，支持性を目的とする場合は皮質骨を使用する．
- structural allograft については塊状骨のほかに bone plate やステムと一体化して作製する allograft stem composite がある．

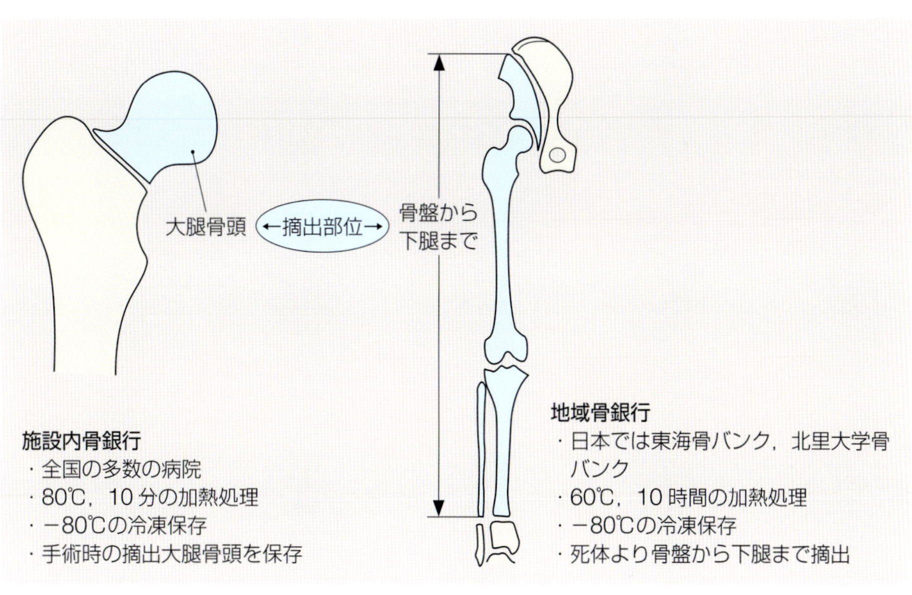
大腿骨頭
←摘出部位→
骨盤から
下腿まで
施設内骨銀行
・全国の多数の病院
・80℃，10 分の加熱処理
・−80℃の冷凍保存
・手術時の摘出大腿骨頭を保存
地域骨銀行
・日本では東海骨バンク，北里大学骨バンク
・60℃，10 時間の加熱処理
・−80℃の冷凍保存
・死体より骨盤から下腿まで摘出

[2] 骨銀行

## ❹…近位部欠損に対する再建[3, 4]

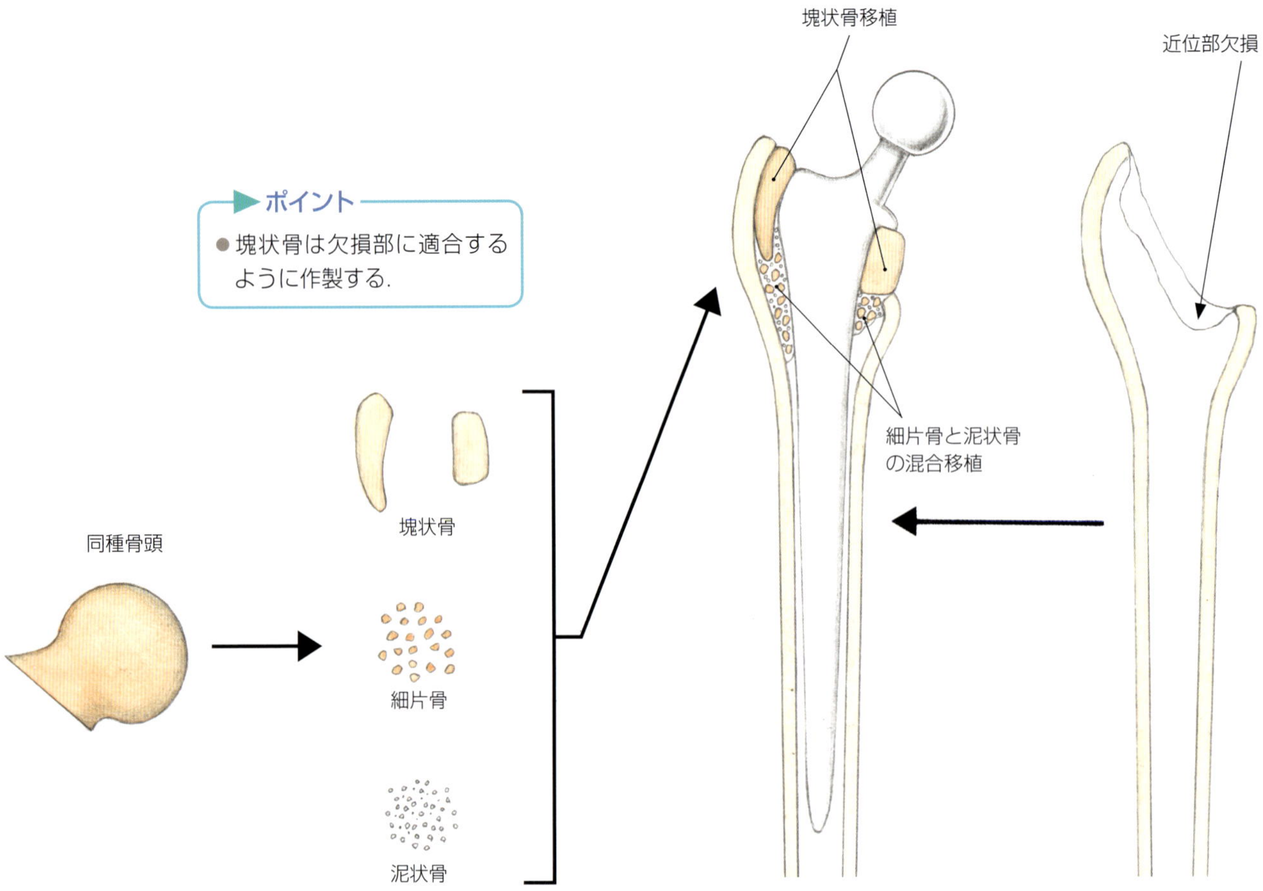


**▶ポイント**

- 塊状骨は欠損部に適合するように作製する．

**▶手技のコツ**

- 支持性を目的とする場合は塊状骨の皮質骨を使用する．間隙部は細片骨，泥状骨で埋める．

**▶ピットフォール**

- 骨移植が十分でなくステムが固定されないと，機械的弛みにつながる．

- 小転子を中心とする頚部に発生した骨欠損に対しては，大腿骨や脛骨の顆上部および顆部あるいは摘出大腿骨頭から欠損部に適合した塊状骨を作製する．
- 欠損部に適合するように移植骨を形成し，残存欠損部に重ね合わせるようにするか，髄腔が広い場合には移植骨の末梢端をステム挿入に邪魔にならない程度に髄腔内に刺入する．
- 間隙部は多少なりとも存在するので，細片骨と泥状骨を混ぜ合わせてその部に移植する．

## ❺…骨幹部欠損に対する再建[4, 5]

**▶ポイント**
- bone plate の内側を設置する大腿骨皮質の形状に適合させるように丁寧に削る.

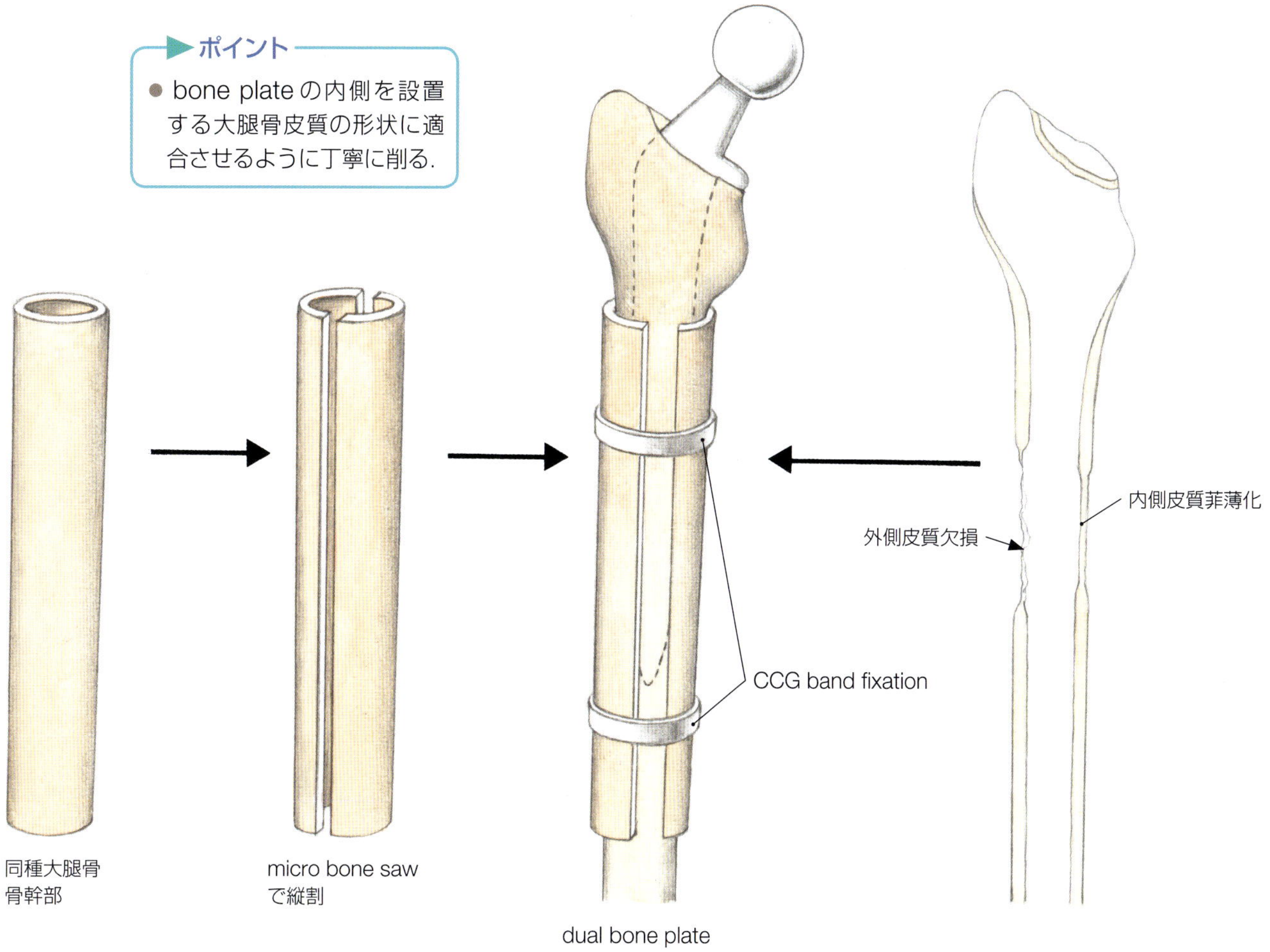


- 大腿骨転子下から骨幹部にかけての骨皮質の極端な菲薄化あるいは欠損がある場合は, 同種大腿骨骨幹部あるいは脛骨骨幹部を micro bone saw で縦割して 2 つの bone plate を作製する.
- bone plate を当てる予定の大腿骨外側皮質あるいは内側皮質に適合するようにサージアトームで bone plate の内側を削る.
- 可能な限り適合するように削るが, それでも bone plate と host bone とのあいだには隙間ができるので, そこには同種骨頭より作製した細片骨と泥状骨で埋める.
- bone plate の長さは大腿骨欠損あるいは菲薄化した範囲から上下にそれぞれ 3 cm は必要であり, その範囲が仮に 4 cm とすると 10 cm の長さが要求される.
- bone plate は onlay graft として当て, CCG (Compression Cerclage Gundorf) band で固定する. CCG band が最も固定性が良く推奨できるが, なければ 1 mm 径のチタンワイヤー, バイタリウムワイヤーあるいは 2 mm 径のチタンケーブルなどで締結する.
- single bone plate を用いるか dual bone plate を用いるかは, 骨幹部欠損の範囲と程度で使い分ける.

**▶手技のコツ**
- CCG band による固定はできるだけ強固に.

**▶ピットフォール**
- CCG band の固定性が不十分な場合は骨癒合が得られない.

## ❻…広範囲欠損に対する同種遠位大腿骨を用いる再建[3, 6]

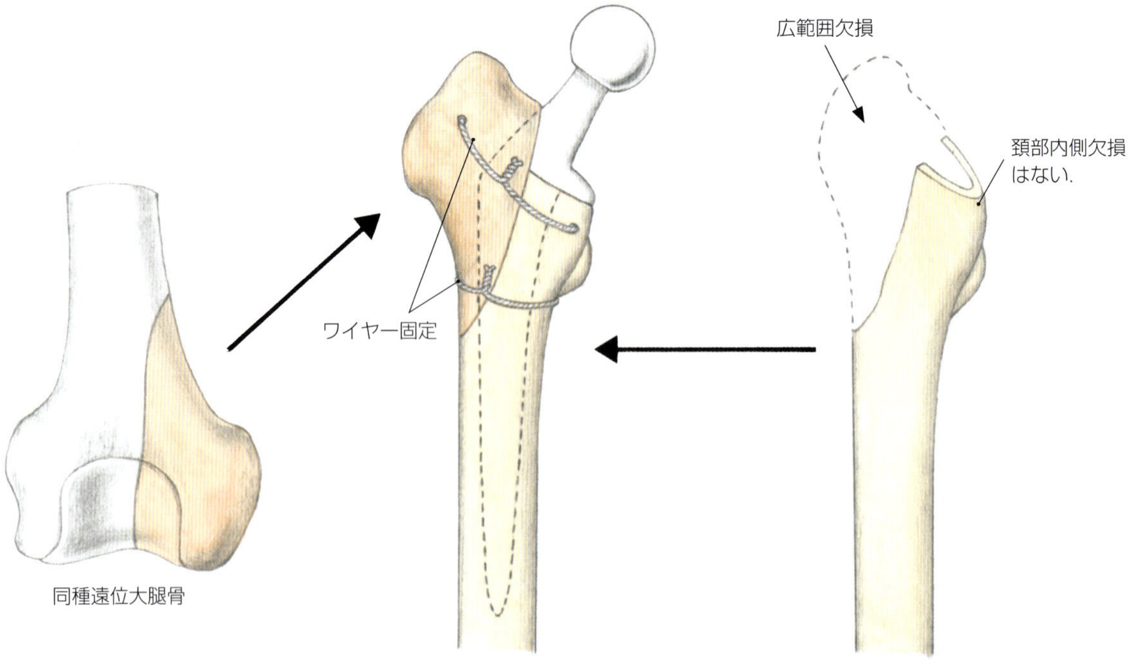


- 頚部から骨幹部まで広範囲に骨欠損している場合でも，頚部内側の欠損が少ない場合は，同種遠位大腿骨の内外顆から適合しやすいほうを選択して用いる.
- 同種遠位大腿骨の内側または外側を反転して欠損部に適合するように形成する.
- セメント使用ステムでは，形成した移植骨を欠損部に移植して，1 mm 径のチタンワイヤー，バイタリウムワイヤーあるいは 2 mm 径のチタンケーブルなどで締結した後，ステムをセメント固定する.
- セメント非使用ステムでは，まずステムを大腿骨髄腔に挿入して固定した後，形成した移植骨を欠損部に移植して，1 mm 径のチタンワイヤー，バイタリウムワイヤーあるいは 2 mm 径のチタンケーブルなどで締結する．その際にできるステムと移植骨との隙間は細片骨と泥状骨で埋める.

## 7…広範囲欠損に対する同種近位大腿骨を用いる再建[7-9)]

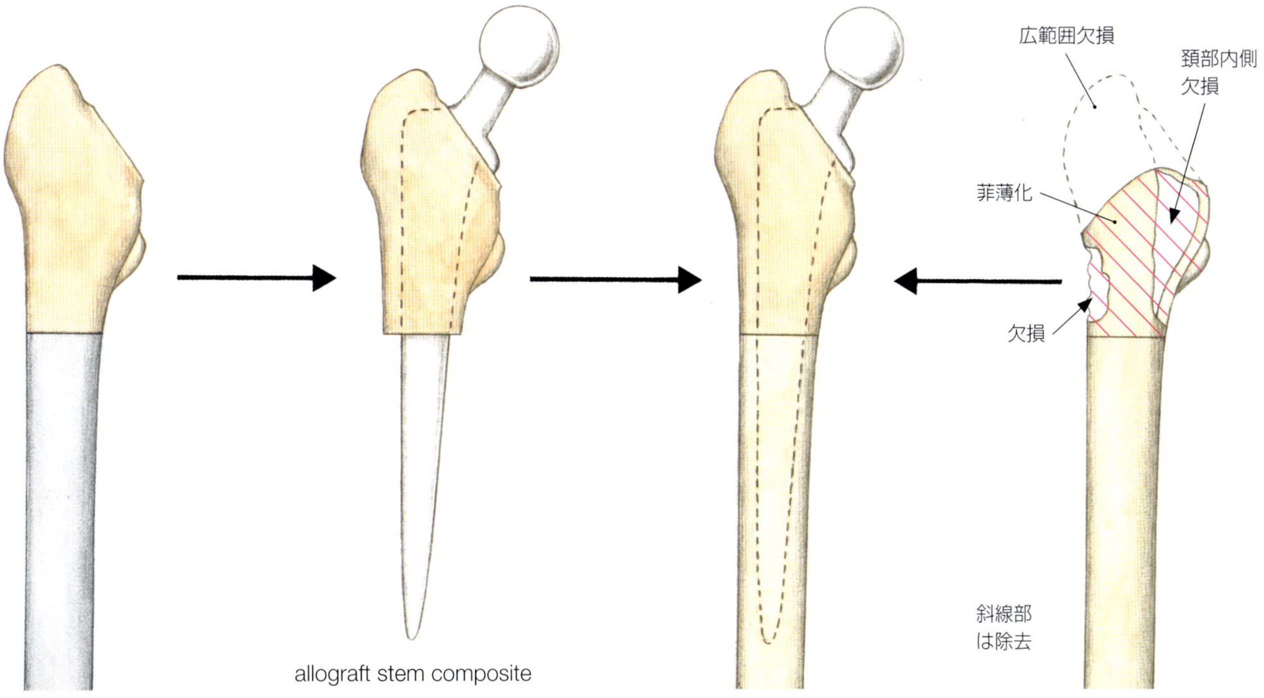


- 頚部から骨幹部まで広範囲に骨欠損している場合で頚部内側の骨欠損が大きい場合は allograft stem composite を作製して用いる.
- まず，残存大腿骨のうち欠損および菲薄化している部分を削除する.
- 同種近位大腿骨を削除部分も含めた欠損部に適合するように形成する.
- 使用する予定のステムを形成した同種近位大腿骨に挿入して固定し，proximal femoral allograft stem composite を作製する.
- その際，セメント固定する場合と固定しない場合があるが，固定しない場合は間隙部が多少は存在するので，細片骨と泥状骨での補塡は不可欠である.
- この allograft stem composite を大腿骨髄腔に挿入して固定する.

### まとめ

- 同種骨を使用した再置換術について詳述した.
- 同種骨の供給先には施設内骨銀行と地域骨銀行があり，それぞれに利点，欠点があるため，可能ならば両銀行を目的に応じて利用するのが得策と考えられる.
- 使用する同種骨は目的に応じて塊状骨，細片骨，泥状骨に形成する.
- 近位部欠損では塊状骨，細片骨，泥状骨を欠損部に合わせて移植する．骨幹部欠損では同種大腿骨骨幹部（または脛骨骨幹部）から bone plate を作製して用いる．広範囲欠損では，遠位大腿骨あるいは近位大腿骨を用いる．頚部内側欠損も大きい場合は allograft stem composite を作製する.

（安藤謙一）

## 文献


1. Conlan TK, et al. Classification of acetabular and femoral deficiencies. In：Callaghan AG, editor. The Adult Hip. Philadelphia：Lippincott-Raven Publishers；1998. p. 899-923.
2. Gustilo RB, et al. Revision total hip arthroplasty with titanium ingrowth prosthesis and bone grafting for failed cemented component loosening. Clin Orthop 1988；235：111-9.
3. 安藤謙一．人工股関節再置換術と同種骨移植．骨・関節・靱帯 1999；12：287-92.
4. 安藤謙一ほか．同種骨を用いた人工股関節再置換術．Hip Joint 2009；35：141-5.
5. 重盛香苗ほか．人工股関節再置換術における同種骨 bone plate の X 線学的検討．Hip Joint 2002；28：460-5.
6. 蜂谷裕道ほか．人工股関節再置換術時の骨欠損部の同種骨移植による修復法．骨・関節・靱帯 1997；10：1171-81.
7. Head WC, et al. Structural bone grafting for femoral reconstruction. Clin Orthop 1999；369：223-9.
8. Blackley HRL, et al. Proximal femoral allografts for reconstruction of bone stock in revision arthroplasty of the hip. J Bone Joint Surg Am 2001；83：346-54.
9. 岩瀬敏樹，増井徹男．著しい大腿骨壁欠損を伴った Vancouver 分類 type B3 ステム周囲骨折例に対する proximal femoral allograft-cemented stem composite を利用した人工股関節再置換術．東海関節 2009；1：67-70.

人工関節再置換術

# 臼蓋側の無菌性弛みに対する人工股関節再置換術：ラージソケット

MOVIE

## 手術の概要

- 人工股関節全置換術（total hip arthroplasty：THA）が多数施行されるようになるにつれて再置換術の症例が増加しており，今後ますます再置換術数が増加していくものと考えられる．
- 臼蓋の再置換術において，臼蓋荷重部の骨欠損に対して広い面積に塊状の骨移植を行った場合，短期成績は良好であっても，経時的に移植骨の圧潰が生じることが報告されてきた[1-3]．一方，臼蓋荷重部に占める塊状骨移植の面積が少なければ，安定した良好な成績が得られることも報告されている[4,5]．
- 表面がポーラス加工されたセメントレスソケットを用いる臼蓋側再置換術は，患者の年齢，疾患，再置換術の理由などにかかわらず良好な成績が報告されており，近年アメリカで最も一般的な臼蓋再建方法となっている[6,7]．
- 筆者らは臼蓋再置換術の全例に対して荷重部における大きな塊状の骨移植を避け，セメントレスのラージソケットを用いている．

### 適応

- この方法は経時的に生じるソケットの無菌性弛み，ポリエチレン摩耗および骨溶解，反復性脱臼，術後感染によるインプラント抜去例などに対する臼蓋ソケット再置換術で行われる．
- 臼蓋の骨欠損が生じていても，ソケットの表面に骨が侵入して安定した固定性を得るのに十分な臼蓋ホストボーンの量と質をもつ例に対しては適応となりうる．AAOS（American Academy Orthopaedic Surgeons）分類[8]では，Type I（segmental deficiencies）および Type II（cavitary deficiencies）と，多くの Type III（combined deficiencies）が手術適応である．
- 骨欠損の著しい Type IV（pelvic discontinuity）では，この再建方法のみでは成績が不良で，骨盤の連続性を得る何らかの方法を併用するか，他の再建方法が必要である[6]．

### 手術のポイント[9,10]

①体位：骨盤保持器を用いて安定した完全側臥位を保つ．腰椎の前弯をなるべく除いた体位で手術を行うよう，非手術側の股関節を可能な範囲で屈曲する．深部静脈血栓予防のため，非手術側にはフットポンプを装着して，手術側には滅菌した弾性包帯を巻く．

②皮切：後外方進入路（Harris 変法）を用いる．大転子前縁を中心とした前方凸の弓状の皮切である．大転子は原則的に切離しない．

③臼蓋を展開する．

④コンポーネントを抜去する.
⑤臼蓋をリーミングする.
⑥臼蓋コンポーネントを設置する.
⑦洗浄してドレーンを留置し，閉創する.

## 手術手技の実際

### 1 … 手術体位

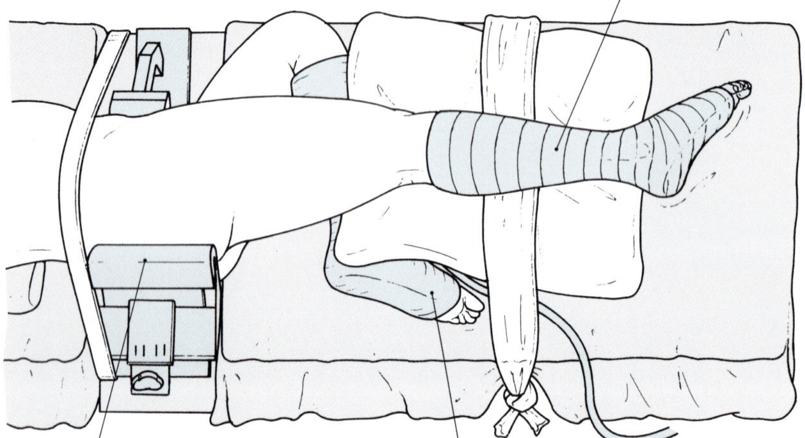
手術側には弾性包帯を巻く.
McGuire の骨盤保持器
非手術側は可能な範囲で屈曲させ，フットポンプを装着する.

- 体位は通常，完全側臥位として行っている.
- 的確な位置にソケットを設置するためには，手術体位設定が重要であり，McGuire の骨盤保持器（Universal Lateral Positioner system, Innovated Medical Product 社）が有用である．この保持器を用いると術中に患者の骨盤が前倒れおよび後倒れするのを防ぐことができ，長時間の手術でも安定した完全側臥位を保つことができる.
- 腰椎の変性が高度な患者では，腰椎の前弯をなるべく除いた体位で手術を行うよう，非手術側の股関節を可能な範囲で屈曲する．深部静脈血栓予防のため，非手術側にはフットポンプを装着して，手術側には滅菌した弾性包帯を巻く.

### 2 … 皮切

- 皮切は，初回手術で用いられた手術進入路と関係なく，後外方進入路（Harris 変法）を用いている[9, 10]．大転子前縁を中心とした前方凸の弓状の皮切で，股関節前方・後方とも十分な視野を得ることができる．大転子は原則的に切離しない.
- ステムも同時に変換する場合は，大腿骨骨幹部の開窓などの処置を考慮して皮切を若干遠位へ延長する.

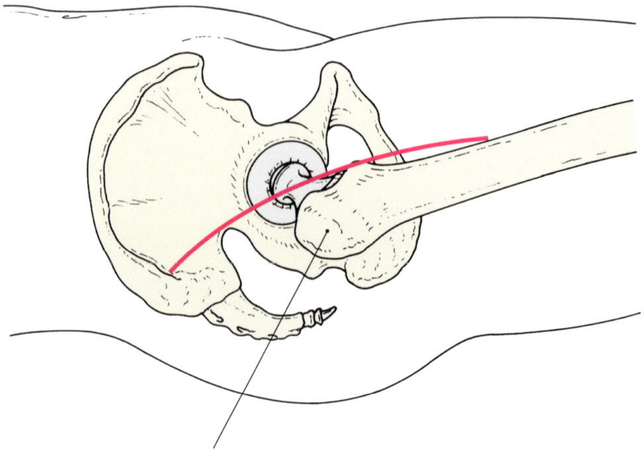
大転子

## ❸…臼蓋を展開する

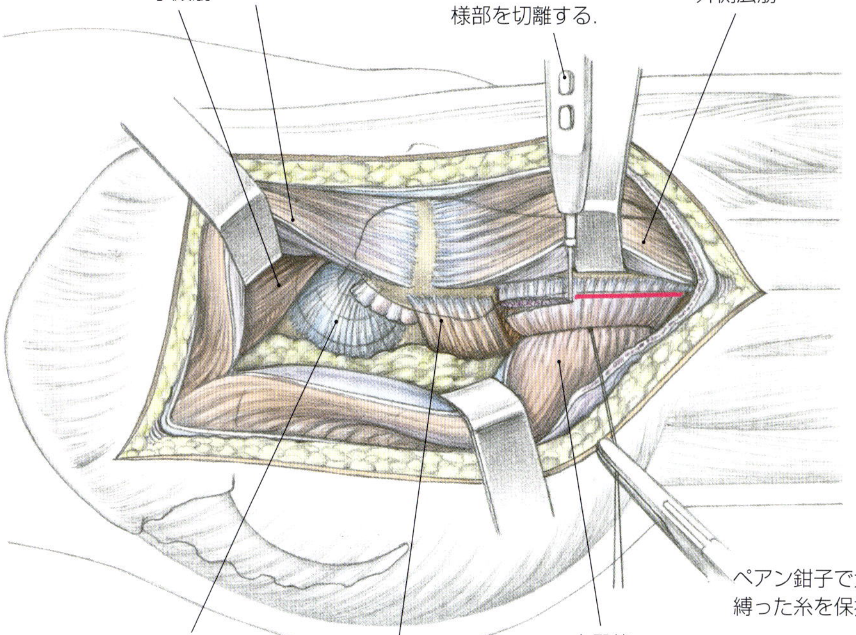


- 大腿筋膜に同様の切開を加えた後，大殿筋前縁と中殿筋のあいだを鈍的に裂く．大殿筋を糸で縛り，ペアン鉗子で保持し，大殿筋の殿筋粗面付着部の腱様部を電気メスで切離する.

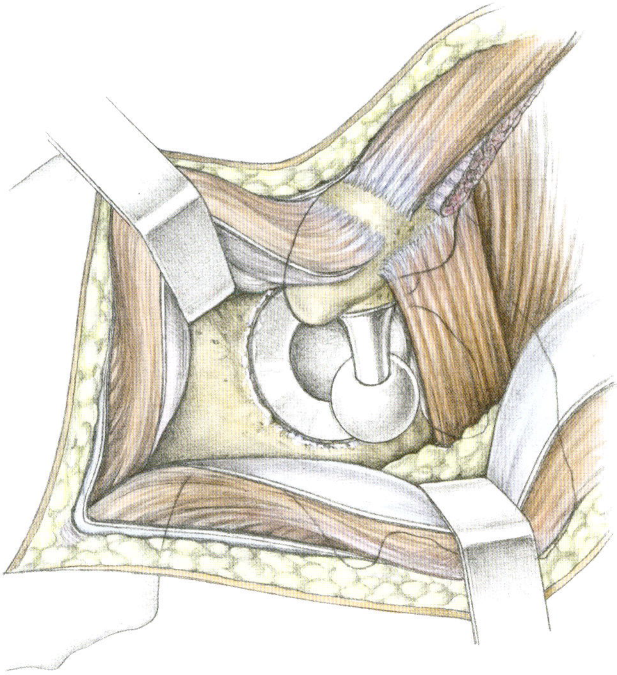

**▶ 手技のコツ**

**臼蓋前方の偽関節包切除**

- 臼蓋前方の偽関節包を切除するとき，助手が大腿骨を短鋭鉤で持ち上げたまま保持しておくと操作しやすい.

- 偽関節包後方部をラスパトリウムで十分剥離し切開を加える．偽関節包と摺動面周囲に形成された瘢痕組織を，電気メスを用いて可及的に切除する.
- 股関節を屈曲・内旋位として大腿骨頭を脱臼させる．瘢痕組織の切除が不十分であるときに無理に脱臼を試みると大腿骨骨折を生じることがあるので，脱臼操作は慎重に行う.
- 大腿骨骨幹部長軸方向にはレトラクターを入れ，小転子の近位部には先が曲がった大きなエレバトリウムを入れて，大腿骨近位部を展開する．大腿骨頭から頚部を露出させ，周囲の瘢痕組織を切除する.

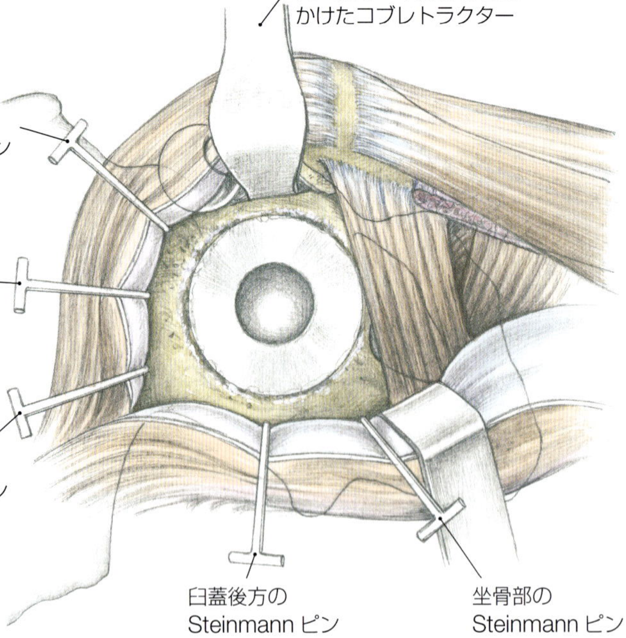


- 5本程度の Steinmann ピンを腸骨と坐骨に打ち込む．打ち込む位置は通常，臼蓋直上，臼蓋前上方で下前腸骨棘のやや後方，臼蓋後上方で大坐骨切痕のやや前方，臼蓋後方，坐骨部の5か所としている．
- コブラレトラクターを臼蓋前方の下前腸骨棘付近にかけて臼蓋前方を展開する．
- 前回の手術が前方進入法で臼蓋前方に著しい瘢痕が形成されている場合には，臼蓋前方の展開が後方からの処理だけでは不十分なことがある．この場合は大転子前方を展開し，中殿筋と大腿筋膜張筋のあいだから進入して前方の偽関節包や瘢痕組織を切除すると，良好な前方部の展開が得られる．この操作によってステムの骨頭および頚部を骨盤前方へよけることが可能となり，臼蓋全体の十分な視野が得られる．

▶ポイント

**大転子を切離しなくても視野は十分に得ることができる**

- 大殿筋の殿筋粗面付着部切離や前方偽関節包部の瘢痕組織切除を行えば，術中に展開のため大転子翻転を必要とする例はほとんどない．この進入路で臼蓋の展開は十分であるし，大腿骨側のステム抜去や髄腔内セメント除去などの処置においても視野が狭くて問題となることはない．
- 大腿骨近位部の骨量が乏しい例ではいったん大転子を切離すると再縫着に難渋し，術後脱臼や外転筋力不全の原因となりうる．

# 4…コンポーネントを抜去する

## セメント使用ソケットの抜去

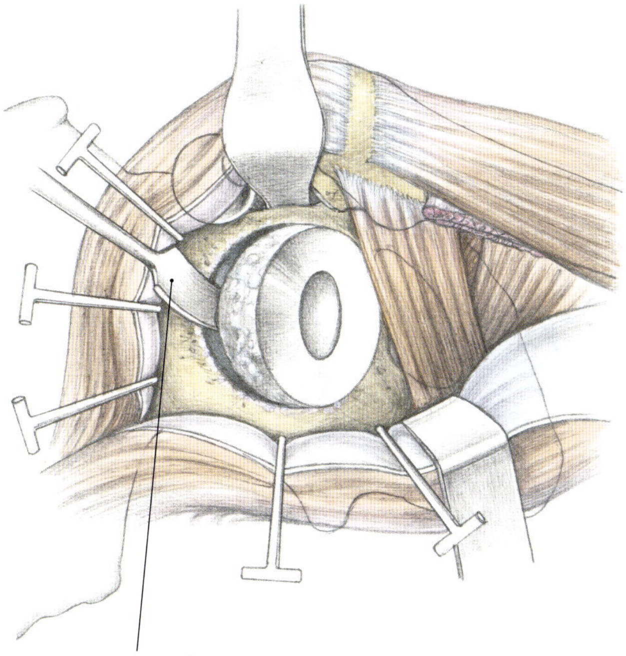
臼蓋用弯曲ノミをセメントと骨のあいだの弛みに入れソケットを抜去する.

**ピットフォール**

**ソケット抜去時の骨破損**

- ソケットに顕著な弛みが生じていないときにセメントと骨のあいだにノミを入れて抜去を試みると，不用意に骨盤骨を破壊してしまうことがあるので注意を要する.
- そのときは最初にソケットのみを各種ノミなどで抜去し，その後に残存するセメントを摘出する.

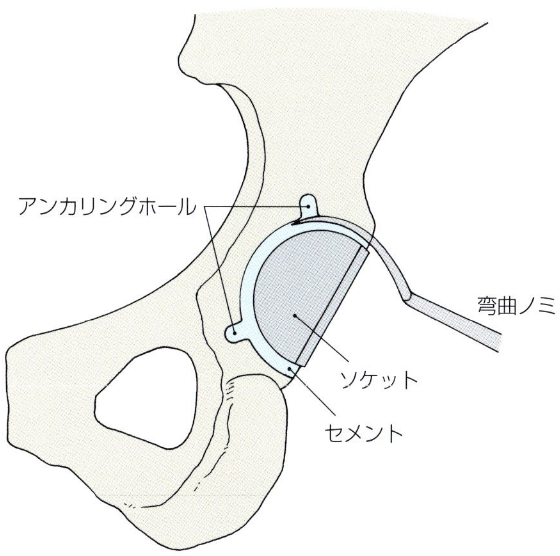


- まず抜去するソケット全周の外縁を露出させる．ソケットが骨盤内に入り込んでいるときは，リュールやノミなどで少しずつ骨盤骨を切除し，ソケット外縁全体を可視下とする．セメントと骨とのあいだに弛みが生じていることが多く，そのあいだに臼蓋用の弯曲ノミを入れて抜去する.
- ソケット周囲の正常骨組織をできるだけ温存するように心がけ，アンカリングホール内のセメントの除去が困難な場合には，感染例でない限り無理に摘出を試みずそのまま放置してよい.

## セメント非使用ソケットの抜去

- 同様にソケット全周の外縁を可視下とする．モジュラー式のときは，各メーカーの抜去システムを用いてポリエチレンライナーを抜去する．メタルバックがスクリューで固定されている場合は，まずスクリューを抜去し，その後セメント使用ソケットの場合と同じく臼蓋用弯曲ノミをソケットに沿って入れ，ソケット周囲を少しずつくり抜く.
- ソケット周囲の正常骨組織はできるだけ温存するよう努める．ソケット表面に沿って弯曲したノミを入れることができるように工夫された Zimmer Explant system（Zimmer 社）は，骨組織の温存に有用である.

## ⑤…臼蓋骨欠損の状態を確認して，臼蓋をリーミングする

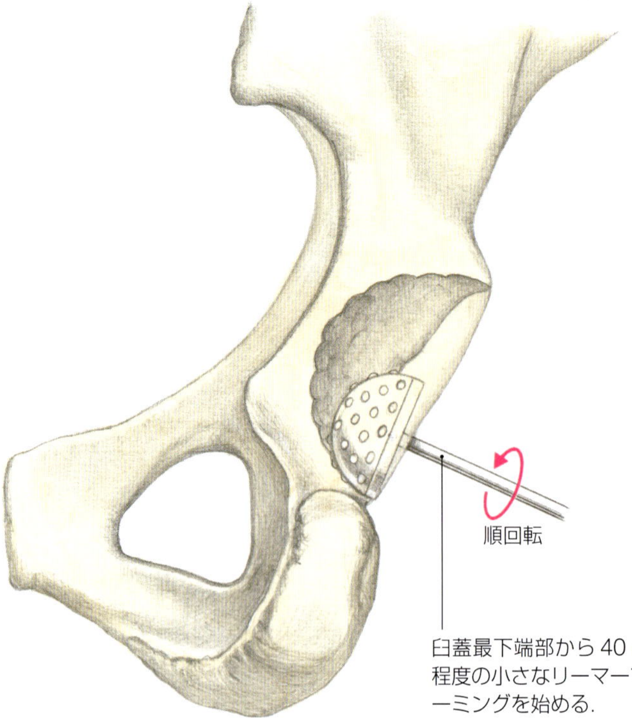
順回転
臼蓋最下端部から 40 mm
程度の小さなリーマーでリ
ーミングを始める.

- 臼蓋内の肉芽組織や残存する骨セメントを鋭匙などで除去し，臼蓋内面のホストボーンを露出させ，臼蓋リーミングに移る．
- この臼蓋リーミングが手術手技において最も重要である．臼蓋骨欠損部を含めた上下径に対して，設置しようとするソケット径を適合させることを目標とする．臼蓋表面をならすため，ある程度ホストボーンをリーミングせざるをえない．
- まず臼蓋骨欠損の状態をおおよそ把握して，臼蓋最下端部を確認する．この操作を怠ると，ソケットの設置が高位となることがあるので注意を要する．
- 径 40 mm 程度の小さな臼蓋リーマーで臼蓋最下端部からリーミングを開始する．臼蓋表面の凹凸を軽減させ，臼蓋内面全体がなるべく滑らかな曲面になるようリーミングする．

- 徐々に大きな径のリーマーを用い，臼蓋上方に向かって臼蓋内面が次第に拡大していくようリーミングを進める．
- high hip center を避けるため，リーマー最下端部はなるべく原臼蓋の最下端部より高位にならないようにする．

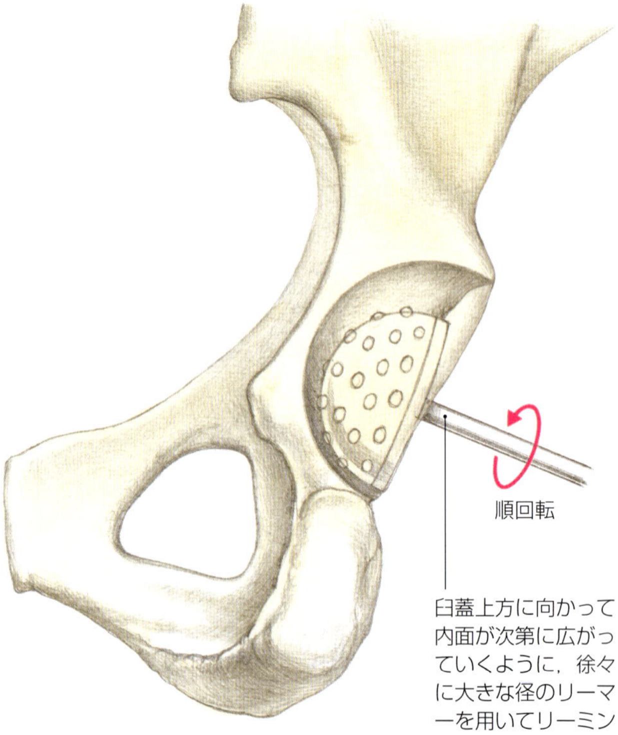
順回転
臼蓋上方に向かって
内面が次第に広がっ
ていくように，徐々
に大きな径のリーマ
ーを用いてリーミン
グを進める.

**▶ポイント**

**high hip center を避ける**

- リーミング開始時に臼蓋最下端部を確認して，リーマー最下端部がなるべく原臼蓋の最下端部より高位にならないようにする．

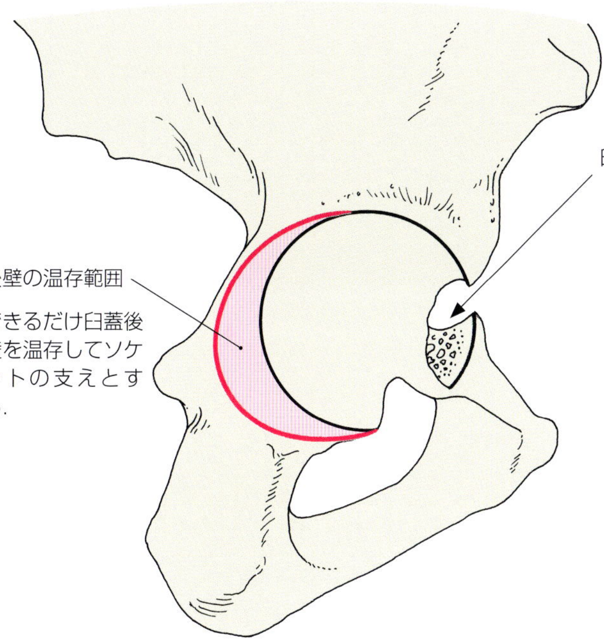


- 骨欠損が著しい場合は臼蓋前壁が残存していることは少ない．ソケットが前後方向にはみ出しそうになるときには，できるだけ臼蓋後壁を温存してソケットの支えとなるようにし，ソケットが前方にややはみ出すようにリーミングする．

- また，臼蓋外側縁からソケットが外側へ若干はみ出してもよいが，大きくはみ出しすぎる場合は，臼蓋内方へソケットがやや突出するようリーミングする．
- 臼蓋内表面の凸部分を，最終リーマーの曲面とできるだけ広い面積で接触させる．臼蓋内面の骨組織全体から出血を認めることが望ましいが，血流が乏しく出血が少ないこともある．2 mm ずつ臼蓋リーマーの径を大きくしてリーミングを進め，最も臼蓋に適合するソケットのサイズを決定する．臼蓋の骨質があまり良好でないことも多く，いわゆるアンダーリーミングは行わず，最終リーマーと同じ径のソケットを設置する．

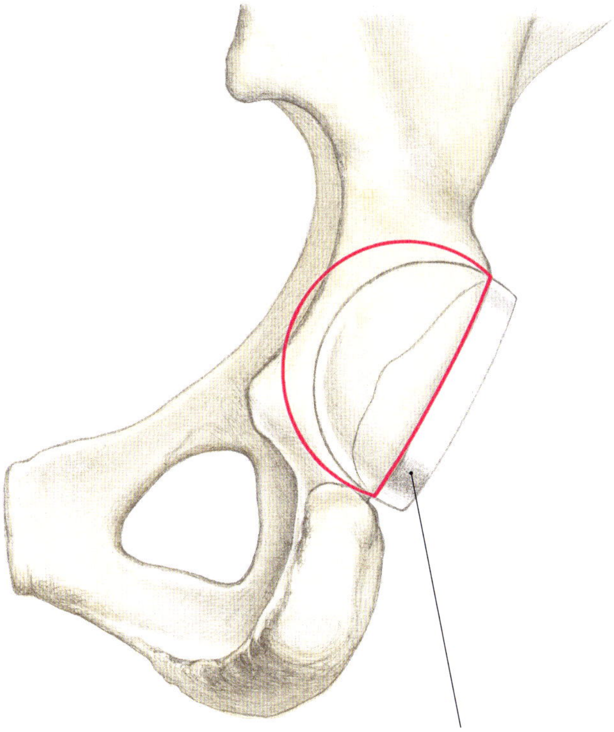

ソケットが外側へ大きくはみ出す場合は，臼蓋内方へやや突出するようにリーミングする.

## ❻…臼蓋コンポーネントを設置する

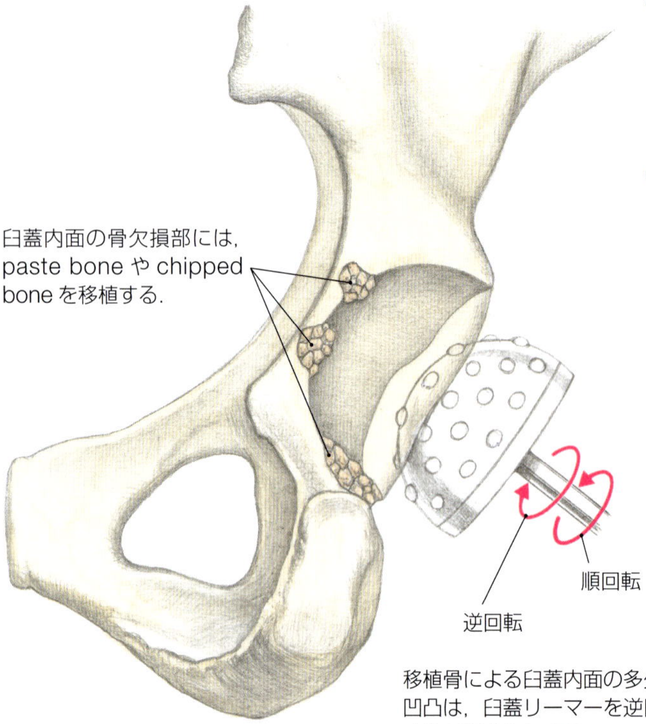
臼蓋内面の骨欠損部には，paste bone や chipped bone を移植する．
順回転
逆回転
移植骨による臼蓋内面の多少の凹凸は，臼蓋リーマーを逆回転させて滑らかにする．

- 臼蓋荷重部に大きな塊状の骨移植は行わない．臼蓋内面に部分的な骨欠損が存在する場合は，臼蓋リーマーから取り出した骨（paste bone）や同種骨（chipped bone）を移植する．
- 移植骨により臼蓋内面に多少の凹凸が生じた場合は，臼蓋リーマーを逆回転させて表面を滑らかに整えるとよい．必要に応じ，ソケットトライアルを臼蓋に挿入してトライアルの上方荷重部が臼蓋ホストボーンと良好に接触することを確認する．

**▶手技のコツ**

**pelvic discontinuity の場合**

- 術中所見で pelvic discontinuity を認めた場合は，バットレスプレートや自家骨，同種骨を用いて臼蓋後柱の連続性を再建し，その後にソケットを設置する．

- 使用するソケットのサイズは 58～66 mm 程度であることが多い．筆者らはソケットの外転角は 40～45°，前方開角は 15～20° 程度としている．
- できるだけ多くのスクリューを用いてソケットを固定するほうが安全である．通常 3～5 本のスクリューで良好な初期固定性が得られる．筆者らの経験では，最低 1 本，固定に有効なスクリューがあれば術後にソケットが移動することはほとんどない．

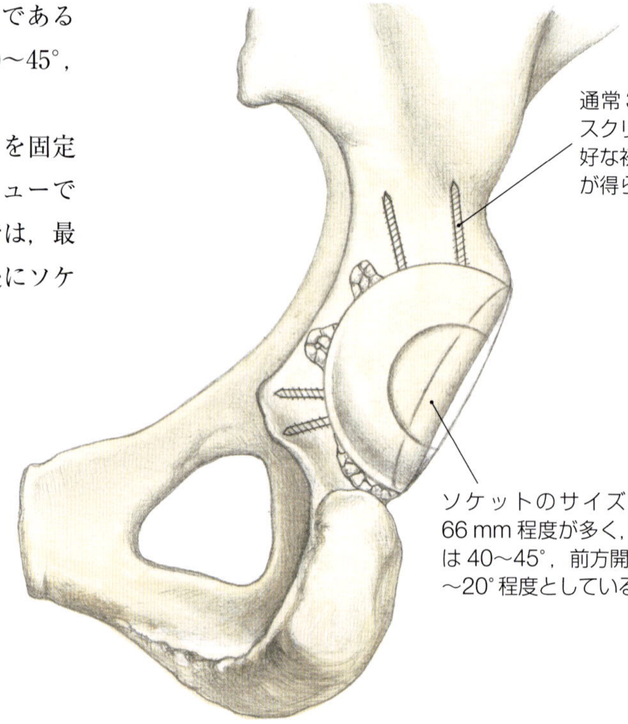
通常 3～5 本のスクリューで良好な初期固定性が得られる．
ソケットのサイズは 58～66 mm 程度が多く，外転角は 40～45°，前方開角は 15～20° 程度としている．

**▶手技のコツ**

**ソケットを高位に設置する場合**

- 臼蓋の骨欠損が著しく，ラージソケットと直接接触して支える臼蓋後方のホストボーンがかなり少ない場合は，ソケットを高位に設置し，脚長補正のためステムに calcar replacement type などを用いて対処する．

## 7…洗浄してドレーンを留置し，閉創する

- パルス洗浄器を用いて術野を徹底的に洗浄し，ドレーンチューブを留置して層層縫合する．

### 後療法

- ステム側に問題のない症例では早期にリハビリテーションを開始し，術直後から全荷重歩行訓練を許可している．

### まとめ

- 表面がポーラス加工されたセメントレスソケットを用いる臼蓋再置換術は，現在最も一般的な臼蓋再建方法の一つとなっている[6, 7]．セメントレスラージソケットを用いる方法では，骨欠損部の体積に応じてできるだけ広い面積でホストボーンと直接接触するように，スクリュー固定する．
- この臼蓋再置換術の利点は，①ソケットと自家骨との接触面積を広くできること，②ソケットそのものが骨欠損部を補うため必要な骨移植量を少なくできること，③小さいソケットを用いる場合と比べて可及的に hip center を引き下げるため，大腿骨と骨盤のインピンジメントを防ぐことができること，④荷重部に広範な骨移植を行った場合と比べ早期リハビリテーションが可能であること，などがあげられる[7]．
- この方法の欠点は，臼蓋リーミングにより既存骨量が若干減るため将来の再再置換術に対しての骨量が確保できないことである．また，臼蓋の骨欠損がかなり高度である場合はソケット設置が高位になるため，hip center も高位になる．pelvic discontinuity type では他の再建方法との併用が必要である．
- いったんソケット表面に骨侵入が得られれば機械的弛みが生じることはほとんどなく，術後脱臼と感染などの合併症に対する対策が課題である．

（伊藤　浩，松野丈夫）


#### ■文献

1. Jasty M, et al. Salvage total hip reconstruction in patients with major acetabular bone deficiency using structural femoral head allografts. J Bone Joint Surg Br 1990；72：63–7.
2. Kwong LM, et al. High failure rate of bulk femoral head allografts in total hip acetabular reconstructions at 10 years. J Arthroplasty 1993；8：341–6.
3. 松野丈夫ほか．人工股関節形成術の合併症と対策—再置換術の適応および手術法に関して．関節外科 1991；10：63–71.
4. Iida H, et al. Cemented total hip arthroplasty with acetabular bone graft for developmental dysplasia：Long-term results and survivorship analysis. J Bone Joint Surg Br 2000；82：176–84.
5. Hendrich C, et al. Cementless acetabular reconstruction and structural bone-grafting in dysplastic hips. J Bone Joint Surg Am 2006；88：387–94.
6. Berry DJ. Revision total hip arthroplasty：Uncemented acetabular components. In：Callaghan JJ, et al, editors. The Adult Hip. Philadelphia：Lippincott Williams & Wilkins；2007. p. 1371–81.
7. Whaley AL, et al. Extra-large uncemented hemispherical acetabular components for revision total hip arthroplasty. J Bone Joint Surg Am 2001；83：1352–7.
8. D'Antonio JA, et al. Classification and management of acetabular abnormalities in total hip arthroplasty. Clin Orthop 1989；243：126–37.
9. 松野丈夫ほか．大径ソケット（large socket）を用いた臼蓋再置換術．関節外科 2002；21：321–6.
10. 伊藤　浩ほか．大径セメントレスコンポーネントを用いた臼蓋側再置換術．岩本幸英編．OS NOW Instruction No. 9 人工股関節置換術　MIS から再置換まで応用できる手技のコツ．東京：メジカルビュー社；2009. p. 136–47.

人工関節再置換術

# 股臼側の無菌性弛みに対する人工股関節再置換術：KT プレート

MOVIE

## 手術の概要

- 人工股関節の摩耗，弛み，骨溶解，感染，脱臼などの種々の理由により再置換術を要する症例は増加している．高齢化と相まって遅発性感染，骨折などの問題がさらに重要となってきている．
- いかなる理由であれ，再置換術を可能にするのは股臼再建である．再手術のたびに可能な限り元の股臼に再建する努力が人工股関節抜去を回避するための唯一の方策である．本項では，KT プレートを用いた無菌性弛みに対する股臼再建術について述べる．

### 適応

- 基本的に骨欠損を有する股臼側再置換術に適応があり，とりわけ大きな骨欠損を有する症例で患者本来の股臼に適合するカップを原臼位に再建することを目指した場合に適応となる．
- pelvic discontinuity には不可欠である[1, 2]．
- 股臼外縁の骨欠損がない protrusio acetabuli（股臼底突出）症例においては必須ではない．

### 手術のポイント

①術前計画：股関節 CT と 3D テンプレートによるシミュレーション[3] は，使用する KT プレートのサイズと必要な移植骨の大きさおよび位置を術前に予測するうえできわめて有用である．予想されるパレット部分と臼蓋外上縁との距離からプレートの設置位置と移植骨の大きさが適切であることが術中にわかる．

②体位：正側臥位とし，仙骨と恥骨，胸骨，胸椎を側板で固定する．ベッドの傾斜を調整して骨盤を床面にほぼ垂直にする．

③進入展開法：大転子切離による側方進入か，または経中殿筋進入を用いる．股臼の完璧な展開のために，滑膜，関節包，横靱帯を切除する．拘縮が強い場合でも腸腰筋と外閉鎖筋から関節包を切除すれば，腸腰筋も外閉鎖筋も伸展しやすいので十分な術野が容易に確保される．

④プレートトライアルを設置する．股臼再建十字プレートは股臼再建のガイドである．フックを挿入し，プッシャーで押したときに，正側臥位でプレートの目指すべき設置条件は，

ⓘフックが閉鎖孔上縁にしっかりと掛かっていること，

ⓘⓘパレット部分がほぼ水平もしくは若干前方に傾斜気味（プレートの前捻）になること，

ⓘⓘⓘプレートの前後枝が前後壁から大きくはみ出していないこと，

ⅳフックが閉鎖孔上縁後方寄りで，パレット部分が臼蓋外上縁の前方寄りになること，

である．パレット部分と骨性臼蓋との位置関係を記憶しておくことが重要である．

⑤同種移植骨の形成とプレートの固定を行う．股臼内面の小孔に同種骨チップを詰めた後に，臼底部（内板）の骨欠損に板状の骨片を移植する．次いで，同種骨頭を形成して荷重部に適合させて固定をする．予定のプレートを挿入して，遠位のスクリュー孔からスクリュー固定を行う．股臼壁とプレートの間隙に同種骨チップや板状同種骨を挟み込む．再建後にプレートフックの基部を押してみて動きがないことを確認する[4]．

⑥カップのセメント固定を行う．アンカーホールはとくに作製しない．洗浄後にガーゼで乾燥させ，通常どおりにセメントを圧入する．カップを挿入して，外転角 40°，前捻角 15° 付近で固定する．

## 手術手技の実際

### ❶…術前計画を立てる

- プレートの厚み（2 mm 余り）を考慮して，前後径が収まるサイズを選択し，本来あるべき大きさの股臼を再建する．単純 X 線前後像だけで作図すると，大きすぎるサイズのプレートを選択しがちである．
- 股関節 CT の 3D テンプレートによるシミュレーションは使用する KT プレートのサイズと必要な移植骨の大きさおよび位置を術前に予測するうえできわめて有用である．菲薄化した臼底に移植する骨の厚みや大きさも予想できる **[1a]**．
- パレット部分と臼蓋外上縁との距離から，移植骨のはみ出しが予測される場合は，術中に移植骨がナビゲーションとなりうる **[1b]**．

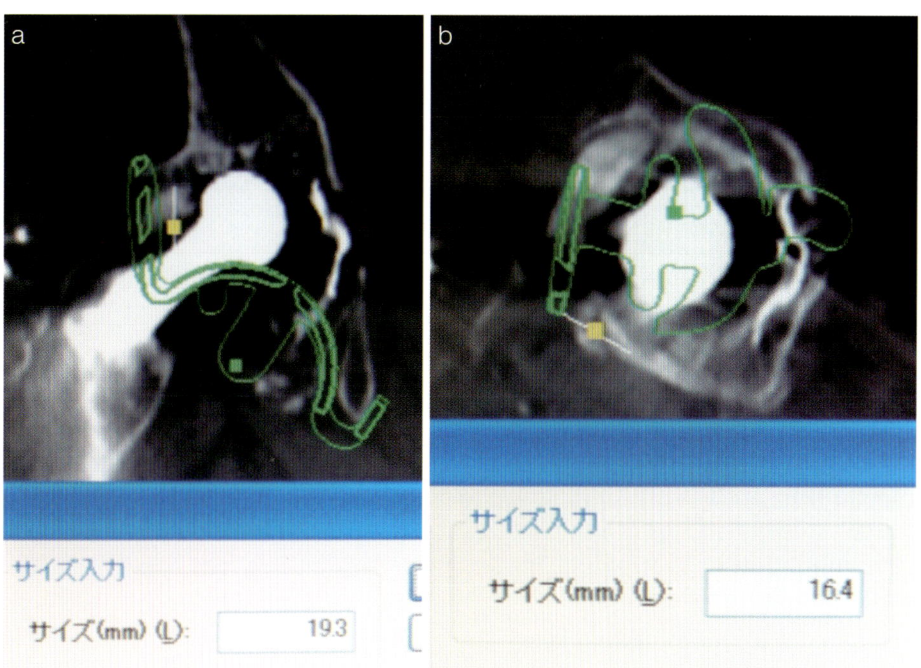


**[1] 3D シミュレーション画像（症例 1）**
a：移植骨の大体の大きさを予想する．
b：臼蓋外上縁とパレット部分の骨欠損を予測する．

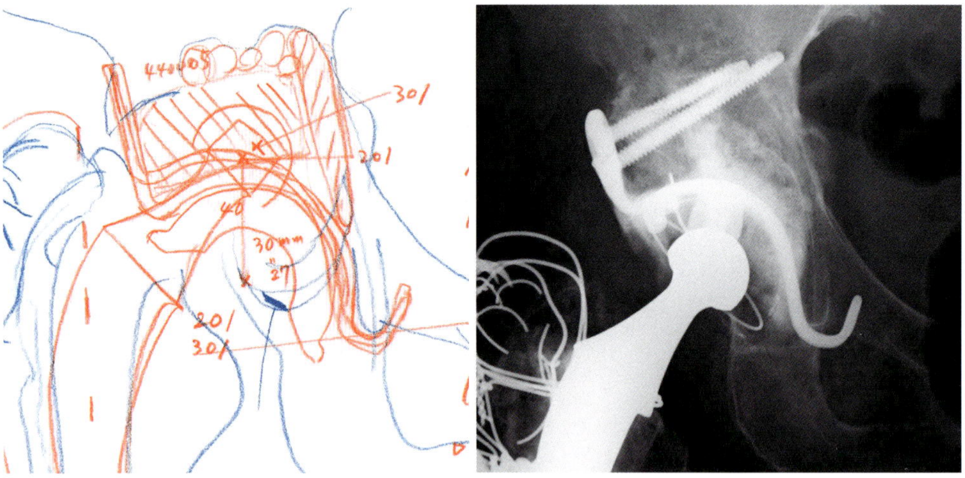

[2] 術前設計図と術後 X 線像 （症例 1）

- これらをもとにして術前設計図を作図する [2].

## ❷…手術体位

- 健常側を下とする正側臥位とし，仙骨と恥骨，胸骨，胸椎の 4 か所を側板で固定する 4 点支持により骨盤の正側臥位を保持する.
- ベッドの傾斜を調整して骨盤（両上前腸骨棘を結ぶ線）を床面にほぼ垂直にする.

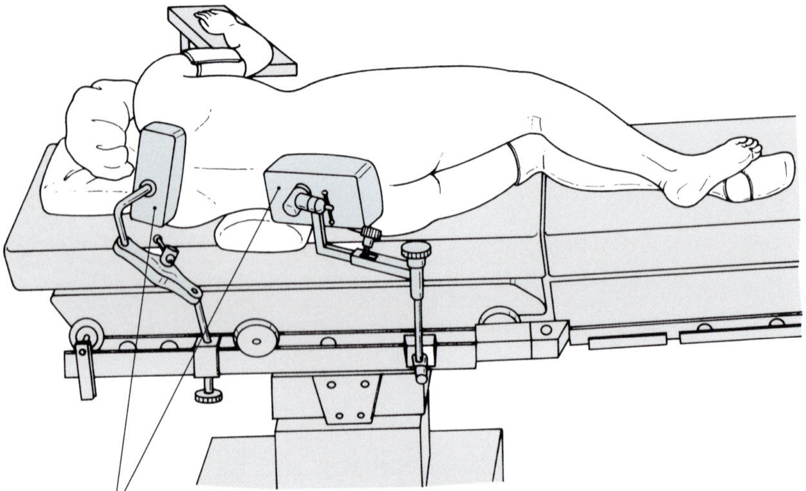
胸椎と仙骨を支持する.

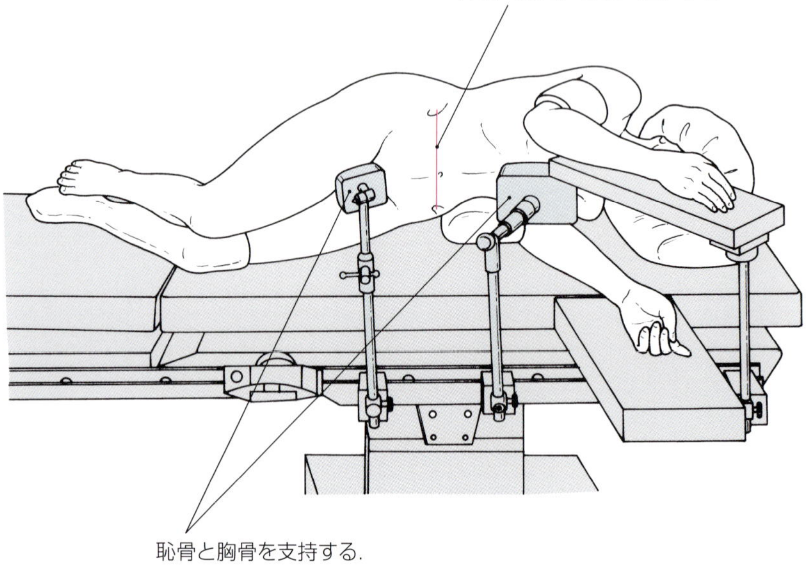
骨盤を床面にほぼ垂直にする.
恥骨と胸骨を支持する.

## ❸…進入展開法

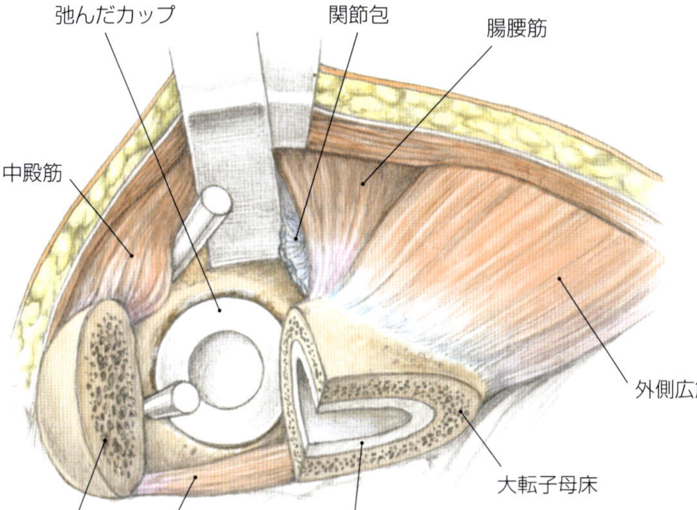


- 通常は大転子切離（もしくは直接側方進入）を行って関節包の切除を行う．骨頭の脱臼後は必要に応じてステムを抜去する．

- 閉鎖孔上縁のプレートフックが入る部分の完璧な展開は必須である．閉鎖孔上縁にかかる骨棘を切除し，滑膜，関節包，横靱帯を切除する．
- まず関節包と滑膜を腸腰筋から，次いで外閉鎖筋から閉鎖孔の方向へ剥離して切除する．閉鎖孔上縁に接して外閉鎖筋が通過することが目印である．

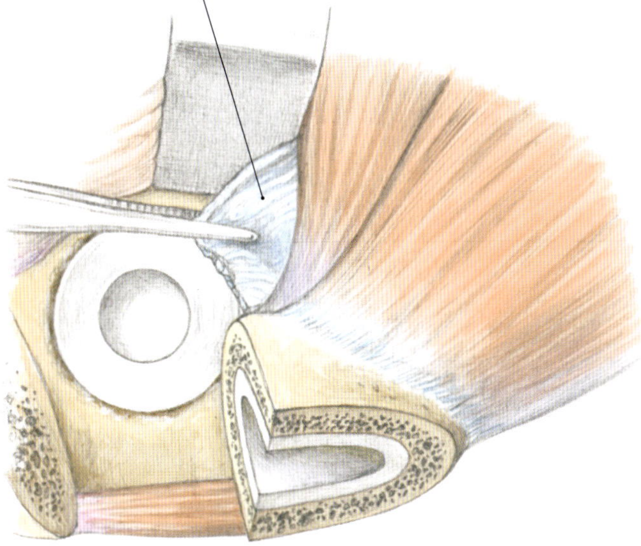


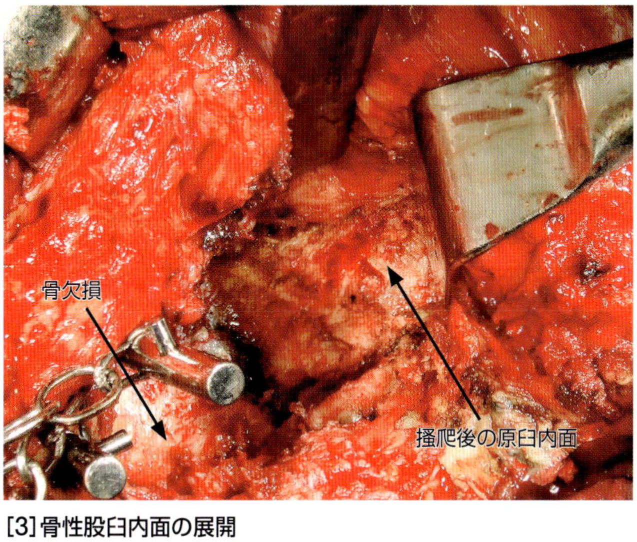


[3] 骨性股臼内面の展開

- 横靱帯と pulvinar（股臼プルヴィナ）の遺残を切除して，骨性臼底をケリー鉗子で遠位にたどってゆき，閉鎖孔上縁と外閉鎖筋とのあいだにレトラクターをかける．骨性股臼をなるべく損傷しないように，弛んだ股臼コンポーネントを除去して郭清する [3].

## ④…プレートトライアルを設置する

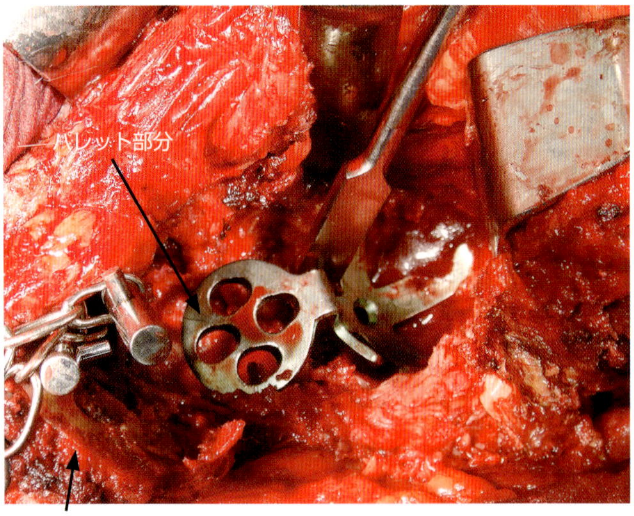


**[4]プレートトライアルの設置**
パレット部分と骨性臼蓋との位置関係（距離）を把握しておくことが骨移植後のプレート設置に役立つ.

- 術前の作図から予想されるプレートのトライアルを挿入する [4]. フックが挿入できない最もありふれた原因はプレート後枝が後方の骨棘に当たっていることである. これを削除し, フックを挿入し, プッシャーでプレート中央を荷重方向に押す. フックが閉鎖孔上縁にしっかりとかかり, パレット部分がほぼ水平もしくは若干前方に傾斜気味で, 前後枝が前後壁から大きくはみ出さないことを確認する. フックが閉鎖孔上縁後方寄りで, パレット部分が臼蓋外上縁の前方寄りになることが望ましい.
- パレット部分と骨性臼蓋との位置関係（接している部位や離れている距離）を記憶しておく. 同種骨ブロックを移植してから再びプレートを入れた場合に同じ位置関係が再現できるようにする. 前後壁の欠損や臼蓋後上方の骨欠損を 3D シミュレーションで予想される欠損と比較する.

**▶ピットフォール**

**股臼再建十字プレートは曲げない**

- 股臼再建十字プレートは股臼再建のガイドの役割を果たすので曲げてはいけない.

## ⑤…同種骨を形成し，移植する

- 股臼再建十字プレートは股臼再建のガイドであるから, 母床とプレートの間が再建すべき骨欠損である. まずは股臼内面の小孔に同種骨チップを詰める.
- 次いで臼底部（内板）の骨欠損に相当する板状の骨片（骨頭からスライス骨や脛骨プラトー）を移植する.
- 荷重部に移植する同種骨頭を予想される厚みに形成し, Kirschner 鋼線で仮固定またはスクリュー固定する [5]. プレートトライアルを再度挿入して, 移植骨がパレット部分に広く平坦に接するように移植骨の外側面, 遠位面を形成する. トライアルを除去して, 移植した同種骨ブロックと母床の間隙に同種骨チップを詰める.

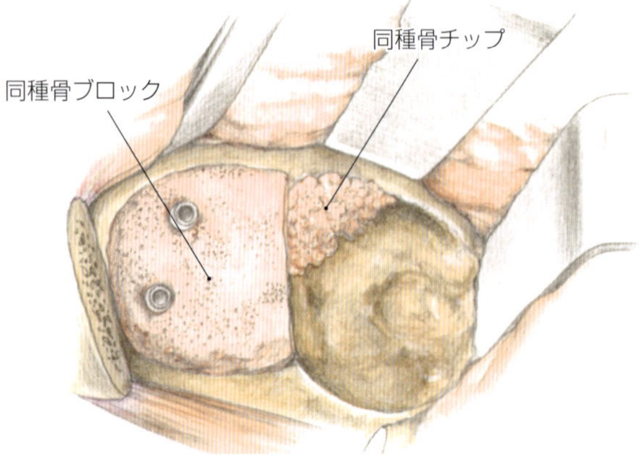


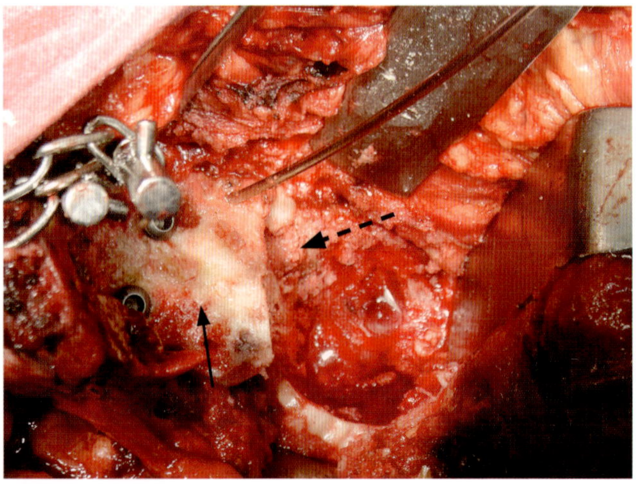

**[5]移植骨の固定**
荷重部に移植骨（―►）を固定後に母床との間隙に同種骨チップ（---►）を移植する.

## 6…KT プレートを固定する

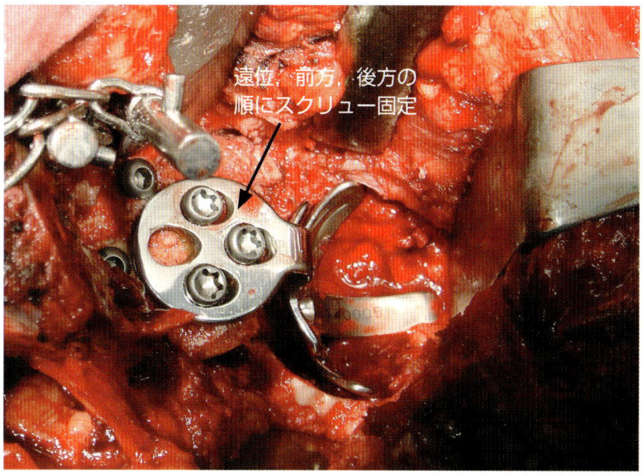

[6] KT プレートの固定

- 予定のプレートを挿入して，遠位のスクリュー孔からスクリュー固定を行う．方向はなるべく荷重方向とする．次に前方の孔からスクリュー固定を行う．パレット部分と移植骨や骨性臼蓋とのあいだに隙間があればスライス状の骨を差し込んで，後方もしくは近位の孔にスクリュー固定する [6].

**▶ポイント**

**スクリュー固定の順序**

- スクリューは遠位・前方の順に固定して，必要に応じて後方・近位を追加固定する．

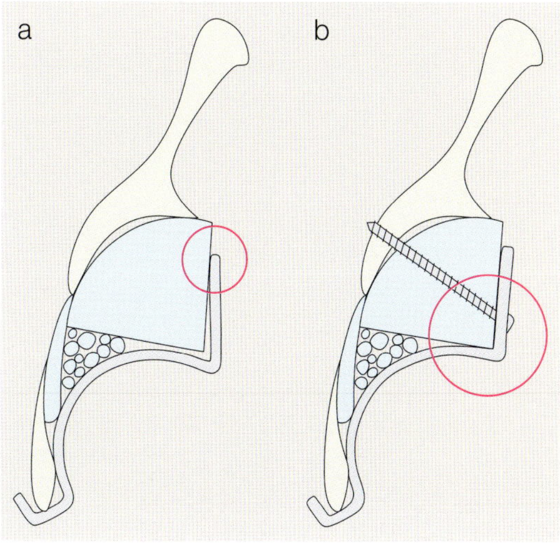


- パレット近位端のみが移植骨に接した状態 [7a] で遠位スクリューを固定するとプレート全体が移植骨と股臼に良好に固定される[5) ] [7b].

**[7] 固定の要点**
（田中千晶．関節外科 2010；29：1102-9[5)] より）

- プレート固定後に，プレートと骨性股臼の間隙に板状同種骨や同種骨チップを移植する．カップの1時と11時の方向に残っている前後上壁の骨欠損に板状または楔状の同種骨を打入して骨再建を完了する．
- 再建後にプレートフックの基部を押してみて動きがないことを確認する．近位移植骨片を詰めすぎるとスクリュー固定後にフックが外側に外れてくる．プレートを固定後に，プレートフックのかかりを確認し，フックの近位部分を打ち込み棒で圧迫してみる（矢印）．同部の動きがあれば，荷重部移植骨の詰めすぎか，もしくはパレット部分と移植骨の不適合，内板の骨欠損を考える．プレートをいったん除去して移植骨遠位側を削って薄くしたり，あるいはスクリューを少し弛めてパレット下や臼底部に薄いスライス骨を挿入し，再度スクリューを締め直す．

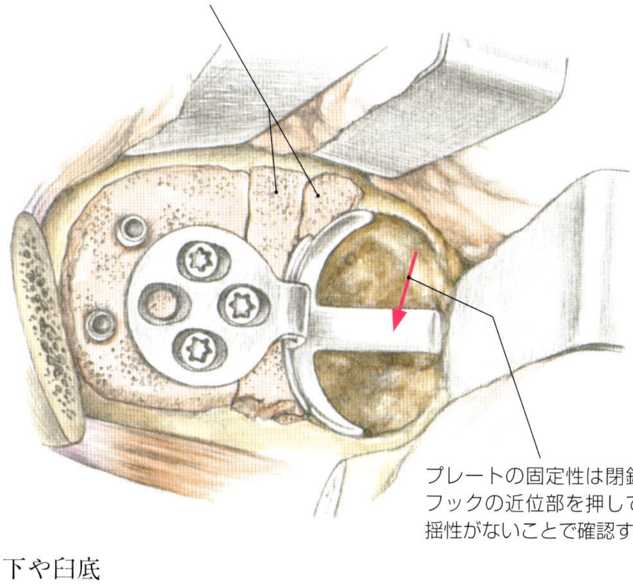

プレートと骨性股臼の間隙に骨移植を追加する．
プレートの固定性は閉鎖孔フックの近位部を押して動揺性がないことで確認する．

## 7…カップをセメント固定する

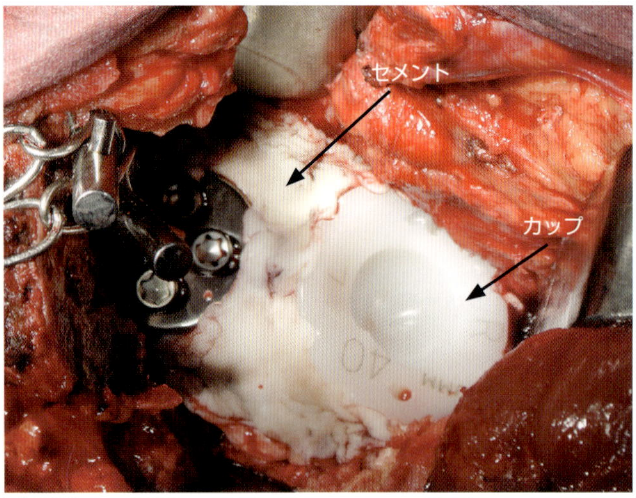


[8]カップのセメント固定

- アンカーホールはとくに作製しない．洗浄後にガーゼで乾燥させ，通常どおりにセメントを圧入する．カップを挿入して，外転角 40°，前捻角 15° 付近で固定する．移植骨を保持するようにセメント固定する [8]．パレット部分はセメント固定しない．
- [9] に術後 X 線像を示す．

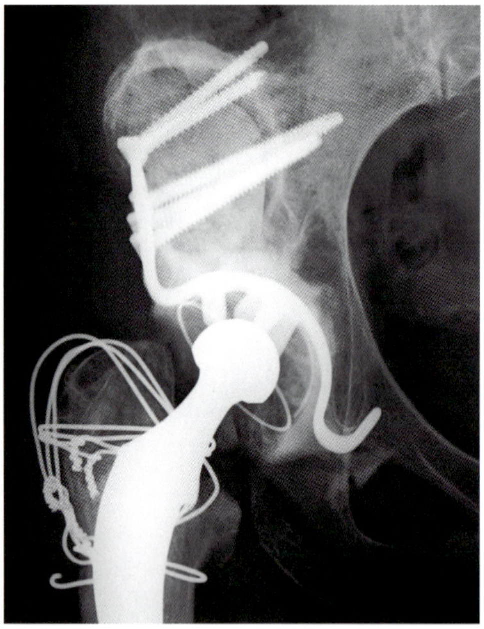

[9]術後 X 線像

### 後療法

- 股臼と大転子の骨欠損と固定の状態によって，6～8 週の toe touch 期間を経て 1/3 部分荷重を開始する．全荷重は 12 週以降としている．

### まとめ

- KT プレートのガイドの機能と 3D テンプレートを利用して荷重部に同種骨ブロックを移植することによって骨欠損の著しい症例に対しても正確で安定した股臼再建が可能となる．そのためには術野の良好な展開と十分量の同種骨が必要である．

（田中千晶）

■文献

1. Kerboull M, et al. The Kerboull acetabular reinforcement device in major acetabular reconstructions. Clin Orthop 2000；378：155–68.
2. Tanaka C, et al. Acetabular reconstruction using a Kerboull-type acetabular reinforcement device and hydroxyapatite granules. J Arthroplasty 2003；18：719–25.
3. 田中千晶ほか．股臼再置換における KT プレートの 3 次元シミュレーション．第 37 回日本人工関節学会抄録．2007. p. 357.
4. 田中千晶．十字プレートを用いた再置換術の適応と手技の実際．MB Orthop 2009；22 (7)：9–15.
5. 田中千晶．股臼再建十字プレートによる股臼再建．関節外科 2010；29 (10)：1102–9.

人工関節再置換術

# 感染した人工股関節に対する再置換術

## 手術の概要

- 感染人工股関節再置換術の成功の鍵は，①起炎菌の種類，そしてその同定に基づく適正な抗菌薬の使用（全身的な抗菌薬投与は，再置換術後，最低6週間必要である[1)]），②発症から外科的処置までの期間の短いこと，という基本的な問題点のほかに，③インプラントおよび異物の除去と股関節周囲組織の的確なデブリドマン，④再置換術時のその股関節における骨欠損の程度と再建，があげられる．
- 以下，上記の(3)および(4)に関連する手術手技の概要を述べる．

### 適応

- 人工股関節術後の感染例で，インプラントを残したままで，感染の治癒が難しい症例が適応となる．

### 手術のポイント

①後側方アプローチによる股関節および大腿骨骨幹部までの展開：皮切は通常のものより近位および遠位ともに延ばす．とくに，遠位は各症例に応じて決められる．軟部組織のデブリドマンを各層ごとに行うが，関節包の切除に際しては坐骨神経の確認をしておかなければならない．

②臼蓋側コンポーネントを抜去する．骨がingrowthしたセメントレスソケットの場合は，臼蓋の骨欠損を最小限にするためにExplant Acetabular Cup Removal System（Zimmer）を用いる[2)]．また，セメントソケットの場合は各種オステオトーム，high speed drill（burr），臼蓋リーマーなどを用いて行う．

③大腿骨側コンポーネントを抜去する．症例に応じて，必要ならば大転子骨切りあるいは拡大近位大腿骨骨切り（extended proximal femoral osteotomy：EO[3, 4)]）を行う．

④Cement Spacerを挿入する．再置換術を一期的に行うか[5)]，あるいは二期的に行うか[6)]は，その施設の方針による．二期的に行う場合は，待機期間中の股関節の支持性が得られ，ADL上も有利である抗菌薬含有Spacer（大腿骨側）を挿入すること[7)]が勧められる．

⑤再置換術を行う．抗菌薬入りの骨セメントTHAにするか，セメントレスTHAにするかは術者の判断による．筆者は，臼蓋側の骨性支持に問題なければセメントレスソケットを，臼蓋の骨欠損が著しい場合は同種骨移植によるimpaction bone graft（IBG）を行う．そして，大腿骨側はセメントステムを原則としている．

## 手術手技の実際

### ❶…後側方アプローチにより股関節および大腿骨骨幹部までを展開する

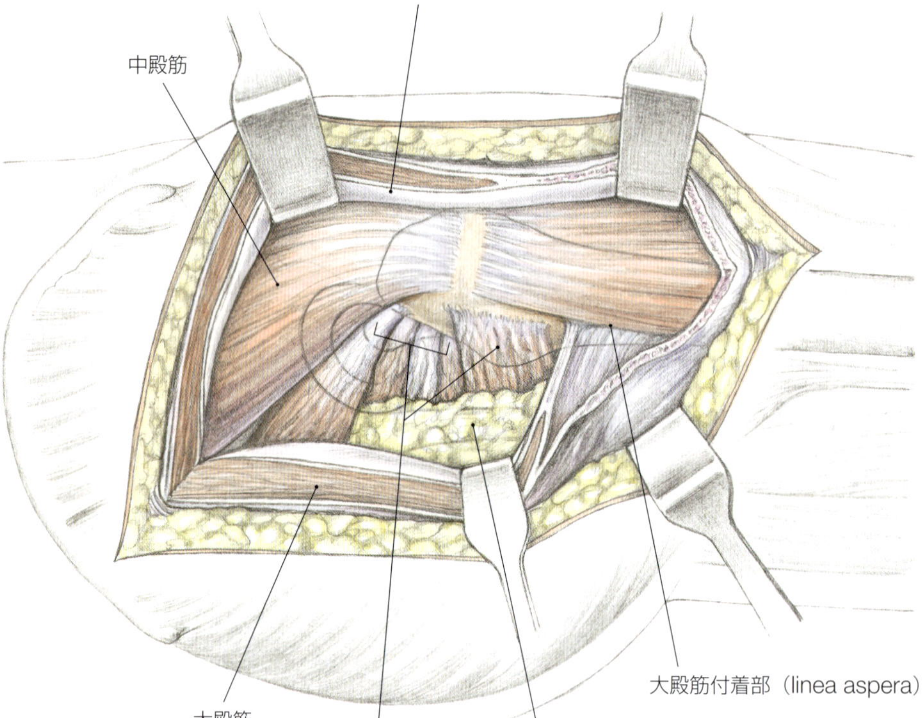


**ポイント**

**坐骨神経の確認**

- 臼蓋側の操作前に脂肪組織に覆われている坐骨神経を必ず確認しておく.

**ポイント**

**遠位皮切の長さ**

- 大腿骨側処置の内容によって遠位皮切の長さが決められる. たとえば, セメントレスステム抜去のためにEOが必要な場合は, その骨切りの先端が大転子から何cmかを術前にX線上で計測し, 皮切の長さの参考とする.

- 患側上の完全側臥位として, 上体と骨盤を固定する.
- 皮切は大転子前縁から近位は上後腸骨棘に向かい, 遠位は大腿骨骨幹に沿って下行する.
- 皮下組織・筋層の感染組織のデブリドマンを行い股関節に達するが, 初回THAと異なり短外旋筋群がはっきりせず瘢痕化していることもある.
- 大腿骨側は大殿筋付着部（linea aspera）までは必ず展開しておく.
- 頚部に付着している軟部組織の剥離を十分にし, 股関節の内旋が90°近く可能となるようにしておく.

## ❷…臼蓋側コンポーネントを抜去する

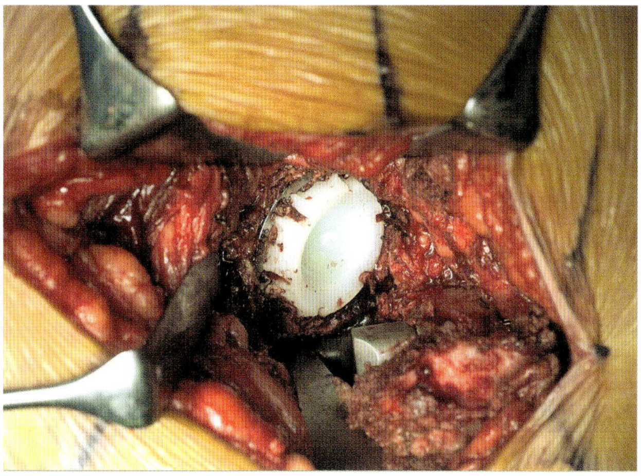

[1]臼蓋の展開

- 脱臼させて，EOの必要がなくステム抜去可能な場合はそれを先に行う．
- 関節包およびその周囲感染巣を切除し，大腿骨を前方にレトラクトする．ソケット全周にわたって展開し［1］，その抜去および臼蓋のデブリドマンに移る．

- 骨がingrowthしたセメントレスソケットの抜去は，Explant Acetabular Cup Removal System（Zimmer）を用いると比較的容易である［2］．

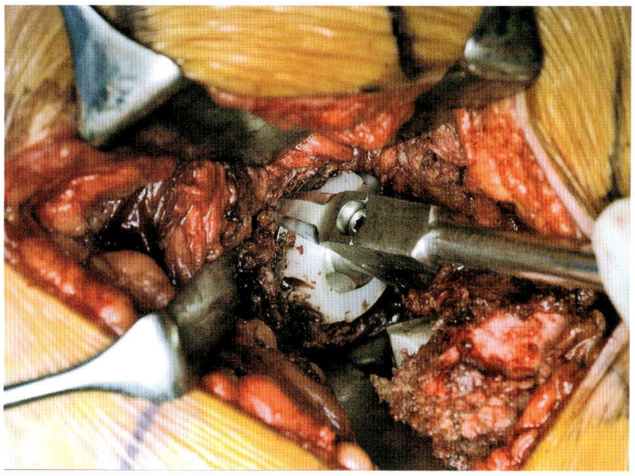

[2]Explant Acetabular Cup Removal Systemによるセメントレスソケットの抜去

**▶ポイント**

**臼蓋の感染巣切除**

- 感染性の弛みをすでにきたしている症例ではソケット抜去は容易であるが，臼蓋の十分にして適切な感染巣切除が大事である．

## ❸…大腿骨側を処置する

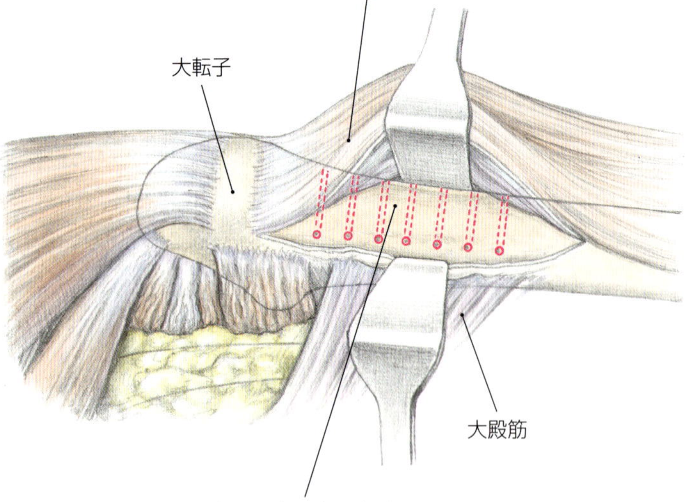
後方から前方に骨膜下に剥離した外側広筋
大転子
大殿筋
EO の骨切り部のために展開した大腿骨近位骨幹部

- セメントステムの場合は，その抜去は比較的容易である．しかし，セメントの完全除去は難しく，X 線透視下 high speed burr で行うか，大腿骨骨切り後に行うかは各症例による．
- セメントレスステムの場合は，近位固定型か遠位固定型かによってその抜去難易度は異なる．近位固定型は頚部からの種々の処置で可能であるが，遠位固定型ではその抜去は容易でなく，EO を必要とすることが多い．
- 骨幹部の骨切りは，linea aspera（粗線）のちょうど前外側から始まる．high speed pencil burr で後方大腿骨側の印を付けて，後方の印から前内側骨皮質に向けて pencil burr を用いて孔を穿つ．この際，外側広筋は後方から前方に骨膜下に剥離し pencil burr が前方骨皮質を貫くのを直視下に確認する．大転子と一体にして，後方から前方への骨切りを oscillating saw で行う．

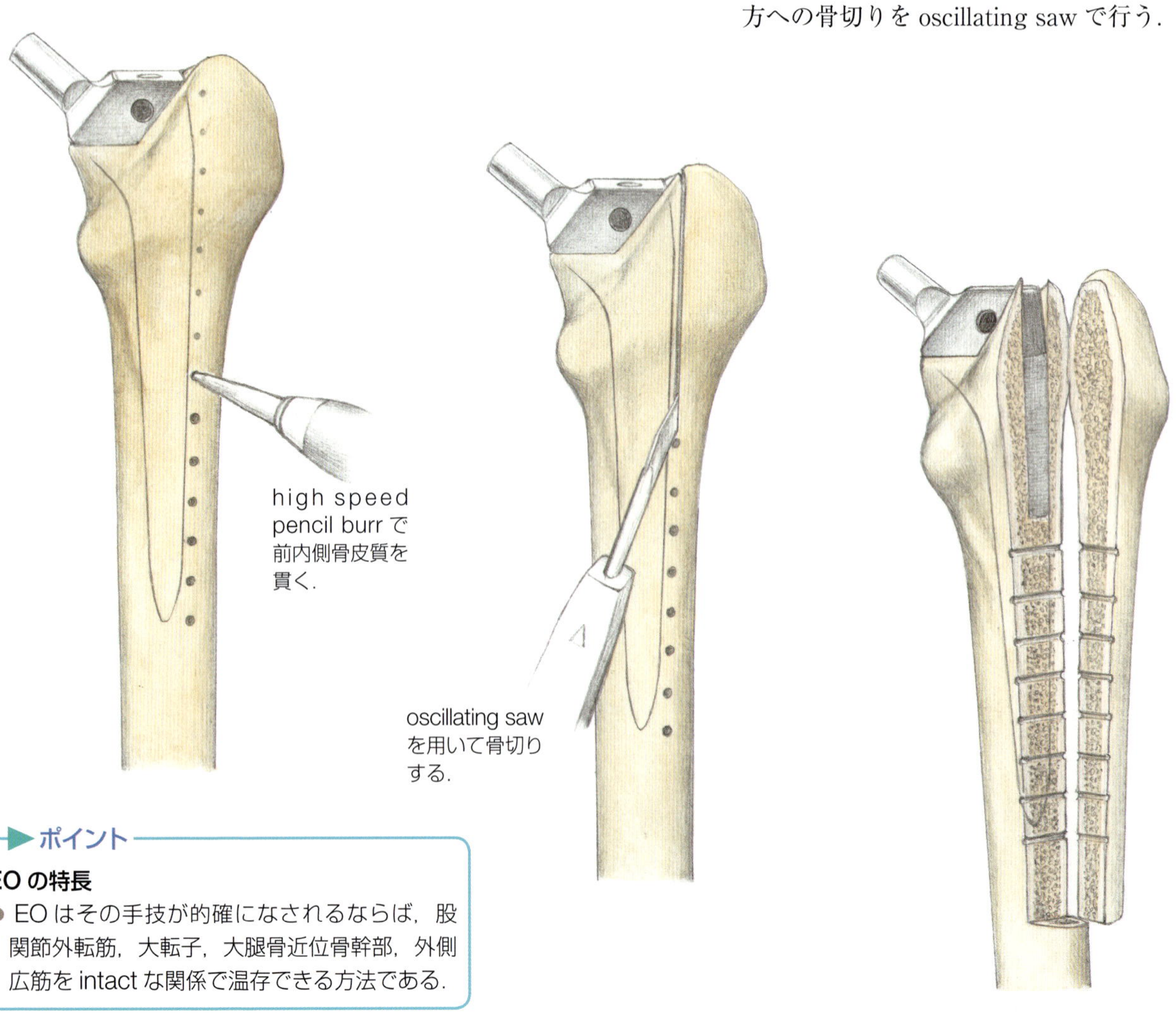
high speed pencil burr で前内側骨皮質を貫く．
oscillating saw を用いて骨切りする．

**▶ポイント**

**EO の特長**

- EO はその手技が的確になされるならば，股関節外転筋，大転子，大腿骨近位骨幹部，外側広筋を intact な関係で温存できる方法である．

## 4…Cement Spacer を挿入する

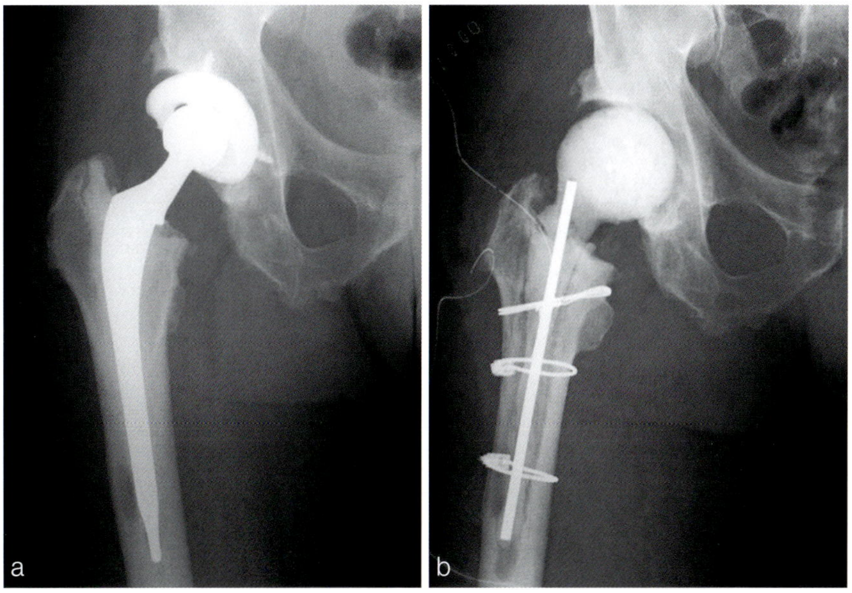

[3] EO によるインプラント抜去後に抗菌薬含有 Spacer 挿入
a：術前，b：術後．

- 大腿骨骨病変を十分に処置した後，再置換術を二期的に行う場合は，その待機期間中の ADL 上も有利な抗菌薬含有 Spacer（大腿骨側）を挿入する [3]．

**手技のコツ**

**Spacer を小さく削るときの工夫**

- 大腿骨骨髄径の小さい症例では，セメントが固まる前に Spacer を削らなければならない．Spacer の中央に鋼線による心棒を入れておくとその処置が容易となる [3b]．

## 5…再置換術を行う

- 抗菌薬入りの骨セメント THA にするか，セメントレス THA にするかは術者の判断による．
- 筆者は，臼蓋側の骨性支持に問題がなければセメントレスソケットを，臼蓋の骨欠損が著しい場合は同種骨移植による impaction bone graft（IBG）を行う [4]．そして，大腿骨側はセメントステムを原則としている．

**ポイント**

**構築学的な再建を目指す**

- 感染後の再置換術は，再感染のほかに機械的弛み，脱臼の合併症の頻度も高い．その股関節の構築学的な再建が重要である．

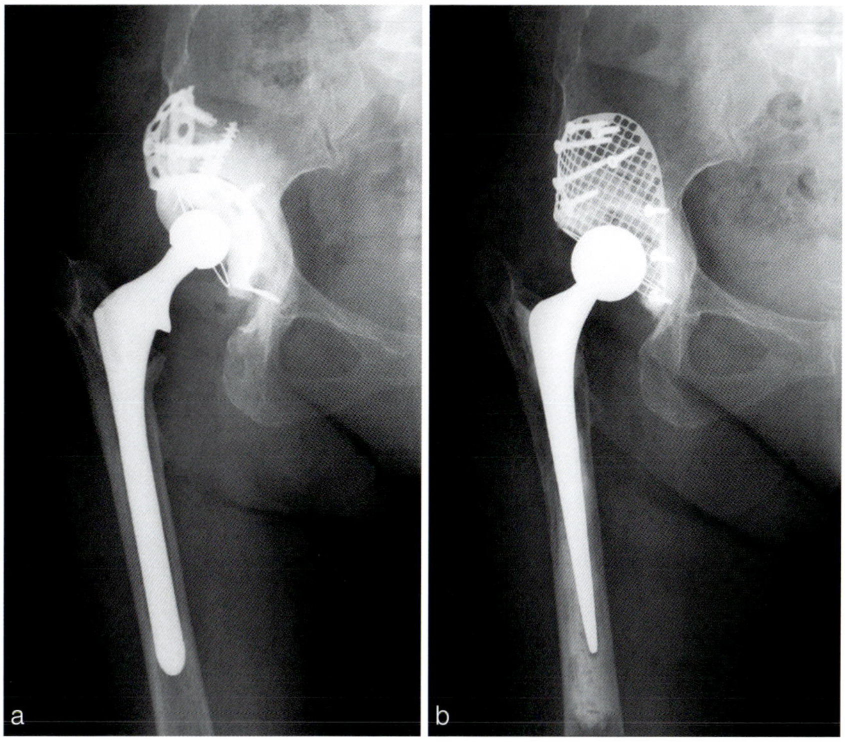

[4] 感染後の再置換術
a：感染性の弛み，b：臼蓋への IBG 後 5 年経過．

## 後療法

- 基本的には感染治療であるから，その全身・局部所見を考慮して後療法を進めていく．そして，荷重を含めたADLは，どのような構造学的再建がなされたかによって異なる．たとえば，臼蓋に多量のIBGを要した例，あるいは大腿骨側でEOを行った例では3～6か月間の部分荷重となる．

## まとめ

- インプラントの抜去そして再置換術を必要とする感染例では種々の問題点を包含している．そのポイントは，①感染の鎮静：感染巣の十分な郭清と抗菌薬の的確な使用，②機能的な股関節の再建：構造上破綻している股関節をいかに骨移植などで再建するか，である．

（増田武志）


■文献

1. Whittacker JP, et al. Is prolonged systemic antibiotic treatment essential in two-stage revision hip replacement for chronic Gram-positive infection? J Bone Joint Surg Br 2008；91：44–51.
2. 長谷川正裕ほか．弛みのないセメントレスカップの簡便で効果的な抜去法．Hip Joint 2008；34：366–8.
3. Younger TI, et al. Extended proximal femoral osteotomy. A new technique for femoral revision arthroplasty. J Arthroplasty 1995；10：329–38.
4. Levine BR, et al. Use of the extended trochanteric osteotomy in treating prosthetic hip infection. J Arthroplasty 2009；24：49–56.
5. Raut VV, et al. One-stage revision of total hip arthroplasty for deep infection. Clin Orthop Relat Res 1995；321：202–7.
6. Sanchez-Sotelo J, et al. Midterm to long-term followup of staged reimplantation for infected hip arthroplasty. Clin Orthop Relat Res 2009；467：219–24.
7. 岡上裕介，池内昌彦．感染人工関節に対する抗生剤含有セメントスペーサーを用いた感染制御．MB Orthop 2010；23：33–8.

人工関節再置換術

# 人工股関節周囲骨折に対する再建術

## 手術の概要

- 状況を詳細に検討し，事前に展開・固定方法などをイメージして，正確な術前計画を立てることが重要である．
- また，超高齢者や重篤な合併症がある場合は専門医と相談し，手術が安全に行えるか十分検討する．

### 適応・術前の準備

#### 大腿骨骨折

- 骨折型：ステム先端部での横骨折は固定性が悪く，プレート固定のみで骨癒合させることはきわめて難しい．回旋固定性が得られないと必ず失敗する．この場合，ステムを抜去し，横止めスクリュー固定ステムかWagnerタイプのセメントレスステムが適応となる．セメント固定のロングステムによる方法もあるが，筆者は行っていない．
- 骨折部位：大転子部の骨折に対してはケーブルグリップなどで固定する．ステム先端部より遠位部での骨折は，ケーブルプレート固定，LCPプレート固定，逆向性横止め髄内固定を行う．
- 神経血管損傷：高エネルギー外傷により骨折した場合，神経血管損傷を伴うことは考慮すべきである．
- ステムに弛みがあるかないか：ステムに弛みがある場合（Vancouver Type B2，**[1]**）は，当然，再置換が必要となる．筆者はWagnerタイプもしくはSLR Plus™型レビジョンステムを用いている．ステムが骨折部より遠位で確実に固定されれば，早期荷重が可能となる．ステムの弛みがないステム周囲の

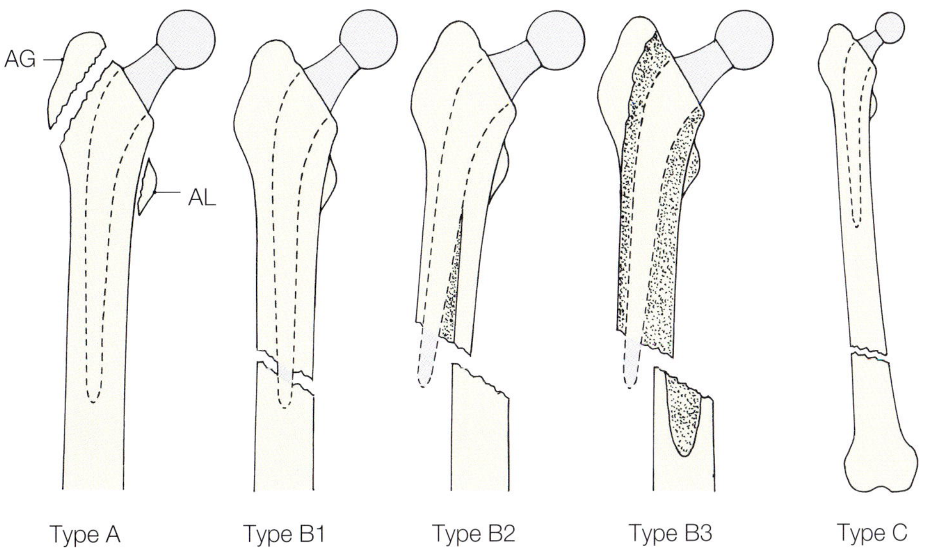


**[1] Vancouver分類（Duncan CP, 1995）**

Type A：転子部付近の骨折．
Type B1：ステム周囲または直下の骨折で，ステムに弛みはない．
Type B2：ステム周囲または直下の骨折で，ステムに弛みがあるが骨欠損がない．
Type B3：ステム周囲または直下の骨折で，ステムに弛みがあり，ステム近位部の骨質が悪いか，粉砕骨折となっている．
Type C：ステム遠位部の骨折．

（Duncan CP, Masri BA. Fractures of the femur after hip replacement. Instr Course Lect 44：293-304；1995. より）

斜骨折や螺旋骨折の場合（Vancouver Type B1，[1]）は，骨折の安定性によりケーブル締結単独か，ケーブルプレート固定を選択する．

- セメント固定かセメントレス固定か：セメント固定ステムが弛んでいる場合，セメントを確実に除去しないと新しいステムの設置の妨げとなる．骨折部にあるセメントは，開窓すれば直視下に除去できる．セメントが骨と固定されていない場合は，レビジョン用ノミ，髄腔ドリル，セメント鉗子などを用い，髄腔内に光源を入れて，直視下で除去する．セメントが骨と強固に固着している場合や，皮質骨の菲薄化が著しい場合はBIOMET社のウルトラドライブ™を用いて除去したほうがよい．術中，新たな骨折をつくらないことが重要である．セメント固定ステムが弛んでいない場合，確実な骨接合を行っても内骨膜性仮骨が期待できないため，骨癒合には相当時間がかかる．セメントレスの場合，弛んでいる場合は抜去に問題ないが，弛んでいない場合はケーブルもしくはケーブルプレートが適応である．横骨折の場合は固定されているステムを抜去し，Wagnerタイプの再置換も考慮する．
- 大腿骨の菲薄化，骨萎縮があるかないか：大腿骨の菲薄化や骨萎縮がある場合，骨接合はきわめて難しい．確実な髄内固定を行ったうえで，自家腓骨や長管骨の同種骨などを骨折部の外側にケーブル締結し，補強する必要がある．最近ハイドロキシアパタイト微粒子とポリ-L-乳酸（PLLA）の複合材（タキロン製スーパーフィクソーブ®-MX）が開発された．これは5 cm×5 cm大のメッシュ状の骨片接合材料で，同種骨の骨幹部が用意できない場合，補強材となりうる．

## 大転子骨折

- 術中に大腿骨の内転動作や下肢延長操作を行うとき，大転子骨折を生じることがある．中殿筋に牽引されて起こるので，上方転移してしまう．骨片が大きい場合，ケーブルグリップなどの固定材料を使用する．骨片が小さい場合はエチボンドエクセル®などの非吸収糸で大転子に縫合する．

## 寛骨臼骨折

- 寛骨臼骨折の場合，高エネルギー外傷などにより受傷しない限り，股臼側コンポーネントは固定されていることはなく，弛みを伴っている．したがって弛んだコンポーネントを抜去し，股臼側コンポーネントを再固定しなければならない．
- 前柱や後柱の骨折，欠損はコンポーネント再固定に問題なければ同種保存骨の移植を併用すればよい．しかし，寛骨と恥坐骨の連続性が絶たれているAAOS分類Type IVの場合は，問題となる．
- 筆者は5例しか経験していないが，1回の再置換で骨癒合が得られたのが2例，複数回の再置換と自家骨移植が必要となったのが3例であった．

## 術前の準備

- 以上，考えられるさまざまな状況に対応できるように，骨接合材などの必要な器材を準備しなくてはならない．
- 大腿骨骨折の観血的整復術は侵襲の多い手術となり，そのうえステムの再置換となるときわめて治療に難渋する．出血に対する対策も必要で，術中の自己血回収装置や十分量の輸血の準備も行う．
- 骨折を伴った再置換の場合はさまざまな固定ツールを用意できるが，初回手術の術中に骨折した場合の対応が難しい．人工股関節置換術時には常にケーブルなどは用意しておくほうがよい．

### 手術のポイント

①体位：前後からアプローチしやすいように，半側臥位または側臥位で行ったほうがよい．
②皮切と展開：大腿骨骨折の場合，大転子部を通る大腿外側皮切で，大腿筋膜を縦切し，外側広筋の大腿骨付着部を大転子下端より後方に向かうL字に切離，骨膜を剥離する．寛骨臼の展開は，通常，大転子の前方から行っている．
③骨折部（大腿骨骨折，大転子骨折，寛骨臼骨折）を固定する．

## 手術手技の実際

## 1…手術体位

- 前後からアプローチしやすいように，半側臥位または側臥位で行ったほうがよい．
- 術中X線透視装置を使用できるように，手術台の支柱から術野をずらす．

## 2…皮切と展開

- 大腿骨骨折の場合，大転子部を通る大腿外側皮切で，大腿筋膜を縦切し，外側広筋の大腿骨付着部を大転子下端より後方に向かうL字に切離，骨膜を剥離する．軟部組織は後で縫合できるように愛護的に扱うことが重要である．
- 寛骨臼の展開は，通常，大転子の前方から行っている．大転子を前方によけて後方から展開する場合，カップの前開きが少なくなるので注意する．

## 3…骨折部を固定する

### 大腿骨骨折の固定

- 骨皮質がしっかりしていれば，ケーブルプレートは使用しなくてもケーブル単独で固定できる **[症例1]**．
- しかし，菲薄化がある場合，ケーブルを締めると，皮質に食い込んでいき，弛んでしまう **[症例2]**．このような場合，プレートを使用したほうがよい．場合によって，ケーブルを2重締結している．
- また，遊離骨片がある場合，遊離骨片を近位骨片と遠位骨片にケーブルである程度ゆるめにまとめて，ステムを髄内に打ち込みながら，予定部位まで遠位部にしっかり固定し，ケーブルを締めていく．
- ケーブルをパッサーで骨折部に挿入した後，“しごいて”必ず引っかかりやたるみがないことを確認する．2本以上のケーブルを使用するときは，均等な力で締めることが最も重要で，何回も少しずつ均等な力で締めていく．テンショナーは使用するケーブルの数だけ用意したほうがよい．ある程度締め上げたら，テンショナーを左右に少し回転させ，すべてのケーブルスリーブに動きがなくなるまでこの操作を2～3回繰り返す．筆者らは，シングルスライドテンショナーではこの操作がしにくいため，ダブルスライドテンショナーを使用している．ケーブルの緊張度は親指と中指でケーブルを挟み，わずかに“しな

術後４年　骨折時（術後４年３か月）

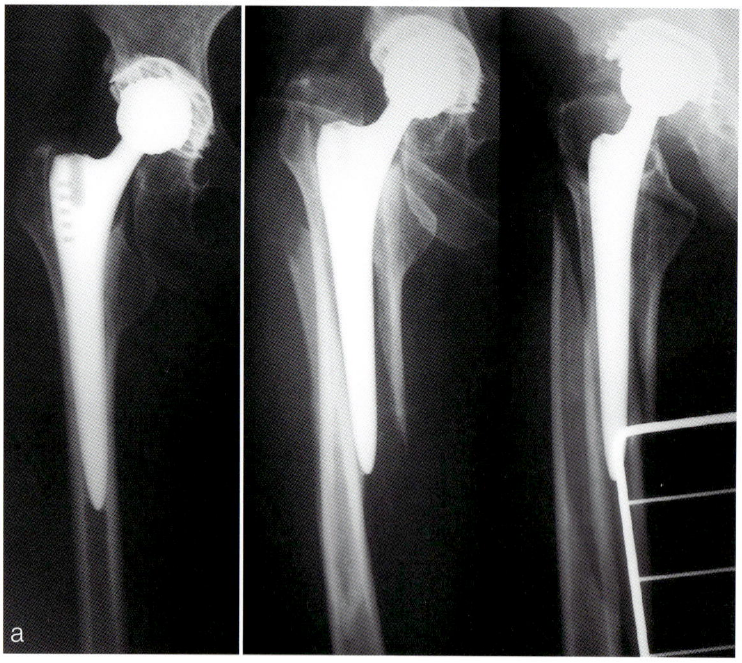


**[症例 1]変形性股関節症（再置換時 46 歳，女性）**

a：人工股関節置換術後４年３か月時，脚立より転落受傷する.

b：骨皮質が健常であるため，SL Wagner レビジョンステム TM にて再置換し，骨折部をケーブル固定した.

c：ステム挿入後，ケーブル７本にて固定した.

d：術後装具を作製し，６か月の免荷歩行を行った．再置換術後７年の現在，経過良好である．大転子内側に移植した同種骨は同化した.

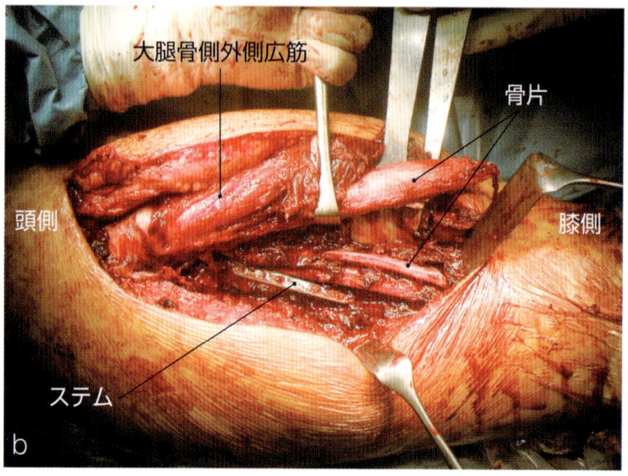


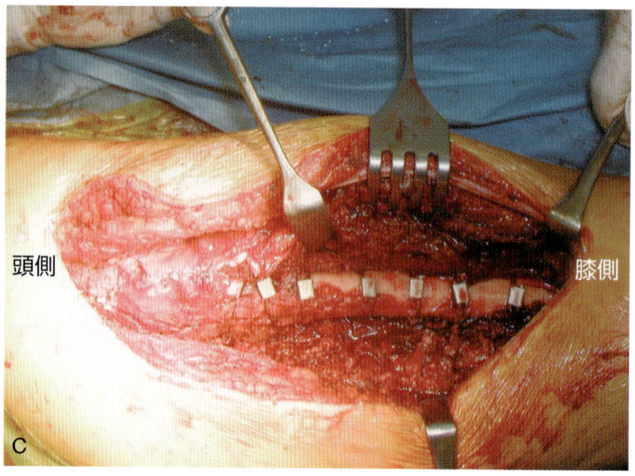


再置換術後６か月　再置換術後７年

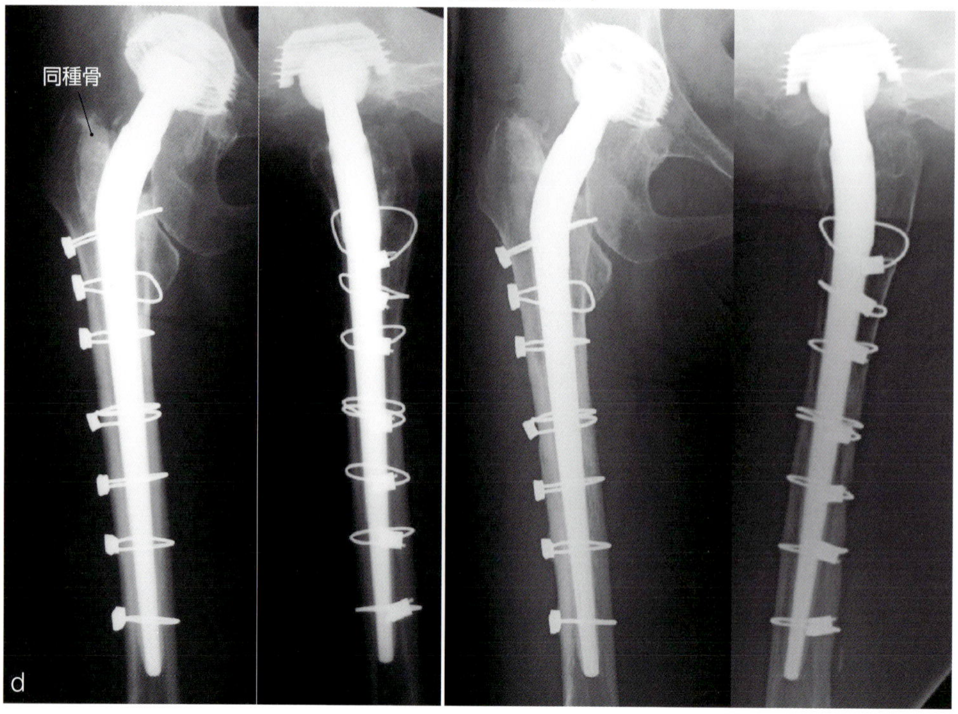

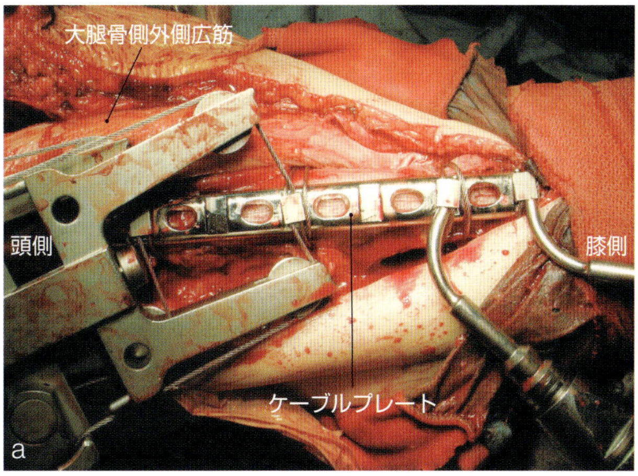


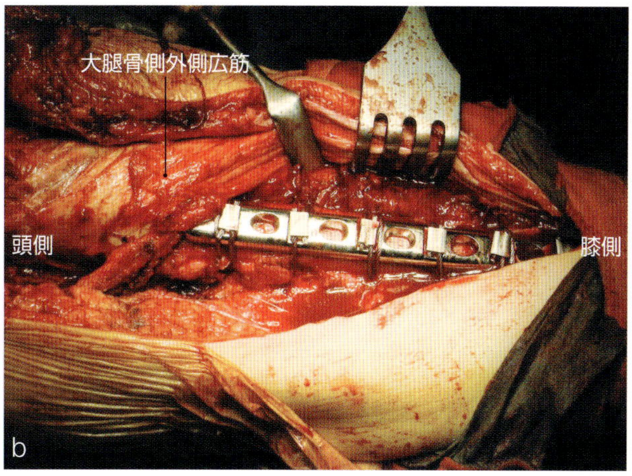


術前

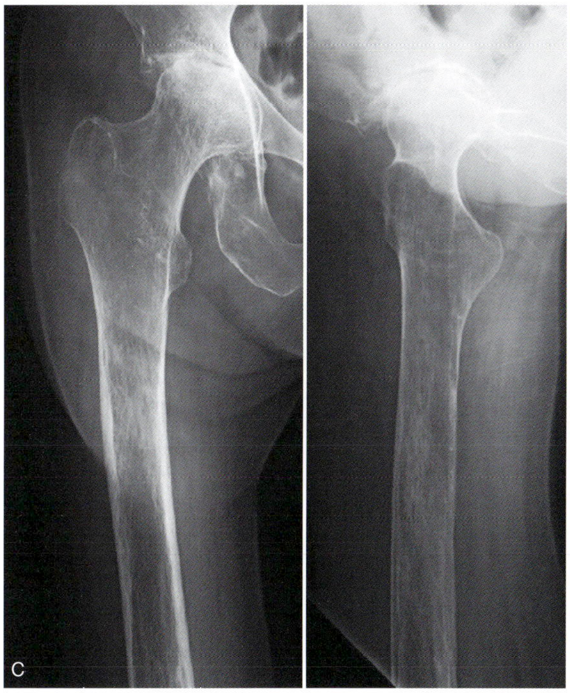


術直後

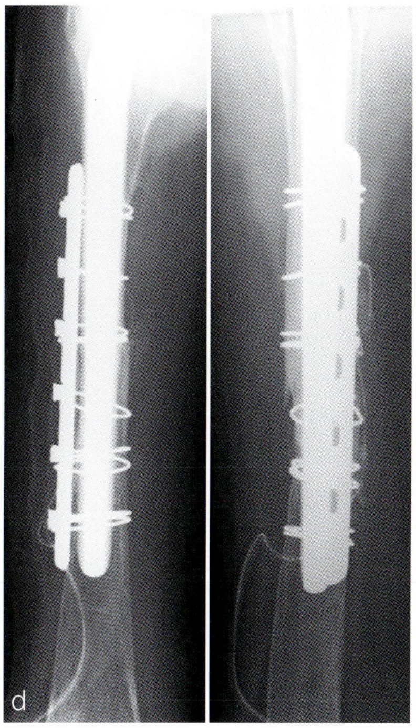


術後 1 か月

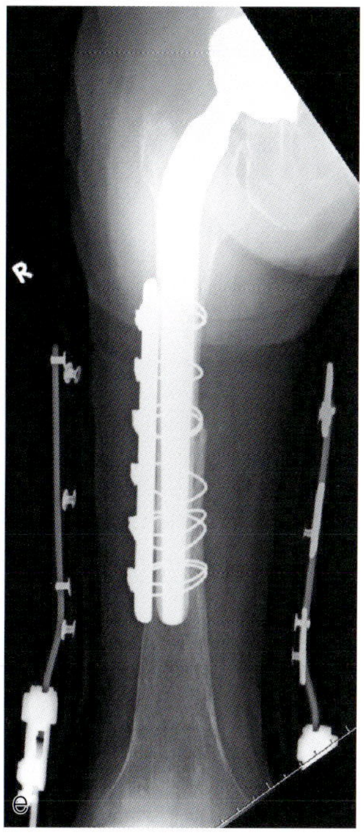


術後 9 か月

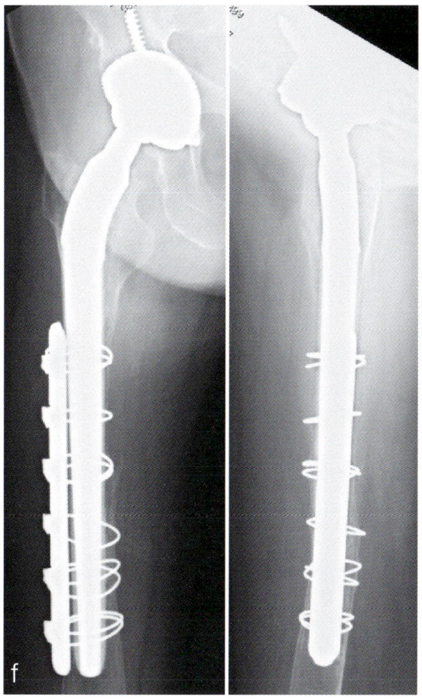


術後 3 年

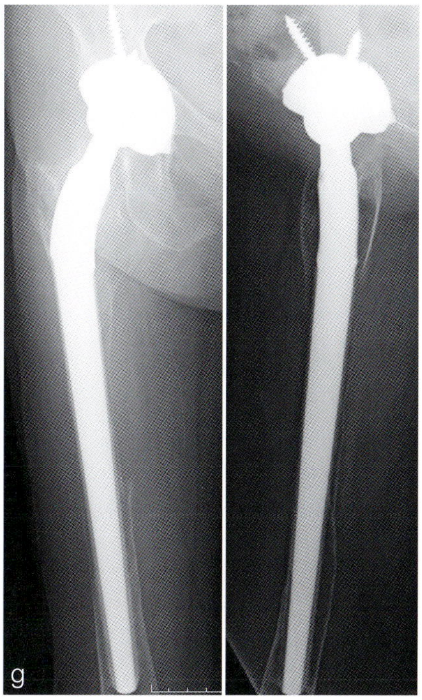


**[症例 2]関節リウマチ（手術時 58 歳，女性）**

骨皮質の菲薄化が著しい症例に SL PLUS ステムを選択，ステム打ち込み時に骨幹部の斜骨折を生じた．ステムを抜去し，SL Wagner レビジョンステム™ に置換，ケーブルプレートと，ケーブル 6 本にて骨折部を固定し，自家骨移植を行った．ケーブルが皮質骨に食い込んでいくため，4 か所はケーブルを 2 重に巻いた．

術後，装具を作製し，超音波骨折治療器を使用，約 6 か月免荷を行った．プレートによる菲薄化の進行などを考慮し，術後 1 年 9 か月で抜釘した．骨皮質の欠損部もみられるが，ステムの固定性は良好である．

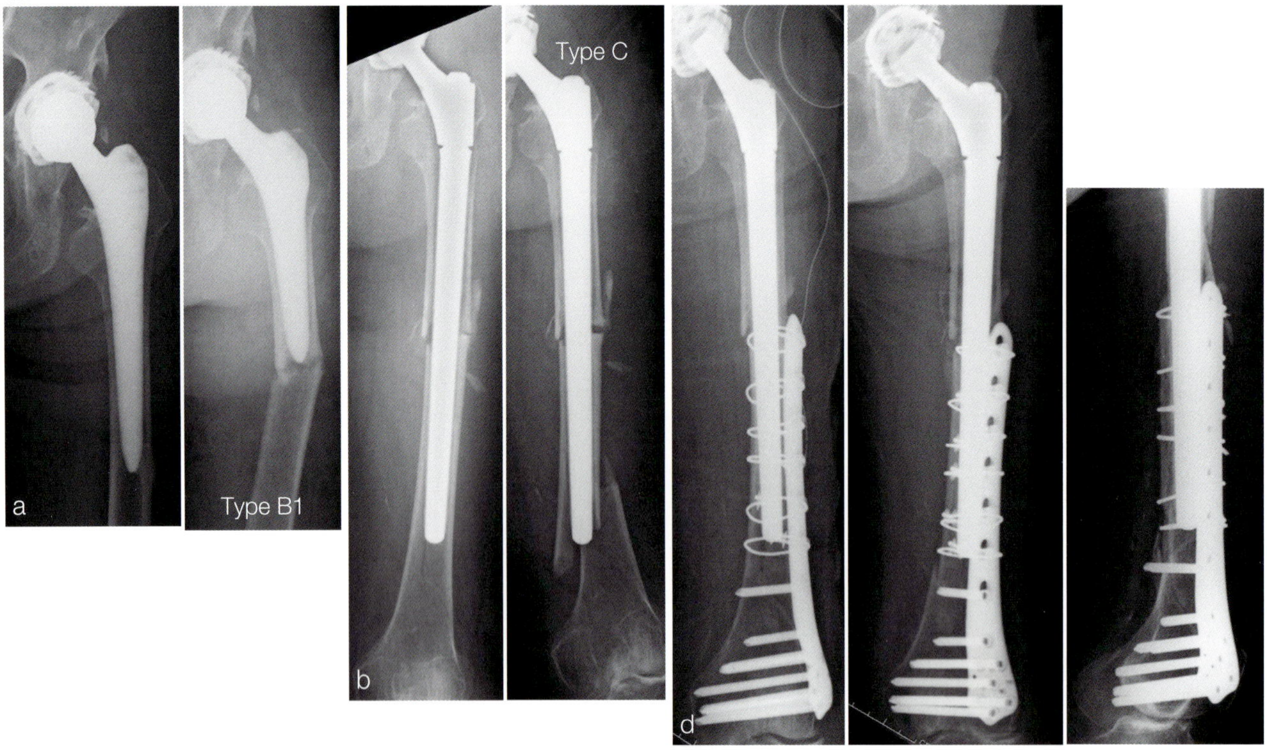


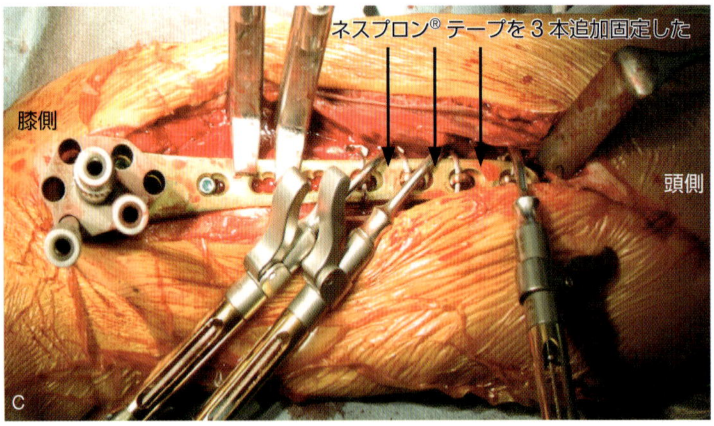


**[症例 3] 変形性股関節症（再置換時 77 歳，女性）**

a：人工股関節置換術後 7 年時に大腿部痛で来院，その約 1 か月後に自宅内でつまずき受傷した．弛みのない Alloclassic® ステム下端で横骨折を生じ，前医より紹介で来院した．

b：ステム抜去後，Modulus ミディアム/ロングにて固定した．全荷重歩行としたが，数日後歩行練習中，大腿部に疼痛が出現し，術中に生じたと思われる大腿顆部らせん骨折が確認された．

c：LCP Distal Femur にて固定し，さらに近位のケーブル固定部のあいだに 5 mm のネスプロン® テープを 3 本追加固定した．

d：術後 LLB にて免荷を行い，術後 3 か月で仮骨形成が確認されたため，部分荷重を開始した．

る” 程度がちょうどよい．ドールマイルズ® の手術手技書によれば，張力は 68 kg まで，Zimmer 社のケーブルレディ® では 41 kg までと記載してある．

- すべてのケーブルが動かなくなったことを確認してからクリンプツールでスリーブを固定する．ケーブルが破損するのはケーブルの締め付けが甘く，弛んでいるためである．ただし，上記の手技を行うと骨萎縮例ではケーブルが食い込んでいくため注意を要する．スリーブを固定した時点でケーブルが弛んでいるなら，抜去してやり直すべきである．
- 大腿骨の骨幹部であればケーブルがすべって弛むことはないが，小転子下部や顆上部などをケーブルのみで固定することは難しい．締めてもすべって弛んでしまう．大腿近位部であれば小転子の上部にケーブルをかければよいが，顆上部にかかる骨折の場合は，ケーブル単独固定の適応はない．筆者は Stryker 社のドールマイルズ® ケーブルシステムを使用しているが，同様の固定器具が各社から発売されている．固定方法や手技は，使用する前に確認したほうがよい．
- 最近ケーブルプレートに代わり，より強固に固定できる LCP プレートが開発され，2009 年より本邦でも使用可能となった．これにより人工股関節周囲骨折に対する固定方法は大きく変わってきた **[症例 3]**．LCP プレートは大腿骨近位，遠位に使用でき，ケーブルとの組み合わせが可能となっている．また，ポリエチレン繊維をテープ状に加工し，骨折部をダブルループスライディングノットで結節し．タイティングガンで締結する，ネスプロン® テープが開発された．本製品は 3 ないし 5 mm の幅があり骨萎縮が強い症例でも皮質骨に食い込みにくく，金属のケーブルに代わる締結材として非常に有用である．

## 大転子骨折の固定

- 大転子骨折の場合，骨萎縮がなければケーブルグリップなどで対処可能である．粉砕骨折させない程度にグリップをしっかり大転子に打ち込み，ケーブルグリップを“遊び”のない状態で確実に大転子に固定させることが重要である．グリップが弛み，大転子が上方に転位し，偽関節となったり，ケーブルが

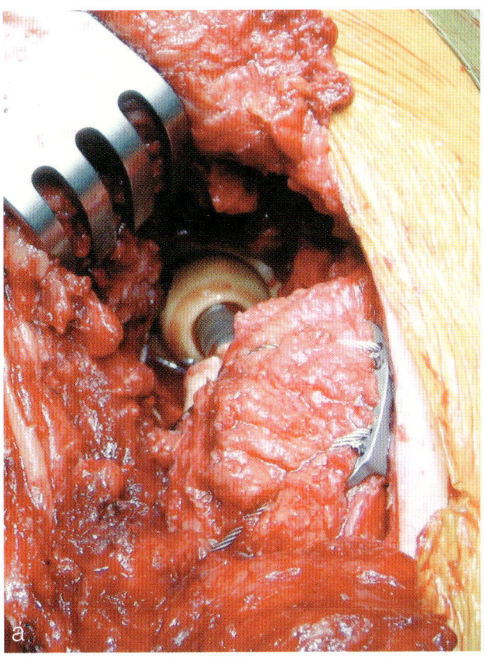

**[症例 4]変形性股関節症（再置換時 68 歳，女性）**
ステムの弛みにて再置換を行った．ステム抜去時大転子部の骨折を生じた．SLR Plus™ 型レビジョンステム挿入後，ケーブルグリップにて大転子を締結した．大腿骨の菲薄化が著しいため小転子下端にケーブルのアンカーとなるようスリーブでケーブルを固定し，グリップの下方のホールにケーブルを通した．カルカー部に同種骨の皮質骨を移植してグリップ上部のホールに通して，締結した．
ケーブルグリップは上方移動することなく，大転子部の骨癒合が得られたため，2 年後に抜釘を行った．

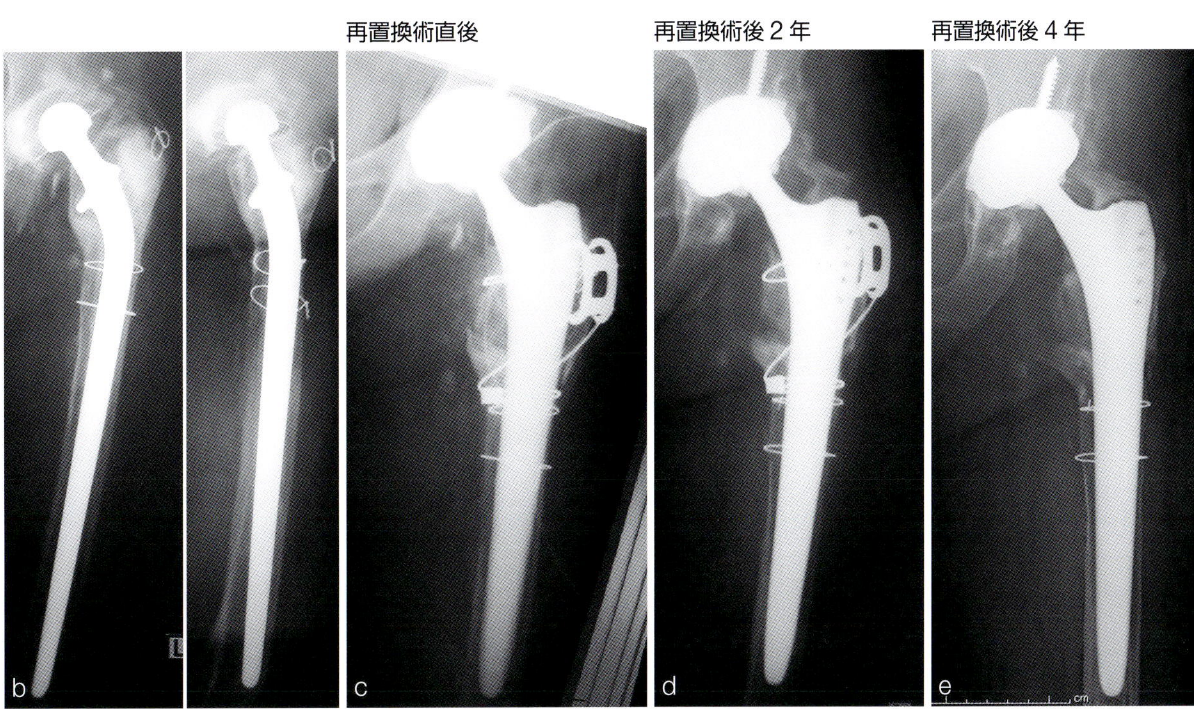

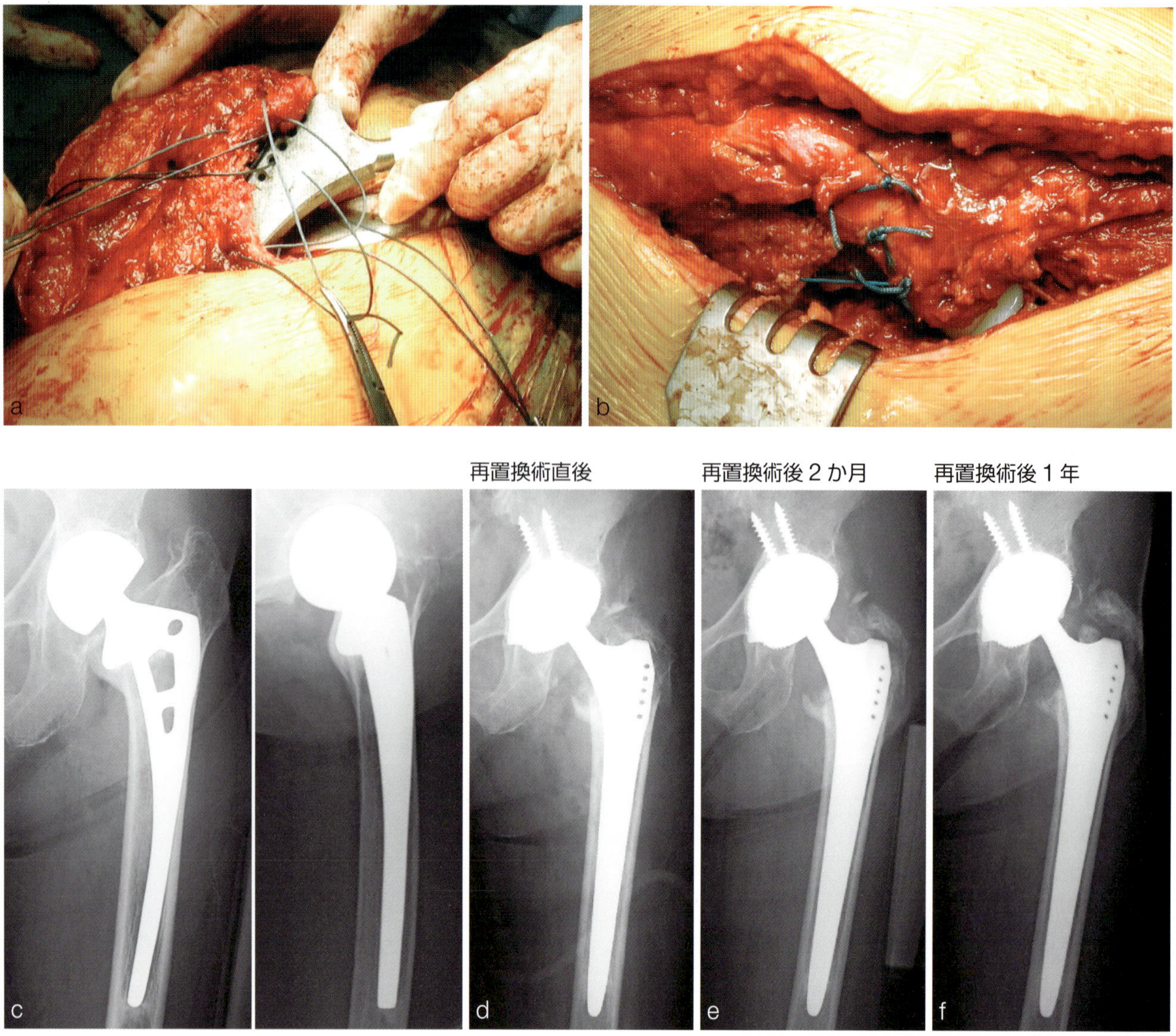


**[症例 5]頚部内側骨折（再置換時 79 歳，女性）**

ステムの弛みにて再置換を行ったが，整復時に大転子部の骨折を生じた．骨萎縮が著しく，ケーブルグリップでは固定ができないと判断し，エチコン社製エチボンドエクセル® にて骨折部をステムの外側のホールに通して固定した．
術後 2 か月ごろより仮骨形成が X 線像にて確認された．

破損したりすることがしばしばある．

- 大転子の骨萎縮がある場合，小転子の下にケーブルを一度ケーブルスリーブで固定して，アンカーを作製しグリップを固定している．これにより大転子の偽関節は著しく少なくなった **[症例 4]**．抜釘を考慮するとアンカーとなるスリーブは外側に設置し，ケーブルを小転子の下で交差させたほうがよい（**[症例 4]** では内側に設置してある）．ケーブルグリップは大転子の骨癒合が得られたらすみやかに抜釘している．ケーブルグリップ周囲に血腫を形成し，感染を併発した症例を 2 例経験している．
- 骨萎縮が著しい場合や骨片が小さい場合，SLR Plus™ 型レビジョンステムのホールにエチボンドエクセル®を通して，大転子を締結する方法も行っている．抜釘の必要がなく，有用である **[症例 5]**．

## 寛骨臼骨折の固定

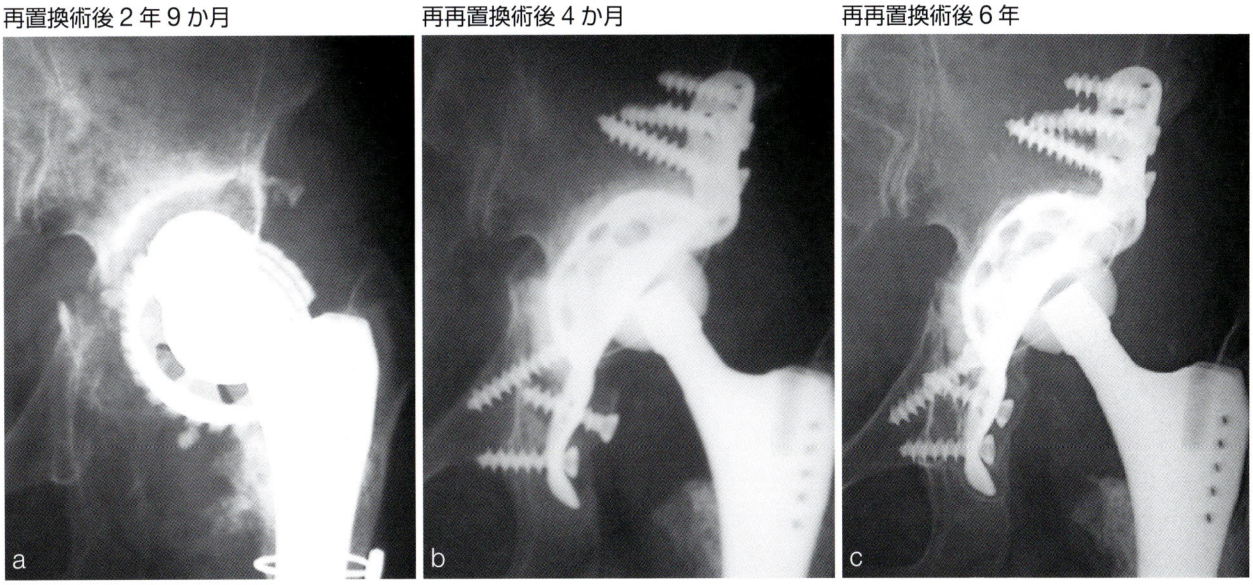


**［症例 6］変形性股関節症（再再置換時 70 歳，女性）**
バイポーラ後の中心性脱臼を生じ，BICON-PLUS CUP（Metal on Metal）にて再置換するも，術後２年９か月でカップの脱転を生じた．術中，著しい骨融解がみられ，前後壁の連続性はなく，後壁欠損を伴った AAOA 分類タイプⅣであった．臼底にチップ状の同種骨移植を行い，Burch-Schneider Reinforcement Cage を用いて再再置換を行った．術後６年の現在安定している．

- 前柱，後柱をプレートで固定する方法があるが，そのような著しい不安定性を呈する症例は経験していない．
- 骨折部の瘢痕組織を十分新鮮化し，自家腸骨を充填し，チップ状の同種骨を突き固めている．適宜ハイドロキシアパタイトや，β型トリカルシウムフォスフェートなどを混ぜる．Zimmer 社の Burch-Schneider Reinforcement Cage（現在は輸入されていない）で補強固定し，カップをセメント固定している **［症例 6］**．

## まとめ

- 人工股関節周囲骨折に対する対応は，ケースバイケースとなるが，術前に十分検討を行い，術中は状況に応じて別の方法を行うなど柔軟に対応しなくてはならない．決して長期臥床を強いるような手術を行うべきではない．
- インプラントの固定性と骨折部位の安定性を同時に得なくてはならないが，インプラントの固定性より，骨折の治療を優先させるべきと考える．

（近藤宰司，黒木良克，草場　敦）


### ■参考文献

1. Apivatthakakul T, et al. Percutaneous cerclage wiring and minimally invasive plate osteosynthesis（MIPO）: A percutaneous reduction technique in the treatment of Vancouver type B1 periprosthetic femoral shaft fractures. Arch Orthop Trauma Surg 2012；132：813–22.
2. Fousek J, Vasek P. Plate osteosynthesis in vancouver type b1 and b2 periprosthetic fractures. Acta Chir Orthop Traumatol Cech 2009；76：410–6.

人工関節再置換術

# 人工股関節置換術後の頻回脱臼に対する手術法

## 手術の概要

- 人工股関節置換術後の脱臼の頻度は2〜10％といわれ[1,2]，そのうち32〜40％の症例で頻回脱臼に対する手術療法が施行されている[3,4]．しかし，再手術後も不安定性の残る場合があり，その対応に難渋することがある．
- 重要なことは，脱臼の原因を正確に判断して，どのような再手術を行えばよいか綿密な計画を立てることである．そのためには術前のX線や手術所見，使用インプラントを把握すること，脱臼の誘因となった肢位，脱臼の方向，整復操作における所見，CTなどが参考となる．
- 原因として最も多いのがインプラントの設置異常であり，そのほとんどはソケットの問題である．ソケットのsafety zoneは前捻15±10°，外方開角40±10°といわれている[5]．通常，後方脱臼の場合には前捻が不足し **[1]**，前方脱臼の場合には反対に前捻が強すぎるので，それらを矯正しなければならない．
- ソケットの設置異常が明らかでない場合には，インピンジメントを考慮する．骨棘や軟部組織が原因の場合があるが，多くはインプラントが原因のことが多い．ソケット/骨頭比を2より小さく[6]，骨頭/ステムネック比は2より大きくする[7]ことを目標にインプラントの選択を行う．
- 術前後のX線写真を比較して，脚長やオフセットの減少がないか調べ，その減少分はステムの選択にて矯正する．

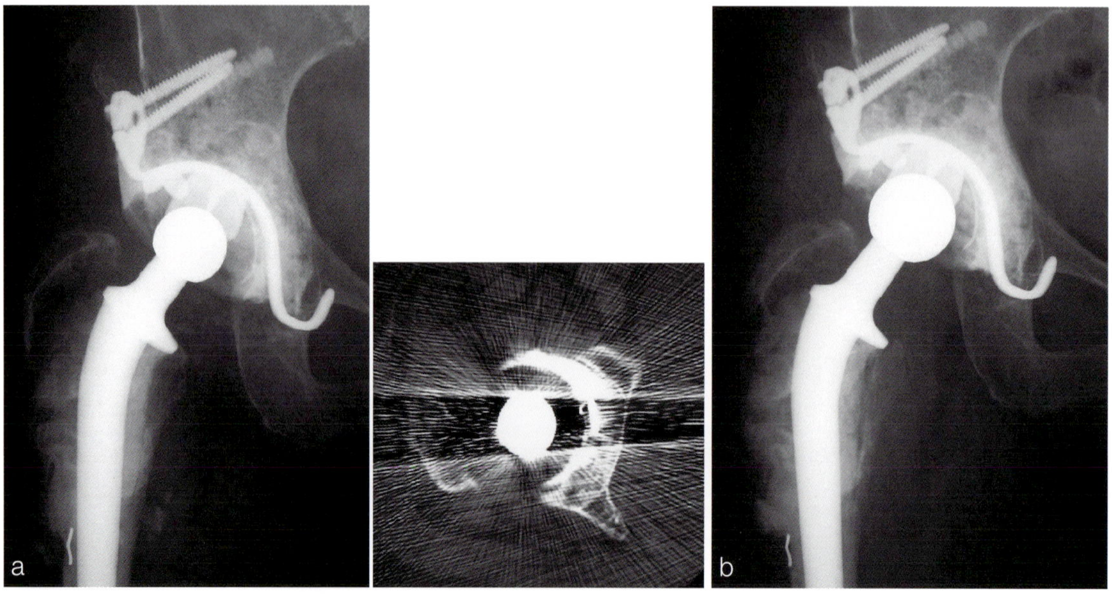


**[1] 再置換術後1週以降，後方脱臼を4回繰り返した症例（72歳，女性）**
a：再置換術直後，ソケットは20°後捻．b：再再置換術後．
骨頭は22 mmから26 mmにし，ソケットは前捻20°に矯正したところ，脱臼は消失した．

- 多数回手術などで脱臼の原因が不明で，前にも後ろにも脱臼するような場合には constrained cup が使用されてきた．しかし，その長期成績は不良で再脱臼と弛みを合わせると 10 年で 20％以上と報告されている[8, 9]．大骨頭径（36 mm 以上）を使用した場合の再脱臼率は低いが，ポリエチレンの摩耗や破損が危惧されるため，適応は再脱臼の危険性が大きく，活動性の低い症例にある[10, 11]．

## 適応

- 4～5 回以上の脱臼，亜脱臼の既往があり，保存療法（装具やギプス）で効果がない場合には適応となる．

### 脱臼原因とそのポイント

- インプラントの設置異常：脱臼方向によりその手術方法は異なる．後方脱臼の場合にはソケットの前捻を 10～20°つけることを目標とする．前方脱臼の場合には逆にソケットの前捻を 10～20°にすることを目指す．外方開角は 40～50°を目標とする．
- インピンジメント：ソケット/骨頭比を小さく，骨頭/ステムネック比を大きくするようなインプラントの選択が必要だが，実際にはソケットを小さくすることは不可能なので，ネックの細いステムと大きめの骨頭を使用することになる．
- 外転筋破綻：中・小殿筋の縫合不全が脱臼の原因と考えられることもあるので，丁寧な再縫合が必要である．長期における大転子偽関節は手術で治癒させることは困難であるため行わず，脚延長や骨頭を大きくして安定性を図る．
- 脚長，オフセットの不足：術前の X 線と比較して脚短縮やオフセットの短縮を認めればその矯正をする．骨頭だけの再置換ですむこともあるが，多くの場合，ステムの再置換が必要である．
- 多数回手術などの既往があり原因不明：前・後双方に脱臼する場合が多い．constrained cup よりも可動域の大きい大骨頭による再置換を考える．
- まれな原因として関節内異物やソケット壁の破損による頻回脱臼もある．

## 手術のポイント

①体位：側臥位で Hardinge のアプローチにて進入する．
②脱臼が起こる肢位を確認する．
③ソケットの仮整復を行う．
④ソケットを固定し，インピンジメントを確認する．
⑤再脱臼の有無を確認する．
⑥縫合する．

## 手術手技の実際

### ❶…手術体位とアプローチ

- 側臥位で Hardinge のアプローチにて進入する.
- 大転子が偽関節である場合にはこれをノミで半切する.

### ❷…脱臼が起こる肢位を確認する

- まず，脱臼が起こる肢位の確認を行うことが重要である．術前 CT でソケットの明らかな設置異常がない場合には骨棘や瘢痕組織も原因となりうる.
- ソケットの設置異常がある場合にはウエッジの設置は行わず，まず抜去することを第一に考慮する.

**▶ポイント**

**脱臼部位，インピンジメント部位の確認**

- 股関節を展開したところで脱臼の起こる肢位を確認する．このためには股関節を最大屈曲，最大内転したうえで内旋させていき，どの角度で脱臼するのかを確認する．また，同時にどの部位でインピンジしているのかを確認することが重要である.

**▶ピットフォール**

**ソケット抜去が困難な場合**

- セメントレスで弛みなく，抜去が困難を伴うと考えられる場合にはポリエチレンライナーの入れ替えだけですませることもあるが，再脱臼の確率が高いと報告されているので注意が必要である.
- そのような場合は，脚延長するか，術後の外転装具が必要である.

### ❸…ソケットの仮整復を行う

- ソケットを矯正した前捻位で保持して，脱臼が起こらないか仮整復を行う.
- ソケットの選択においてはソケット/骨頭比が大きいほど脱臼しやすいために，できるだけ大きめの骨頭に対するソケットを使用する．しかし，ポリエチレンの厚さは最低 7 mm 確保したい.

## 4…ソケットを固定し，インピンジメントを確認する

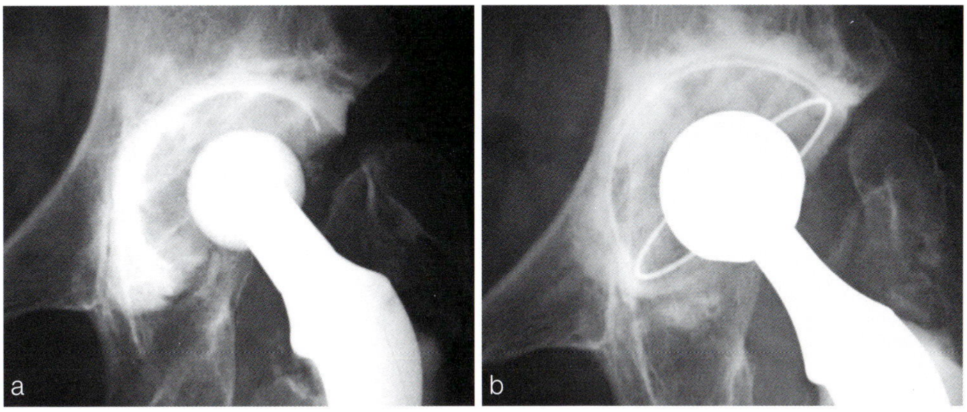


**[2] 初回 THA 後 10 年で初めて後方脱臼し，以後，頻回に脱臼・亜脱臼を繰り返した症例（60 歳，女性）**

a：初回手術後 10 年，b：再置換術後.
再置換にてソケット前捻 0° から前捻 15° にし，骨頭を 22 mm から 26 mm に，ネックの細いステムに変更した．結果，骨頭/ステムネック比は 22/11.7＝1.88 から 26/8.9＝2.92 に増え，脱臼は消失した.

- ソケット固定後も脱臼が起こる場合には，ステムは適正な前捻か，ステムネックの径を小さくすることが可能か（スカート付きの骨頭は極力避ける）を再度検討する.
- 骨頭/ステムネック比は大きいほど脱臼しにくいために，大きい骨頭と細いネックの使用を心がける [2].
- インピンジメントが明らかでない場合にはオフセットや脚長の矯正が必要なことがある.

▶ポイント

**オフセットの矯正**

- オフセットを大きくするためにはオフセットの大きなステムに変えることが最も良いが，脚延長や 1 サイズ大きなステムに変換することでも，ある程度，補正可能である.

**インピンジメントを避ける工夫**

- 脱臼の原因は 1 つでないことも多く，複数関与していることがある．とくにインピンジメントは脱臼だけでなく，弛みや摩耗にも関与しているために避ける工夫が必要であり，術前よりソケット/骨頭比を小さく，骨頭/ステムネック比は大きくするのがよい.

## 5…再脱臼の有無を確認する

- 最後に再度脱臼が起こらないか確認する．最大屈曲，最大内転，最大内旋で後方脱臼の有無を，最大伸展，最大内転，最大外旋で前方脱臼の有無を確認する.

## 6…縫合する

- 小殿筋や中殿筋はできるだけ丁寧に縫合する.
- 大転子はエチボンド® で再締結しておく.

## 後療法

- 術後は2日間の床上安静の後，外転装具をつけて歩行訓練を始める．ほとんどの症例で荷重制限はしていない．

## まとめ

- 頻回脱臼に対する手術において，脱臼原因を特定することが最も重要であり，そのためには術前，術後のX線の比較，脱臼肢位，脱臼方向，CT，使用インプラントの同定などが必要となってくる．
- 原因の約半分はインプラントの設置異常であり，そのほとんどはソケットの前捻が不適切なことである．また，同時にインピンジメントの改善も図らなければならない．
- 筆者の施設での253関節のprimary THAの術後脱臼は5関節で，ソケット/骨頭比が大きく，骨頭/ステムネック比が小さいグループに属していた **[3]**．すなわち，大きめの骨頭と細いステムネックを使用するよう心がける．術前後のX線を比較して，脚長やオフセットが短い場合にはステムを替えてそれらを矯正する．
- 原因不明で前後に脱臼するような症例ではconstrained cupよりも可動域が大きく，再脱臼率の低い大骨頭径を使った人工股関節再置換術が勧められる．

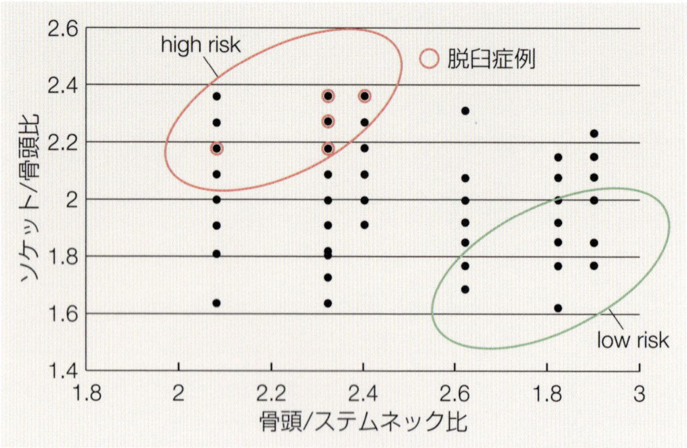


**[3] ソケット外径/骨頭径 vs 骨頭径/頚部径（253関節）**

（川那辺圭一）


### ■文献

1. Etienne A, et al. Postoperative dislocation after Charnley low-friction arthroplasty. Clin Orthop Relat Res 1978；132：19–23.
2. Khan MA, et al. Dislocation following total hip replacement. J Bone Joint Surg Br 1981；63：214–8.
3. Coventry MB, et al. Late dislocations in patients with Charnley total hip arthroplasty. J Bone Joint Surg Am 1985；67：832–41.
4. Dorr MB, et al. Classification and treatment of dislocations of total hip arthroplasty. Clin Orthop Relat Res 1983；(173)：151–8.
5. Lewinnek GE. Dislocations after total hip-replacement arthroplasties J Bone Joint Surg Am 1978；60：217–20.
6. Usrey MM, et al. Does neck/liner impingement increase wear of ultrahigh-molecular-weight polyethylene liners. J Arthroplasty 2006；21 (6 Suppl 2)：65–71.
7. Kelley SS, et al. Relationship of femoral head and acetabular size to the prevalence of dislocation. Clin Orthop Relat Res 1998；(355)：163–70.
8. Della Valle CJ, et al. High failure rate of a constrained acetabular liner in revision total hip arhroplasty. J Arthroplasty 2005；20 ( 7 Suppl 3)：103.
9. Callaghan JJ, et al. Use of a constrained tripolar acetabular liner to treat intraoperative instability and postoperative dislocation after total hip arthroplasty. Clin Orthop Relat Res 2004；(429)：117–23.
10. Geller JA, et al. Large diameter femoral heads on highly cross-linked polyethylene. Minimum 3-year results. Clin Orthop 2006；447：53–9.
11. Beaule PE, et al. Jumbo femoral head for the treatment of recurrent dislocation following total hip replacement. J Bone Joint Surg Am 2002；84：256–63.

コンピュータ支援股関節手術

# ナビゲーションを用いた人工股関節全置換術

## 手術ナビゲーションの概要

- 人工股関節全置換術の手術ナビゲーションには，CT 画像を基にしたもの（CT ナビ）が最も精度が高く，解剖学的個体差を反映し，汎用性も大きい[1-3]．
- CT 画像による術前計画は，撮影方向や拡大率が一定しない単純 X 線によるものよりも正確にインプラントの形状やサイズが計画できる．
- 骨盤および大腿骨に位置計測用のトラッカーを固定し，レジストレーションという術前計画と術中の骨盤および大腿骨の位置合わせを行うことで，術具やインプラントの位置および角度を術前計画に照らし合わせて計測表示し，記録もできる．
- CT ナビは，術中の体位の傾きなどに影響されず，三次元的に正確に位置角度情報を計測できるので，インプラントの設置角度のばらつきを少なくし，術前計画どおりの手術が施行可能である．

### 適応

- 人工股関節全置換術であれば，基本的にナビゲーションの適応外は存在しないが，器具の関係上，セメントレス人工股関節が使用しやすい．
- 表面置換型人工股関節や再置換術にも応用できる．
- 体位や進入法によらず，正確な計測が可能である．

### 手術ナビゲーションのポイント

①術前の CT 画像による手術計画では，三次元的にインプラントの形状やサイズを骨と適合させて固定性を確保し，さらに最適な脚長，オフセット，可動域が得られるようにカップやステムの位置およびアライメントを調整する．
②手術室では，体位や進入法のいかんにかかわらず，術者の反対側にナビゲーションのモニターやセンサーカメラを配置する．
③骨盤および大腿骨（ステム側も CT ナビを使用する場合）に，位置計測用のトラッカーを固定する．
④股関節が展開できれば，骨盤（および大腿骨）のレジストレーションを行う．
⑤レジストレーションの精度が信頼できるかを確認する．
⑥リカバリーポイントを指定し，トラッカーの弛みがないことをいつでも確認できるようにする．
⑦大腿骨頚部骨切り線をナビゲーションで計測し，骨頭・頚部を切除する．
⑧ステム側のラスプの位置角度をナビゲーションで参照しながら，予定サイズまでラスピングし，最終ラスプの位置および角度を記録する．
⑨ナビゲーションでリーマーの位置や方向を参照しながら，寛骨臼のリーミング

を行う．

⑩カップの角度をナビゲーションで計測しながら固定を完了し，設置位置および角度を記録する．

⑪仮整復にて可動域，安定性，緊張度を計測し，最終モジュラーパーツを決定する．

## 手術ナビゲーションの実際

### ❶…術前計画：骨盤および大腿骨の座標を設定する

- CT 画像上で，解剖学的特徴点（骨盤 8 点，大腿骨 6 点）を同定し **[1]**，骨盤および大腿骨の標準座標を設定する **[2]**.
- 骨盤は上前腸骨棘と恥骨結節を含む骨盤前方基準面（anterior pelvic plane：APP）を参照しながら，骨盤傾斜は臥位での APP 矢状面傾斜に合わせた機能的骨盤座標系をカップ角度計測に推奨する[1-3].
- 骨盤水平基準は上前腸骨棘間を結ぶ線，涙滴下線を結ぶ線，坐骨最下点を結ぶ線が使用できるが，脚長基準としては坐骨最下点を結ぶ線が用いられることが多い．
- 大腿骨は，大腿骨後顆と転子部最後点に接する平面と，骨幹軸として転子窩と大腿骨顆間中心を結ぶ線を用いる．

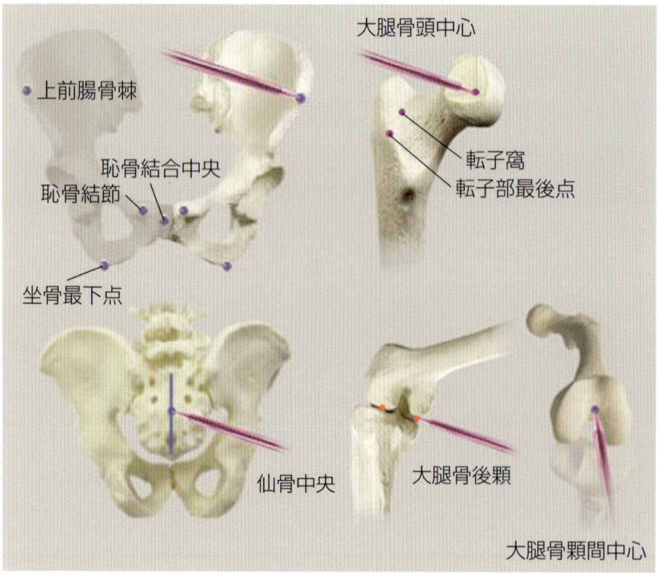


**[1]解剖学的特徴点（骨盤 8 点，大腿骨 6 点）を同定**

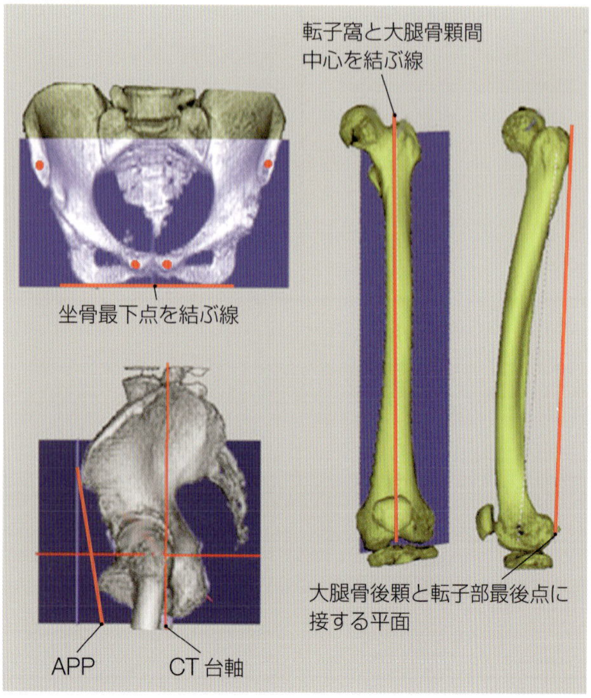


**[2]機能的骨盤座標と大腿骨座標**

## ❷…術前計画：ステムの選択と設置を行う

- ステムは，遠位髄腔占拠型では，大腿骨峡部髄腔占拠率を重視し，四角断面テイパー型では，骨幹部髄腔近位の皮質骨にステム断面のコーナーが接触するようにし，近位髄腔占拠型では大腿骨頚部内側と外側フレア部の適合を目指す [3].
- 骨頭中心は大転子近位端から 8 mm 程度遠位となるのが標準である.

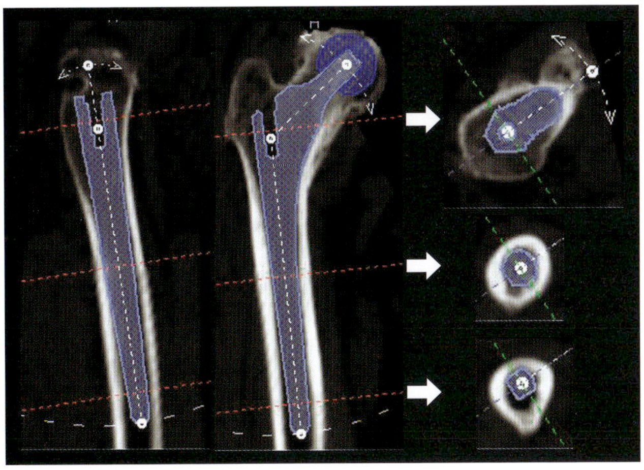

a. 遠位髄腔占拠型（Omnifit）

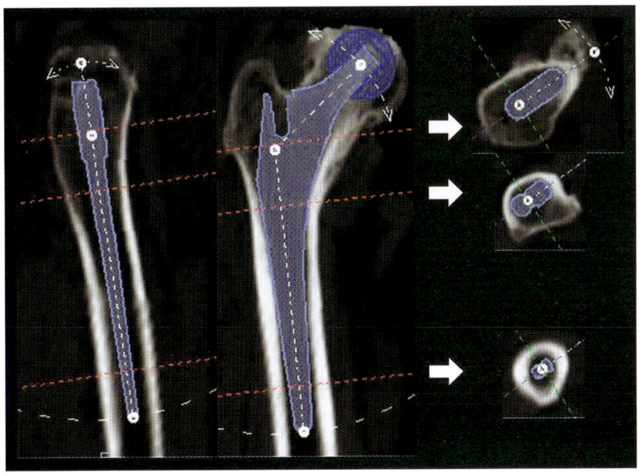

b. 四角断面テイパー型（Accolade）

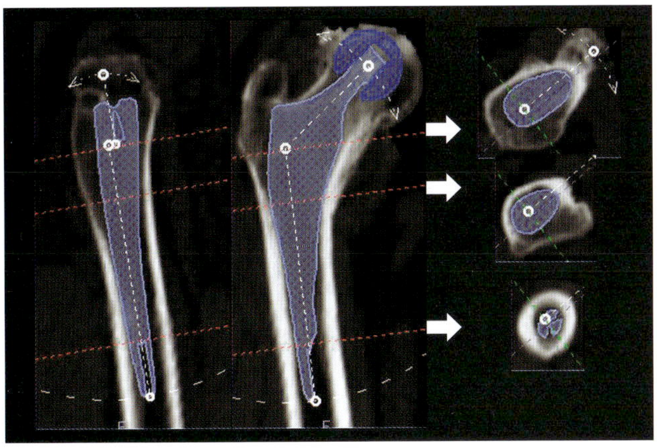

c. 近位髄腔占拠型（CentPillar）

[3] ステムの選択と設置

## ❸…術前計画：カップの選択と設置を行う

カップCE角14°　　カップCE角26°

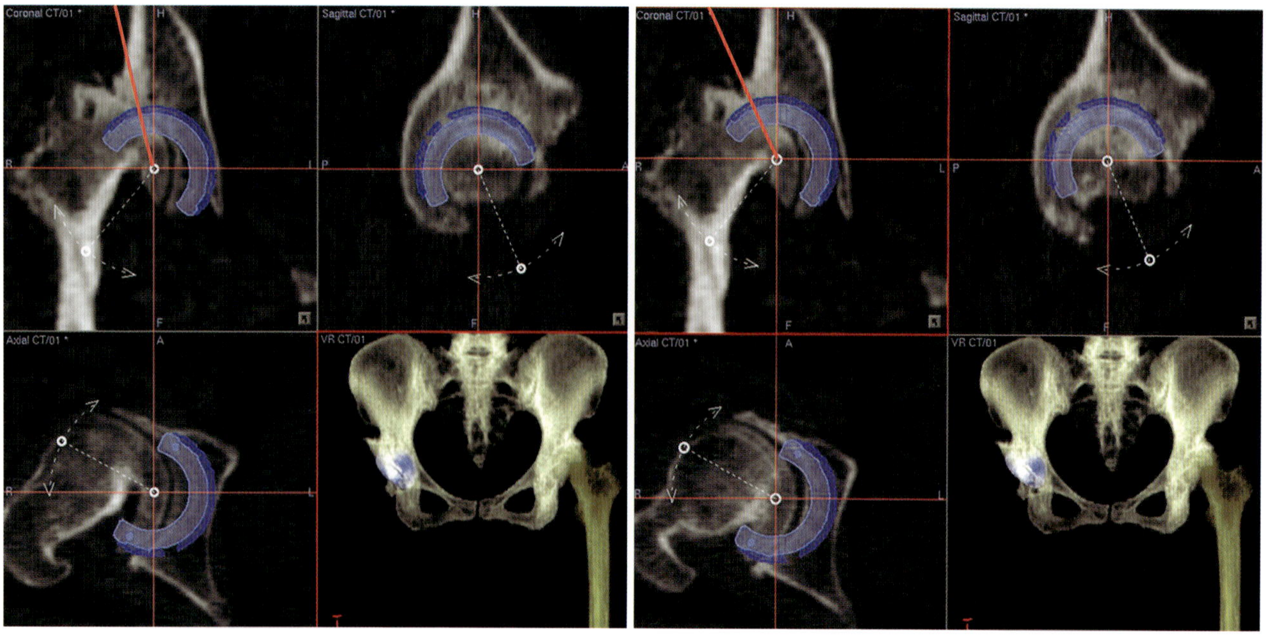


**[4]カップの選択と設置**
カップ外転角40°前捻角15°（radiographic definition），外転角42°前捻角23°（anatomic definition）

- カップは寛骨臼前後径のサイズを選択し，カップ中央冠状断像で，カップの中心から寛骨臼で被覆される外側縁を結ぶ線が垂線となす角（カップCE角）が10°以上あれば，プレスフィットのみでセメントレスカップは固定できるが[4]，10°未満となれば，骨頭を用いたブロック状骨移植を併用する **[4]**．臼蓋形成不全などではカップを内方設置し骨性被覆度を保ちながら上下に移動することで，骨頭オフセットなどとともに脚長調整が行える．
- カップの角度は，インピンジメントしない可動域と耐摩耗性の観点から外転角を小さくするバランスポイントが理想的設置角である[5,6]．大腿骨前捻角が30°ぐらいでは，外転40°，前捻15°がカップの最適角度である[3]．
- ステムの前捻が10°増減するごとにradiographic definitionで5°ずつカップ前捻を増減する．

**▶ピットフォール**

**カップの前捻角度**

- カップの前捻角度は，X線投影像で計測する数値であるが（radiographic definition），カップの前捻角をCTで計測すると，水平断面上の回転角となり（anatomic definition），また手術器具のカップガイドは，矢状断面上の屈曲角（operative definition）[7]で表示しているので，混同しないように注意を要する．

## ❹…体位を固定し，ナビゲーション機器を配置する

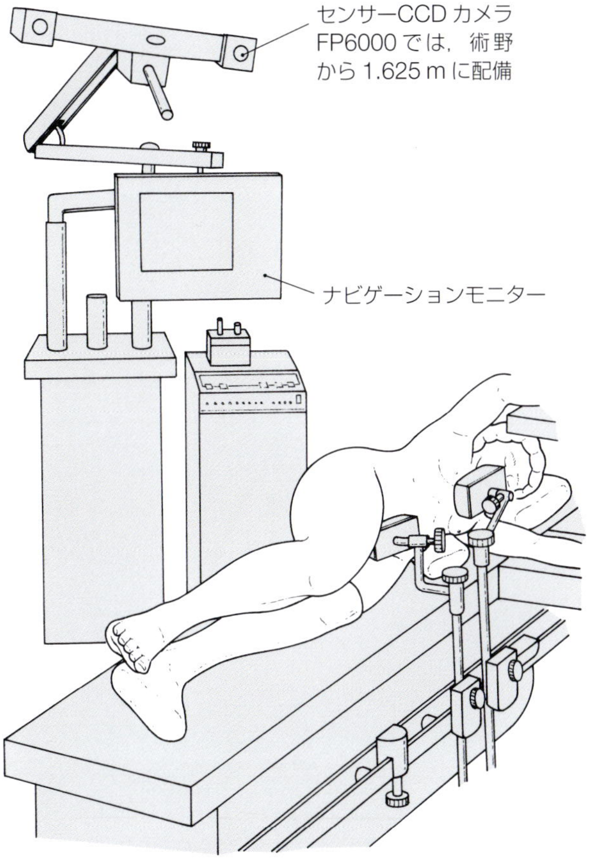
センサーCCD カメラ
FP6000 では，術野
から 1.625 m に配備
ナビゲーションモニター

- 手術室では，体位や進入法のいかんにかかわらず，術者の反対側にナビゲーションのモニターやセンサーカメラを配置すると使いやすい．
- センサーカメラから術野までの距離は，計測精度に影響するので手術開始前に術野が計測範囲のスイートスポットに入るようにカメラ位置を調節する（センサーによって距離が異なる）．

## ❺…トラッカーを固定する

- 骨盤および大腿骨に赤外線マーカー付きのトラッカーを強固に装着する [5]．筆者らは，腸骨稜に経皮的に 4 mm アペックスハーフピン 2 本を刺入し，ホフマン創外固定器でトラッカー接続ピンを固定している．
- 後方進入では大転子に着脱可能なプレートでトラッカー接続ピンを固定している．前方進入では大腿骨骨幹部に経皮的に 2.4 mm 径の Kirschner 鋼線 2 本を刺入し，ネラトンか巻きワイヤーをかませて創外固定器でトラッカー接続ピンに固定している[1]．

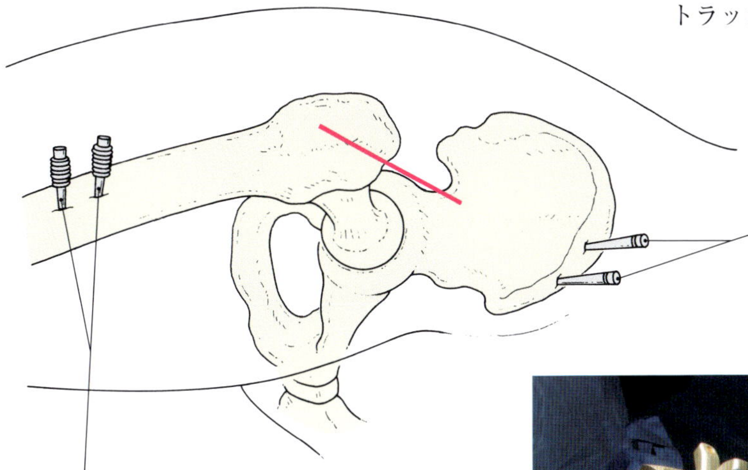
腸骨稜に経皮的にアペッ
クスハーフピンを刺入
大腿骨骨幹部に経皮的に
2.4 mm 径 Kirschner 鋼線を 2 本刺入

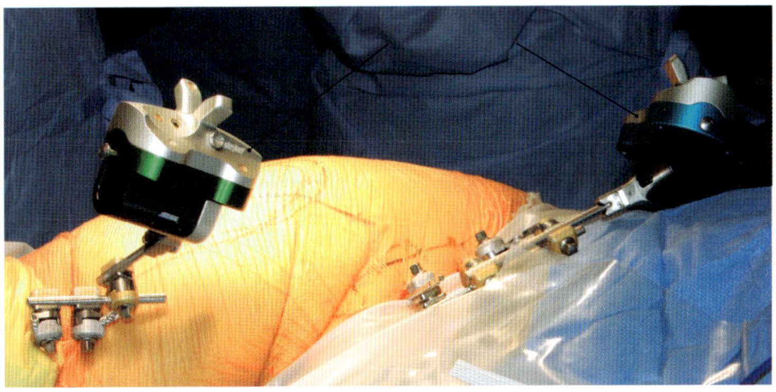

**[5] トラッカーの固定**
ホフマン創外固定器でトラッカー脱着可能接続ピンと経皮ピン類を連結固定する．

## ❻…レジストレーションを行う

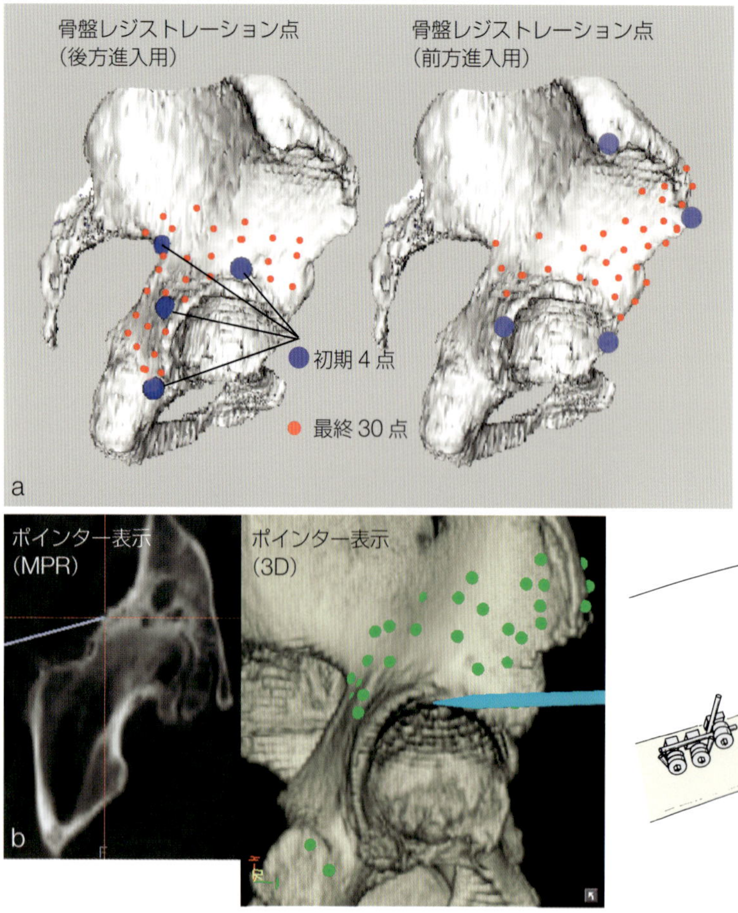


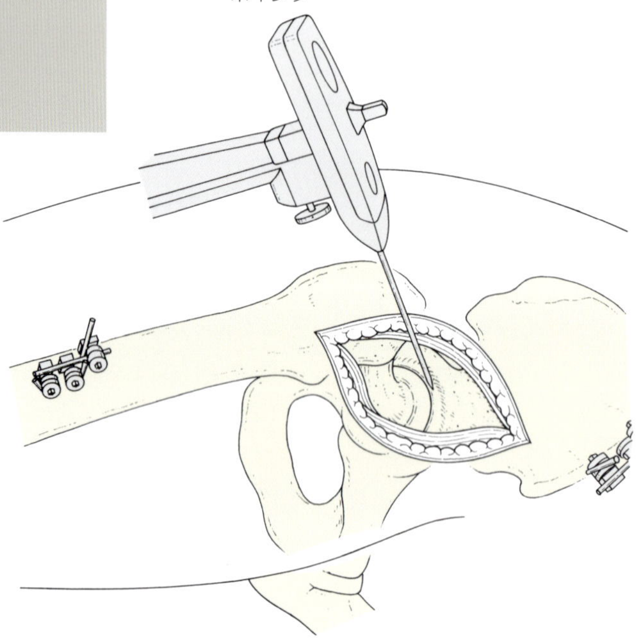


**[6]レジストレーション**

- 術野が展開できれば，トラッカーを取り付けた大腿骨および骨盤に対して，骨表面をポインターで触れて位置合わせ（レジストレーション）を行う[8) ] **[6]**.
- 表面形状レジストレーション法では，進入法によって触りやすい骨表面部位が異なるが，初期 4 点以上でポイントマッチングによる大まかな位置合わせを行った後，30 点以上の起伏に富んだ骨表面形状部位をポイントする[9)].
- 各表面採取点と表面モデルとの距離の二乗平均平方根（RMS）が 1 mm 以下だとナビゲーションの精度は高いが，そのレジストレーションの精度はポインターで骨表面を触れて，ポインター先端の浮きや沈みこみがないか常に確認することが重要である **[6b]**.
- 再置換術では，金属インプラントによる散乱線で CT 画像の画質が悪く，骨表面輪郭が判別できないときは，骨盤のカップが写っていない部分の画像上の骨盤表面点を使用する.

## ❼…大腿骨側ナビゲーションで確認しながら骨頭を切除する

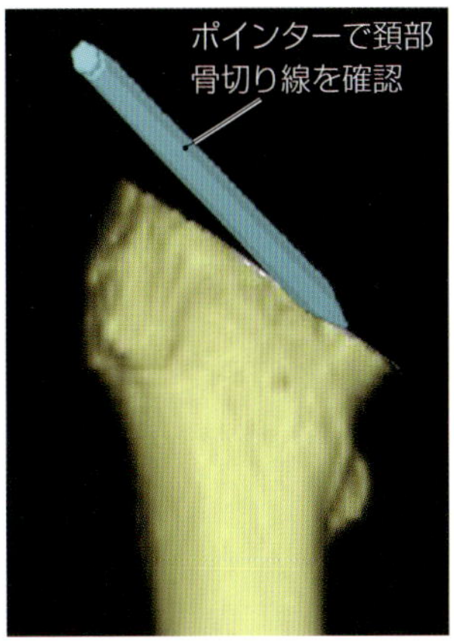
ポインターで頸部
骨切り線を確認

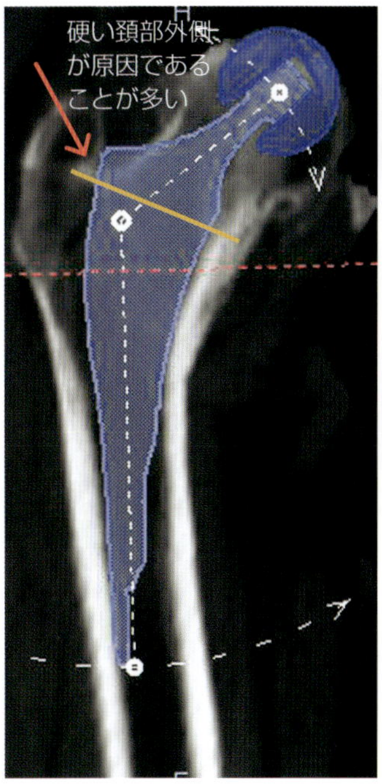
硬い頸部外側
が原因である
ことが多い

計画よりサイズが小さな
ラスプが挿入困難な場合

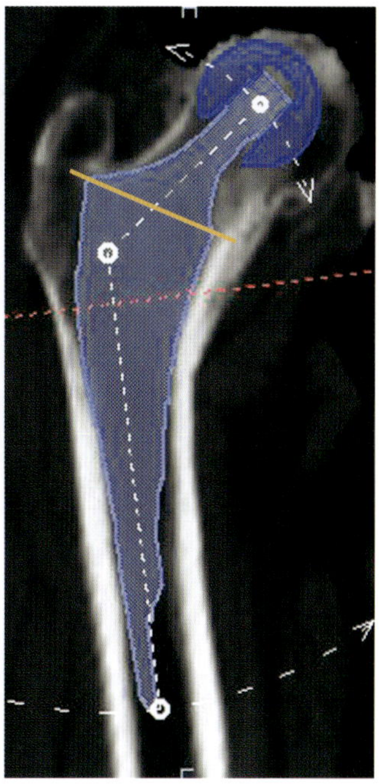

計画サイズのステムの位置

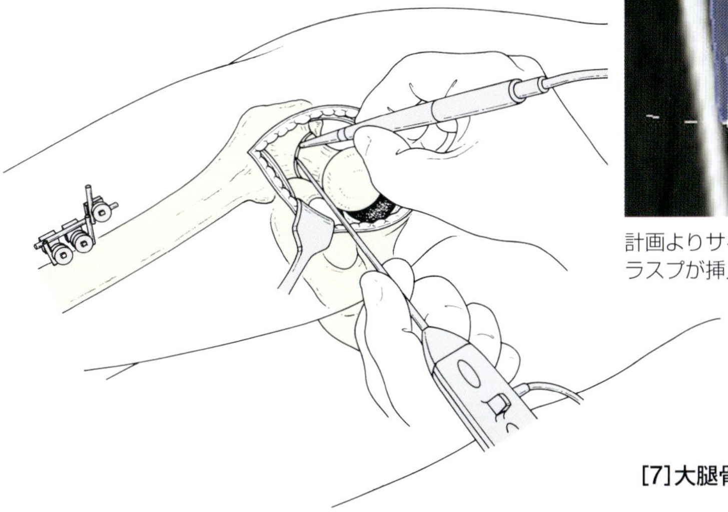

**[7]大腿骨側ナビゲーション**

- 股関節を脱臼させ，大腿骨の表面形状レジストレーションを行い，レジストレーション精度が容認できれば，大腿骨頸部骨切り線をナビゲーションで確認しながら骨頭を切除する [7].
- 大腿骨頸部骨切りが計画どおりで，予定サイズのラスプが頸部の前捻に沿って挿入できれば，ラスピング中，常にナビゲーションで計測しなくてもよいが，予定サイズより小さいラスプで挿入困難な場合は，ナビゲーションでアライメントや挿入深さを確認する．このようなときはラスプが内反位で大転子頸部移行部の硬い骨に引っ掛かっていることが多い．

## 8…骨盤側ナビゲーションで確認しながらリーミングを行う

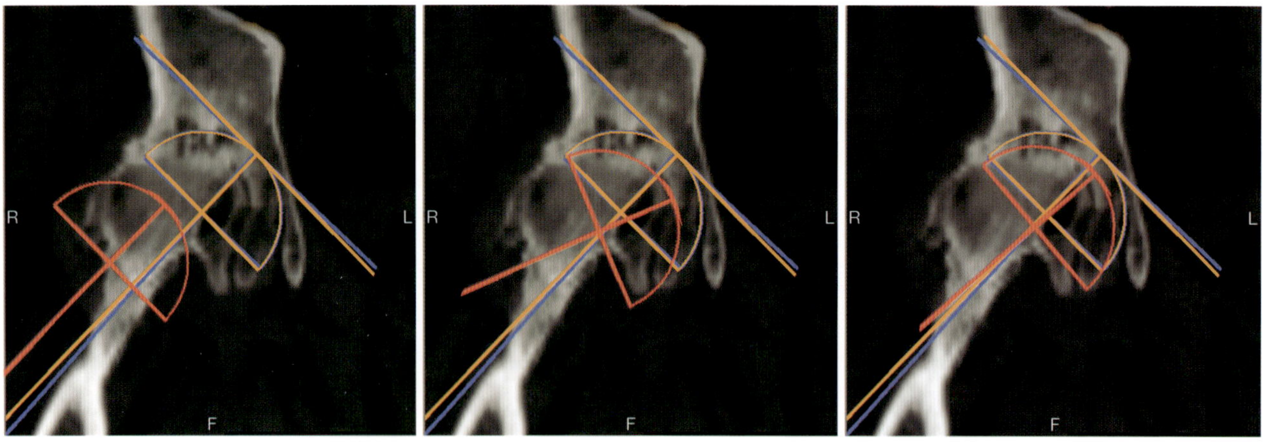


a. リーマー（赤線）　b. 内方リーミング　c. 最終目標に向けてリーミング

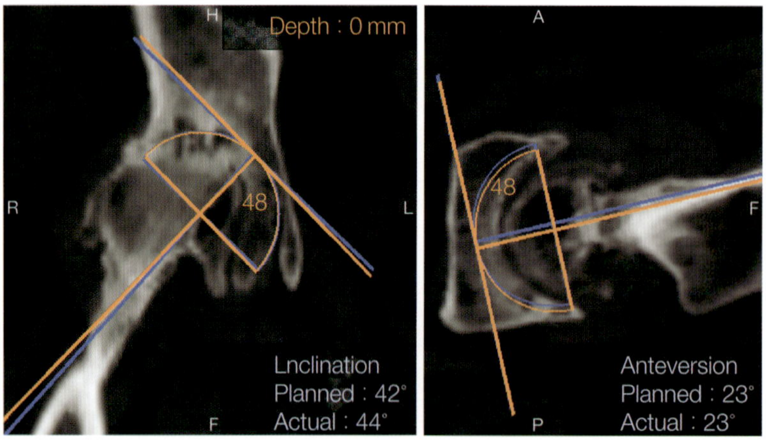


d. リーマーの最終位置（角度は anatomic で表示されている）

**[8] 骨盤側ナビゲーション**

- 寛骨臼形成不全では，臼底肥厚していることが多く，臼蓋側のリーマーは，いったん内側に向かって進める．このとき，リーマーの外転角は大きくなってもよいが，前捻角は目標に合わせておかないと前壁や後壁を偏って削ってしまうので注意を要する **[8]**．
- リーマーは予定サイズより 5 mm 小さなものから開始することが勧められるが，小さなリーマーで内方掘削すると，カップ内下方部分の臼底肥厚が残り，この段差によりカップのプレスフィット時に角度が合わせにくいので，カップ内下方部分を注意深く掘削する．
- 残り 3 mm くらいからは，リーマーをカップ設置目標角に合わせて仕上げる．
- カップのプレスフィット時に最初から強くインパクトすると，角度修正がしにくくなるので，残り 3 mm までは，緩やかにハンマーをインパクトして設置角度を整え，最終インパクトを行う．

## 9…トライアルパーツでの計測を行う

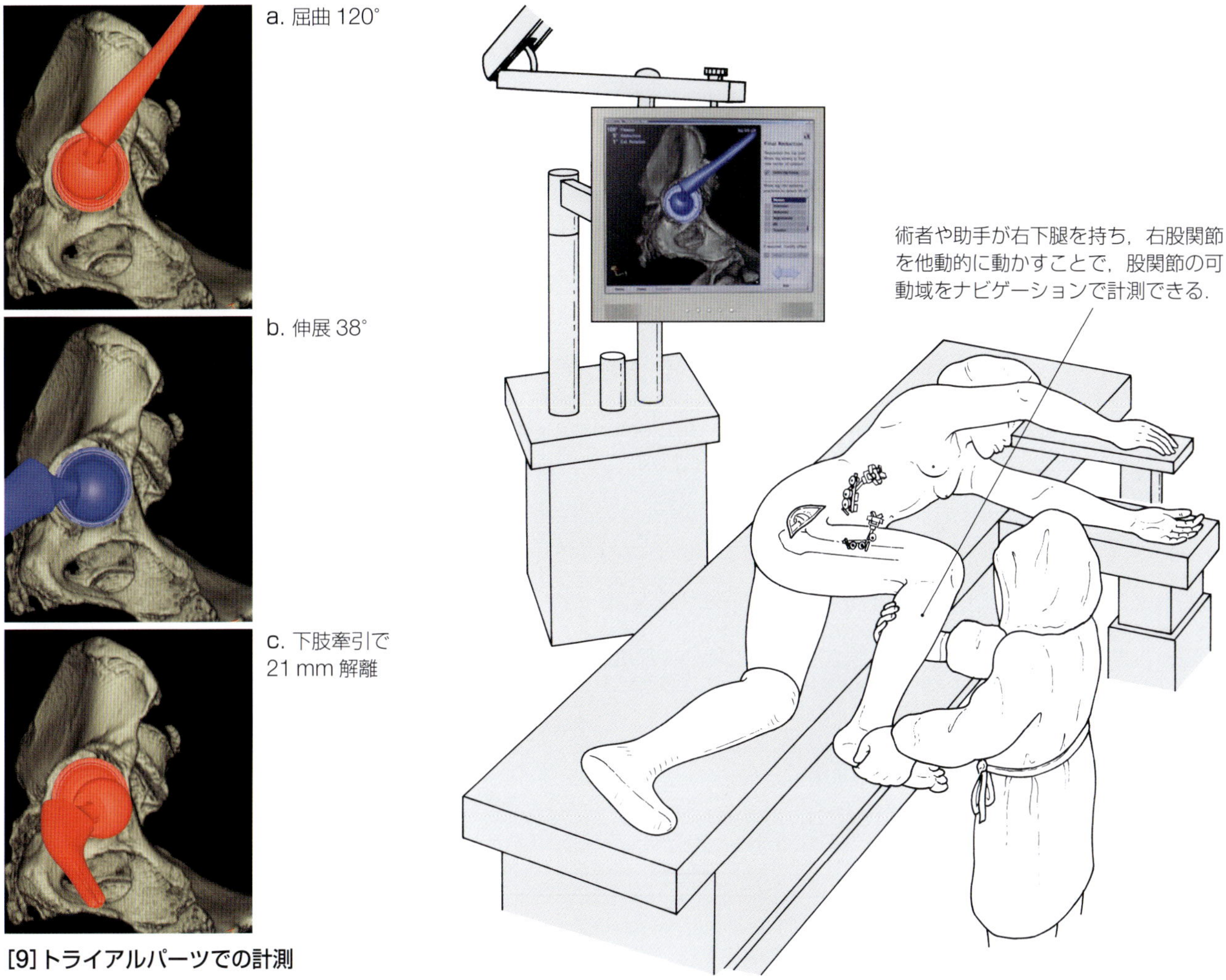
a. 屈曲 120°
b. 伸展 38°
c. 下肢牽引で
21 mm 解離
術者や助手が右下腿を持ち，右股関節
を他動的に動かすことで，股関節の可
動域をナビゲーションで計測できる．

**[9] トライアルパーツでの計測**

- カップライナーおよび骨頭のトライアルパーツで，可動域（屈曲，伸展，外転，外旋，90°屈曲時内旋），安定性，軟部組織の緊張（下肢牽引での骨頭解離距離）を計測して，最終的にモジュラーパーツを決定する **[9]**．
- 下肢牽引で 15 mm 程度解離しても，32 mm 以上の骨頭径が大きいものでは安定性は十分得られることが多いが，進入法や筋腱解離および修復により異なることを認識しておく必要がある．

### 後療法

- ナビゲーション使用の有無で術後荷重スケジュールには影響がない．寛骨臼骨欠損にブロックの骨移植をした場合や再置換の一部は，短期間免荷を要することがあるが，これはもとの手術に適した後療法を行うだけである．初回 THA では，ナビゲーションにより股関節の必要可動域を満たす角度にインプラントが設置できれば，股関節屈曲内転などの脱臼予防の動作制限は最終的に不要である．しかし，後方進入で後方軟部組織を修復している場合は，その癒着期間である 4～6 週間ほど制限するほうがよい．

## まとめ

- CT ベースナビゲーションは安全で正確な手術を行うための支援器具であり，THA においては再置換も含めて，カップの設置角度の異常な外れ値を生じることを防止し，患者に動作制限を強要せずとも脱臼やインピンジメントによる早期器械的不具合を回避できるようにするために非常に有効である．脚長補正や可動域の確認にも使用できる．ナビゲーション導入初期の学習曲線のための苦労はあるが，経験を積めば，手術時間の延長も 15 分程度に収まり，利点が欠点を大きく上回るものである．

（菅野伸彦）

■文献

1. Sugano N. Computer-assisted orthopedic surgery. J Orthop Sci 2003；8：442–8.
2. Kitada M, et al. Evaluation of the accuracy of computed tomography-based navigation for femoral stem orientation and leg length discrepancy. J Arthroplasty 2011；26：674–9.
3. Sugano N, et al. Mid-term results of cementless total hip replacement using a ceramic-on-ceramic bearing with and without computer navigation. J Bone Joint Surg Br 2007；89：455–60.
4. Takao M, et al. The results of a press-fit-only technique for acetabular fixation in hip dysplasia. J Arthroplasty 2011；26：562–8.
5. Widmer KH, Zurfluh B. Compliant positioning of total hip components for optimal range of motion. J Orthop Res 2004；22：815–21.
6. Miki H, et al. Anatomic hip range of motion after implantation during total hip arthroplasty as measured by a navigation system. J Arthroplasty 2007；22：946–52.
7. Murray DW. The definition and measurement of acetabular orientation. J Bone Joint Surg Br 1993；75：228–32.
8. Sugano N, et al. Accuracy evaluation of surface-based registration methods in a computer navigation system for hip surgery performed through a posterolateral approach. Comput Aided Surg 2001；6：195–203.
9 Sugano N, et al. Comparison of mini-incision total hip arthroplasty through an anterior approach and a posterior approach using navigation. Orthop Clin North Am 2009；40：365–70.

# 索 引

## あ行


アンカリングホールの作製…… 137
安定性の試験…… 21
移植骨の形成…… 81
移植骨の固定…… 178
移植骨の採取…… 80
インピンジメントテスト…… 123
インピンジメントの確認…… 199
インプラントのセメント固定…… 155
インプラントの挿入…… 153
インプラントの抜去…… 151
打ち込み角度…… 49
エチボンドエクセル® …… 194
遠位髄腔の閉鎖…… 143
遠位の皮切…… 100
遠位皮切の長さ…… 182
円靱帯…… 30
——の切離…… 116
オフセットの矯正…… 199


## か行


介在関節包の軟骨化生…… 70
塊状骨…… 159
外旋拘縮の処理…… 22
回旋ずれの防止…… 102
回旋のマーキング…… 102
外側大腿回旋動脈の確認…… 4
外側大腿皮神経の障害…… 63
外側大腿皮神経の損傷…… 3,121
外側ポータル…… 38,41
回転不足…… 109
ガイドシステムの使用…… 40
ガイドノミ…… 59
ガイドピン挿入…… 152
外反角度の目安…… 102
外反骨切り術…… 99
——後に対する THA …… 133
外腹斜筋腱膜の切開…… 30
外閉鎖筋の露出…… 107
解剖学的特徴点の同定…… 202
界面生体活性骨セメント手技…… 135
拡大近位大腿骨骨切り…… 181
ガーゼ押し込み棒…… 135,144
カップ CE 角…… 204
カップ設置…… 127
カップのセメント固定…… 180
カップの選択…… 204
カップの前捻角度…… 204
寛骨臼移動術…… 46
寛骨臼回転骨切り術…… 54
前方進入による——…… 62
寛骨臼窩下方の観察…… 42
寛骨臼窩の観察…… 41
寛骨臼骨折の固定…… 195
寛骨臼展開時のレトラクター…… 116
寛骨臼の回転…… 68
——のチェック…… 60
寛骨臼の骨切り…… 50
寛骨臼の展開…… 20
寛骨臼盃状窩下の切痕部…… 67
寛骨臼複合骨折に対する前方・後方合併アプローチ…… 28
関節唇切除…… 117
関節ねずみ…… 118
関節の後方脱臼…… 26
関節包の修復…… 26
関節包の Z 状切開 …… 115
関節包の輪状切開…… 108
関節裂隙の開大…… 40
感染した人工股関節…… 181
感染巣切除…… 183
完全脱臼のコツ…… 116
ガンマネイル用ラグスクリュー用ドリル…… 152
機能的骨盤座標…… 202
臼蓋縁の高位決定…… 79
臼蓋側コンポーネントの抜去…… 183
臼蓋形成術…… 104
——の併用…… 101
臼蓋後捻のチェック…… 68
臼蓋後壁のボーンストック…… 133
臼蓋コンポーネントの設置…… 172
臼蓋前方の偽関節包切除…… 167
臼蓋操作…… 13
臼蓋棚形成術…… 77,81
臼蓋の全周性展開…… 7
臼蓋の展開…… 13,167
臼蓋の内方化…… 66
臼蓋のリーミング…… 170
強直股関節に対する THA …… 131
強弯ノミの使用…… 50
切り上げ角の確認…… 73
近位部欠損に対する再建…… 160
近位用テーパー型リーマー…… 152
筋鉤…… 57
筋裂孔…… 31
屈曲拘縮の防止…… 132
経皮的 pinning …… 75
外科的脱臼術…… 111

血管損傷の防止…… 101
血管裂孔…… 31
楔状骨片…… 103
——の切り出し…… 95
ケーブルグリップ…… 193
ケーブル単独固定…… 189
ケーブルプレート…… 189
牽引手術台…… 39
健側の保護…… 112
抗菌薬含有 Spacer …… 185
口腔内洗浄機…… 135,138
後柱の展開…… 35
高度頚部短縮股関節に対する THA …… 132
後壁の温存範囲…… 171
後壁の展開…… 35
後方インピンジメント…… 124
後方関節包の徒手的剥離…… 8
後方進入法…… 23
後方脱臼…… 196
後方展開時の留意点…… 48
股関節鏡視下手術…… 38
股関節前面の展開…… 122
股関節の脱臼…… 116
股臼側セメンティング…… 139
股臼の展開…… 136
骨幹部欠損に対する再建…… 161
骨棘の切除…… 138
骨切り高位の確認…… 73
骨切り術後に対する THA …… 133
骨切り線の設定…… 58
骨切り線のマーキング…… 49,86,102
骨切り中心…… 84
骨切りの曲率半径…… 84
骨切り部の展開…… 49
骨切りレベル…… 6
骨銀行…… 159
骨溝の作製…… 66
骨性股臼内面の展開…… 177
骨脆弱部…… 153
骨栓の打ち込み…… 143
骨頭栄養血管の温存…… 34,106
骨頭摘出…… 6
骨頭ボールの装着…… 128
骨軟骨形成術…… 118,120
骨軟骨隆起の切除…… 123
骨盤側ナビゲーション…… 208
骨盤骨切り…… 74
骨盤内壁の展開…… 65
骨片の移動・回転…… 52
骨片の切り出し…… 95
固定器の設置位置…… 71
コンポーネントの抜去…… 169

## さ行

再脱臼の有無…… 199
細片骨…… 159
坐骨神経の確認…… 182
坐骨神経の損傷予防…… 33
坐骨大腿靱帯の切離…… 8
三角枕…… 21
三本棒…… 135,143
ジェット洗浄…… 138,144
死冠…… 31
試験整復…… 143
施設内骨銀行…… 159
斜視鏡と直視鏡の使い分け…… 41
手術ナビゲーション…… 201
術前設計図…… 176
小殿筋腱の切離…… 87
小殿筋層の展開…… 19
小転子中枢側の露出…… 106
小転子の露出法…… 101
静脈血栓塞栓症の原因…… 141
人工股関節周囲骨折…… 187
髄腔内の掻爬…… 151
垂直溝の作製…… 80
スクリュー固定の順序…… 179
ステム挿入…… 145
ステムの設置…… 128
ステムの選択…… 203
精索…… 30
セボトーム…… 137
セメント THA に使用する小道具…… 135
セメント使用ソケットの抜去…… 169
セメント人工股関節置換術…… 135
セメント抜去用タップ…… 151
セメント非使用ソケットの抜去…… 169
セメントレス人工股関節置換術…… 126
前外側進入法…… 10
前外側ポータル…… 38,43
仙骨固定…… 24
前柱の展開…… 32
前方インピンジメントテスト…… 124
前方関節唇の観察…… 42
前方関節包の展開…… 5
前方進入による寛骨臼回転骨切り術…… 62
前方進入法…… 2
前方脱臼…… 196
前方の骨切り…… 74

前方ポータル…38,42
専用抜去器…151
側方進入法…16
ソケットの圧迫…140
ソケット抜去時の骨破損…169

## た行

大骨螺子…103
大腿筋膜張筋筋膜の切開…4
大腿筋膜の切開…11
大腿骨遠位部の剥離…93
大腿骨外反屈曲骨切り術…89
——の術前計画…90
大腿骨側欠損分類…157
大腿骨側セメンティング…144
大腿骨側ナビゲーション…207
大腿骨側の無菌性弛み…148
大腿骨近位部の展開…93
大腿骨頚部骨切り…6
大腿骨骨折の固定…189
大腿骨座標…202
大腿骨操作…14
大腿骨転子間弯曲内反骨切り術…83
大腿骨転子部外反骨切り術…99
大腿骨頭回転骨切り術…105
大腿骨頭の観察…41
大腿骨頭の脱臼…12,19
大腿骨の展開…20
大腿骨皮質骨の非薄度合い…154
大腿直筋の切離…56
大腿直筋反回頭の露出…79
大腿動静脈の挙上…31
大殿筋・腸脛靱帯層の切開…18
大殿筋の分離…34
大殿筋剥離…24
大転子外側移動…96
大転子骨折の固定…193
大転子の外方化…84
大転子の骨切り…49,93,101,107
大転子の切離…72
第4ポータル…38,43
田川式標準弯曲ノミ…59
脱臼原因…197
脱臼部位の確認…198
縦割り防止のワイヤリング…129
ダブルスライドテンショナー…189
短外旋筋群の処置…25
短外旋筋群の切離…34,107
地域骨銀行…159
恥骨の骨切り…51
恥骨の展開…57
中枢骨片の回転…109
中殿筋と外側広筋層の切離…18
腸骨外板の垂直骨切り…80
腸骨筋の剥離…30
腸骨前方の展開…56
腸骨内板の展開…56
腸恥筋膜…31
——の切開…31
腸腰筋解離…95
直視鏡と斜視鏡の使い分け…41
泥状骨…159
転子下骨切り術併用 THA…129
転子間稜の展開…85,101
転子部外反骨切り術…99
同種遠位大腿骨を用いる再建…162
同種近位大腿骨を用いる再建…163
同種骨…157
——の移植…178
——の形成…159
動態撮影…92
トライアルの挿入…138,143
トライアルパーツでの計測…209
トラッカーの固定…205
ドールマイルズ® ケーブルシステム…192

## な行

内側大腿回旋動脈の保護…113
内転拘縮の処理…22
内転拘縮の防止…131
内反移動後の仮固定…87
長めのノズル…135
二ノ宮のガイドノミ…59
ネスプロン® テープ…192,193

## は行

ハイドロキシアパタイト顆粒（HA）…135
ばね秤…135,143
非手術側下肢の過伸展…7
標準弯曲ノミ…59
表面形状レジストレーション法…206
頻回脱臼…196
フリーラスプ…135,142
プレート固定時の肢位…96
プレート定位器の挿入…94
プレートトライアルの設置…178
ポータルの維持…43

ボーンプラグの挿入 154

## ま行

無菌性弛み 148,165,174
無名溝 57

## や行

やすりリーマー 137
横溝の作製 80
4 点支持 176

## ら行

ラージソケット 165
螺子の刺入方向 103
ラスピング 142
梨状筋窩 14
　――の露出 141
リーマー挿入口の作製 141
リーミング 136,142,152
両側上前腸骨棘の固定 24
レジストレーション 206
レトラクター 3
　――のかけ方 13

## わ行

彎曲ノミの高さ 49
彎曲ノミの使い方 59

## A・B・C・D・E

allograft stem composite 159,163
anatomic definition 204
block bone 159
bulk bone 159
bump 切除 43
C 字状の骨溝 66
cam type FAI の関節内処置 118
CCG band fixation 161
Cement Spacer の挿入 185
cementless long stem 152
Chiari 外反手術 70
Chiari 骨盤骨切り術 70
chipped bone 159
chisel の挿入 94
classification of femoral deficiency 157
conjoint tendon の切離 30
corona mortis 31
CPT distal packer 152
CT ナビ 201
curved periacetabular osteotomy（CPO） 62
Dall 法 111,114
direct anterior approach 2
direct lateral approach 16
distal pedestal 152
dough stage のセメント 139
Explant Acetabular Cup Removal System 183
extended proximal femoral osteotomy（EO） 181
　――の特長 184

## F・G・H・I・J

femoroacetabular impingement のチェック 68
H 状切開 123
HA の播種 139,144
Hardinge 法 16
high hip center 170
hip plate の挿入 95
HOP System® 88
ilioinguinal アプローチ 29
　――の展開可能範囲 32
iliopectineal fascia 31
impaction bone grafting（IBG） 154
infracotyloid notch 67
interface bioactive bone cement（IBBC）法 135

## K・L・M・N・O

Kirschner 鋼線の刺入 79,86
Kocher-Langenbeck アプローチ 33
　――の展開可能範囲 35
KT プレート 174
　――の固定 179
LCP プレート 193
LCP Distal Femur 192
McGuire の骨盤保持器 166
modified transgluteal approach 111,114
morselised bone 159
mushed bone 159
operative definition 204
Orthopädie Chirurgen München（OCM）法 10
osteochondroplasty 118

## P・Q・R・S・T

paste bone ………… 159
pelvic discontinuity ………… 172
pincer type FAI の関節内処置 ………… 117
piriformis fossa ………… 14
pressurization ………… 139,145
pressurizer の大きさ ………… 139
quadrilateral space の骨切り ………… 66
quadrilateral space の展開 ………… 65
quadrilateral surface の展開 ………… 32
radiographic definition ………… 204
rotational acetabular osteotomy（RAO） ………… 54
S-ROM system ………… 153
SLR Plus™ 型レビジョンステム ………… 193,194
SL Wagner レビジョンステム™ ………… 190,191
Smith-Petersen approach ………… 2
Spitzy 変法 ………… 77
stringy stage のセメント ………… 145
strut bone ………… 159
surgical dislocation of the hip joint ………… 111
transpositional osteotomy of the acetabulum （TOA） ………… 46
trochanteric flip approach ………… 111,113

## U・V・W・X・Y・Z

V 字カット ………… 130
——の利点 ………… 129
Vancouver 分類 ………… 187
V-Y 前進法 ………… 22
Watson-Jones 法による minimally invasive surgery （MIS）アプローチ ………… 10
Z 状切開時の注意点 ………… 115
Zimmer Explant system ………… 169

## 数字

3D シミュレーション画像 ………… 175
4 点支持 ………… 176

整形外科手術イラストレイテッド
*Illustrated Handbook of Orthopaedic Surgery*

**骨盤・股関節の手術**

2012年12月20日　初版第1刷発行©　〔検印省略〕

| | |
|---|---|
| 総編集 | 戸山芳昭 |
| 専門編集 | 内藤正俊 |
| 発行者 | 平田　直 |
| 発行所 | 株式会社 中山書店 |
| | 〒113-8666　東京都文京区白山1-25-14<br>TEL 03-3813-1100(代表)　振替00130-5-196565<br>http://www.nakayamashoten.co.jp/ |
| 装丁・本文デザイン | 花本浩一（麒麟三隻館） |
| 印刷・製本 | 株式会社　シナノ |

ISBN978-4-521-73252-7
Published by Nakayama Shoten Co., Ltd.　Printed in Japan
落丁・乱丁の場合はお取り替えいたします．